权威·前沿·原创

皮书系列为
"十二五""十三五"国家重点图书出版规划项目

U0218551

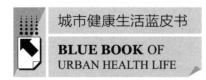

城市健康生活蓝皮书

BLUE BOOK OF
URBAN HEALTH LIFE

中国城市健康生活报告
（2019）

ANNUAL REPORT ON URBAN HEALTH LIFE IN CHINA
(2019)

主　编／黄　钢
副主编／钱芝网　俞立平

社会科学文献出版社
SOCIAL SCIENCES ACADEMIC PRESS（CHINA）

图书在版编目（CIP）数据

中国城市健康生活报告.2019／黄钢主编. -- 北京：
社会科学文献出版社，2019.10
（城市健康生活蓝皮书）
ISBN 978 - 7 - 5201 - 5460 - 4

Ⅰ.①中…　Ⅱ.①黄…　Ⅲ.①居民 - 健康调查 - 调查
报告 - 中国 - 2019　Ⅳ.①R195

中国版本图书馆 CIP 数据核字（2019）第 192250 号

城市健康生活蓝皮书

中国城市健康生活报告（2019）

主　　编／黄　钢
副 主 编／钱芝网　俞立平

出 版 人／谢寿光
责任编辑／李　淼
文稿编辑／徐　宇

出　　版／社会科学文献出版社·城市和绿色发展分社（010）59367143
　　　　　　地址：北京市北三环中路甲 29 号院华龙大厦　邮编：100029
　　　　　　网址：www. ssap. com. cn
发　　行／市场营销中心（010）59367081　59367083
印　　装／天津千鹤文化传播有限公司

规　　格／开　本：787mm × 1092mm　1/16
　　　　　　印　张：28.5　字　数：469 千字
版　　次／2019 年 10 月第 1 版　2019 年 10 月第 1 次印刷
书　　号／ISBN 978 - 7 - 5201 - 5460 - 4
定　　价／120.00 元

本书如有印装质量问题，请与读者服务中心（010 - 59367028）联系

编　委　会

主　编　黄　钢

副主编　钱芝网　俞立平

编　委　万广圣　陈　泓　施毓凤　濮桂萍　吴　萍
　　　　　程洪涛　兰国凯　汪　泉　林　昀　冷　松
　　　　　何长彤　张俭琛　吴孟华　唐立军　张永庆
　　　　　罗宇舟　董恩宏

主要编撰者简介

黄　钢　医学博士，二级教授，博士生导师，上海健康医学院校长；兼任亚太地区核医学与生物学联盟候任主席，中华医学会核医学分会第九届主委，上海医师协会副会长，上海医学教育学会主委；《中华核医学与分子影像学杂志》主编，《中华生物医学工程杂志》、《高校医学教育》、*NUCL. SCI. & TECH.*（SCI 收录杂志）等杂志副主编，*Plos One*，*Am J Nucl Med & Mol images* 等 20 余本专业杂志学术编委。影像医学国家临床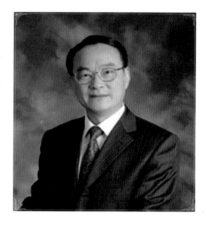重点专科及上海市重点学科带头人，分别获卫生部有突出贡献中青年专家、国务院特殊津贴、上海市领军人才、"宝钢优秀教师奖"等称号。承担国家自然基金和重点项目、国家新药创制重大项目和"973"项目等 30 余项课题，至今在国内外杂志上发表论文二百余篇，其中 SCI 或 EI 收录论文百余篇，主编 *Personalized Pathway-Activated Systems Imaging in Oncology*（由 Springer 出版），出版《PBL 导论》《核医学》等教材与专著 30 余本；先后获国家科技进步二等奖、华夏医学科技一等奖、国家级教学成果奖及上海市医学科技一等奖等十余项奖励。

摘　要

随着我国经济快速发展及城镇化进程的不断加快，人民群众对健康生活的需求越来越迫切，健康中国建设已经上升为国家战略，而城市的健康生活水平正是健康中国的重要体现，研究城市的健康生活状况对于健康中国建设具有重要意义。本书以城市为评价对象，以城市居民的健康生活感受度为判断标准，从经济保障、公共服务、环境健康、文化健康、医疗卫生五个维度选取了近50个指标，构建了城市健康生活的评价指标体系，提供了一套客观的城市健康生活评价标准，并对我国289个地级及以上城市居民的健康生活状况进行评价。城市健康生活指数的综合评价，反映了各个城市健康生活的综合水平。经济保障、公共服务、环境健康、文化健康、医疗卫生5个一级指标的评价，反映了不同城市在各个方面的水平和差异。此外，本书还对环保重点城市健康生活、省际健康生活进行评价，并对2017年、2018年年度健康生活指数进行比较分析，从不同角度反映了城市的健康生活质量、地区差异及动态变化。在评价基础上，对评价结果进行深度分析，进一步发现我国城市居民健康生活存在的问题及原因，为提高城市居民的健康生活质量提供解决路径及相关思路，从而不断缩小不同地区的健康生活差距。此外还分别从政府及产业层面总结了在城市健康生活建设中表现突出的典型案例，为各级政府优化城市健康生活、促进城市可持续健康发展、推进"健康中国"建设提供经验和决策参考。

关键词：健康生活　评价指标体系　综合评价　省际评价　环保重点城市

前　言

当前，随着我国工业化、城镇化进程的不断加快，国民经济的飞速发展，加之疾病谱、生态环境、生活方式的不断变化，我国正面临着许多复杂的健康问题，这些问题如果不能得到有效解决，必然会严重影响人民健康，制约经济发展，影响社会和谐稳定。

首先，我国不但早已跑步进入了老龄化社会，而且已经迈入人口老龄化加速阶段，未富先老状况仍然没有改变。

早在1999年，我国60岁以上的老年人口就已达1亿多，占到全国总人口的10%，按照国际通用标准，我国已经进入老龄化社会了。而1999年我国人均GDP只有872.222美元，未富先老。之后，我国老龄化人口急剧增长，截至2018年底，我国60周岁及以上人口2.4949亿，占总人口的17.9%。2018年相比2017年增长了859万，其中65周岁及以上人口1.6658亿，占总人口的11.9%。而2017年我国全年人均GDP也只有64520.7元，约合9509.8753美元。我国面临的仍然是未富先老的社会现状，老年人口不但基数大、增速快、高龄化、失能化，而且空巢化趋势明显，再加上我国家庭小型化的结构叠加，养老问题异常严峻。

其次，我国慢性病人群数量十分庞大，医疗负担非常沉重，防治体系有待完善。

据国家卫健委最新统计数据显示，2016年我国慢性病患者总数已经超过3亿，其中高血压患者有1.6~1.7亿，高血脂患者1亿多，糖尿病患者达到9240万，超重或者肥胖症7000万~2亿，血脂异常的1.6亿，脂肪肝患者约1.2亿。有研究数据显示：平均每30秒就有一个人罹患癌症，平均每30秒就有一个人罹患糖尿病，平均每30秒至少有一个人死于心脑血管疾病。我国慢性病人群发病率正以每年8.7%的速度上升，发病年龄日趋年轻化，由慢性病导致的疾病负担占到总疾病负担的近70%，而造成的死亡占到了所有人口死亡的 85% 左右，慢性病已成为当今中国的头号杀手，正逐渐威胁着中国人的健康。慢性病不但给患者及其家庭带来痛苦，而且医药费上涨，给个人和社会造成难以承受的经济负担。据统计，我国每年慢性病患者耗费约 3 万亿元的治疗费。据世界银行预测，如果我国心脑血管病死亡率能降低 1%，在未来 30 年，总体净经济效益将相当于 2010 年实际国民生产总值的 68%，达 10.7 万亿美元。

我国慢性病的高发态势，已引起政府部门的关注，并出台了一系列的措施。例如，2009 年国务院通过了《全民健身条例》，批准了《烟草框架公约》在我国的正式生效，在"十二五"规划里更是提出了"人均预期寿命增长一岁"的目标。自 2010 年开始，卫生部开展了慢性病综合防治示范区工作，已在全国建成 39 个慢性病综合防控示范区。2012 年 5 月 8 日，卫生部等 15 个部门联合印发《中国慢性病防治工作规划 (2012 ~ 2015)》，提出"十二五"时期是加强慢性病防治的关键时期，要把加强慢性病防治工作作为改善民生、推进医改的重要内容，采取有效措施，尽快遏制慢性病高发态势。这是中国政府首次针对慢性病制定的国家级综合防治规划。即便如此，我国慢性病防治工作依然面临着不小的挑战，目前全社会对慢性病严重危害普遍认识不足；政府主导、多部门合作、全社会共同参与的工作机制尚未建立；慢性病防治网络尚不健全，卫生资源配置不合理，基层卫生机构的人才队伍建设亟待加强。

再次，我国生态环境问题日益突出，生态环境破坏加剧，生态系统的结构和功能严重失调，严重威胁着人民的身体健康。

生态环境的可持续发展与社会经济发展息息相关，良好的生态系统既是人类赖以生存的环境，也是人类发展的源泉。随着我国经济的发展，人民生活水平日益提高的同时，由于认识的历史局限性、工业化和人口的巨大压力、粗放型的经济发展模式、政府与执法部门生态保护工作不足，等等，长期以来，我国未能正确处理社会、经济和环境三者的关系，可持续发展的思想未能完全贯彻实施。在处理发展与生态保护问题时，往往不能正确处理长期利益与短期利益、局部利益与全局利益的关系。在自然资源的开发利用上，一直采取的是"重用轻养"，只开发、不保护的态度。与此同时，"自然资源取之不尽，用之不竭"的错误观念派生的"资源低价，环境无价"的经济政策，助长了以牺牲环境为代价的发展思想和掠夺式地开发资源的盲目行为，导致我国空气污染，大面积出现雾霾情况；森林资源匮乏，林草覆盖率低；水土流失面广量大，土地荒漠化速度加快；水资源严重短缺，且地区分布不均，河流断流日趋严重，湖泊退化愈演愈烈；地下超采，水位下降，出现了区域性大范围的漏斗；湿地变农田，对湿地破坏力加剧；乡镇工业污染严重，农村耕地化肥使用量逐年增加，禽畜和水产养殖加剧了农村污染，等等。所有这些都给我国的生态环境带来了巨大的破坏，不仅严重影响了国民经济的发展，更危害了人民的身体健康。

最后，重治疗轻预防，我国医学已入误区，从"医疗保险"到"健康保障"任重而道远。

长期以来我国一直在用"医疗卫生事业"替代"健康保障事业"，在"治已病"方面投入了大量的资源。为了"治已病"的需要，很多医院都在跑马圈地，大肆扩张规模，有的医院床位数甚至超过6000张，成为世界罕见的"巨无霸"。与此同时，还大量引进"高精尖"设备。如此一来，大医院形成了"虹吸效应"，抽空了基层医院的优秀人才，导致患者过度集中难以分流，医院的扩张速度赶不上患者的增长速度。而许多中小型医院，特别是基层社区卫生服务机构，优秀人才不断流失，经费投入不足，医疗设备陈旧老化，医疗水平越来越低，患者越来越少。如此恶性循环，一方面是大医院"门庭若市""生意兴隆""财源滚滚"，"只治不防，越治越忙"；另一方面是基层医院"门可罗雀""生意惨淡"，医疗资源闲置。而老百姓"看病难""看病贵"的现象越来越严重。不少医生也错误地认为：谁的患者越多，谁的本事就越大，都将全部精力放在治疗疾病上，根本没有心思和精力去"治未病"。这是医生的悲哀，也是医学的失败。美国心脏协会曾有一个生动的比喻：如今的医生都聚集在一条泛滥成灾的河流下游，拿着大量经费研究打捞落水者的先进工具，同时苦练打捞落水者的本领。结果，事与愿违，一大半落水者都死了，被打捞上来的也是奄奄一息。更糟糕的是，落水者与日俱增，越捞越多。事实上，与其在下游打捞落水者，不如到上游筑牢堤坝，让河水不再泛滥。作为医生，不能坐着等人得病，而应防患于未然，避免更多人"落水"。

预防为主，是我国倡导的卫生工作方针，但是，由于缺乏有力的制度保障，这一方针目前已经沦为一句口号。发达国家解决全民健康问题的经验告诉我们，要解决 14 亿中国人的健康问题，只能靠预防，而绝不能靠打针吃药。从"医疗保险"转变到"健康保障"，这才是我国医疗卫生改革的正确之道。

面对我国日益严重的健康问题，党和政府一直保持高度关注和研究。

早在 2007 年 9 月，在中国科学技术协会年会上，卫生部部长陈竺即公布了"健康护小康，小康看健康"的三步走战略。随后卫生部组织了数百名专家进行专题讨论、研究。

2007 年 10 月，党的十七大报告中明确提出"健康是人全面发展的基础，关系千家万户幸福"。

2012 年 8 月 17 日开幕的"2012 中国卫生论坛"上，卫生部部长陈竺代表"健康中国 2020"战略研究报告编委会发布了《"健康中国 2020"战略研究报告》。该报告明确提出把"人人健康"纳入经济社会发展规划目标，将"健康强国"作为一项基本国策，转变我国卫生事业的发展模式，从注重疾病诊疗向预防为主、防治结合转变，实现关口前移。并构建了一个体现科学发展观的卫生发展综合目标体系，将总体目标分解为可操作、可测量的 10 个具体目标和 95 个分目标。这些目标涵盖了保护和促进国民健康的服务体系及其支撑保障条件，是监测和评估国民健康状况、有效调控卫生事业运行的重要依据。报告还提出：到 2020 年，完善覆盖城乡居民的基本医疗卫生制度，实现人人享有基本医疗卫生服务，医疗保障水平不断提高，卫生服务明显改善，地区间人群健康差异进一步缩小，国民健康水平达到中等发达国家水平。

2012 年 11 月，党的十八大报告指出"健康是促进人的全面发展的必然要求"。2015 年 10 月，十八届五中全会发布的公报中也明确提出：推进健康中国建设，深化医药卫生体制改革，理顺药品价格，实行医疗、医保、医药联动，建立覆盖城乡的基本医疗卫生制度和现代医院管理制度，实施食品安全战略。由此，"健康中国"建设被正式列入国家"十三五"规划中。2016 年 3 月 16 日，十二届全国人大四次会议批准了《中华人民共和国国民经济和社会发展第十三个五年规划纲要》。《纲要》从全面深化医药卫生体制改革，健全全民医疗保障体系，加强重大疾病防治和基本公共卫生服务，加强妇幼卫生保健及生育服务，完善医疗服务体系，促进中医药传承与发展，广泛开展全民健身运动，保障食品药品安全等 8 个方面对推进健康中国建设提出了具体要求。

2016 年 8 月 19 日至 20 日，在北京召开的全国卫生与健康大会上，习近平总书记强调要把人民健康放在优先发展战略地位，努力全方位全周期保障人民健康。提出：要坚持正确的卫生与健康工作方针，以基层为重点，以改革创新为动力，预防为主，中西医并重，将健康融入所有政策，人民共建共享。习总书记的讲话，吹响了以全民健康支撑全面小康的健康中国建设号角。

2016 年 10 月 25 日，中共中央、国务院印发了《"健康中国 2030"规划纲要》，提出了今后 15 年我国推进"健康中国"建设的行动纲领。《纲要》确立了"以促进健康为中心"的"大健康观""大卫生观"，提出将这一理念融入公共政策制定实施的全过程，将健康纳入经济社会发展全局，将"共建共享、全民健康"作为战略主题，坚持政府主导，动员全社会参与，推动社会共建共享，实现全民健康。《纲要》提出健康中国"三步走"的目标，即"2020年，主要健康指标居于中高收入国家前列"，"2030 年，主要健康指标进入高收入国家行列"的战略目标，并展望 2050 年，提出"建成与社会主义现代化国家相适应的健康国家"的长远目标。《纲要》是新中国成立以来首次在国家层面提出的健康领域中长期战略规划。

2017 年 10 月 18 日，在党的第十九次全国大表大会上，习近平总书记所做的报告中不仅再次明确了大健康观的核心要义，即"为人民群众提供全方位全周期健康服务"，更上升到国家战略高度，并进一步提升了大健康观的地位与意义，即"人民健康是民族昌盛和国家富强的重要标志"。

2018 年 3 月 13 日，根据第十三届全国人民代表大会第一次会议批准的国务院机构改革方案设立国家卫生健康委员会，不再保留国家卫生和计划生育委员会，不再设立国务院深化医药卫生体制改革领导小组办公室。这一改革方案体现了党中央对人民健康的高度重视。

当前，健康中国建设正在全国各地轰轰烈烈地开展。我们认为健康中国建设的成败，取决于城市健康生活的建设是否成功。因为城市是人类文明的摇篮，是文化进步的载体，是经济增长的发动机，是国家和制度的象征，是农村建设的引导者，更是人类追求美好生活的阶梯。国务院《关于深入推进新型城镇化建设的若干意见》中的数据显示：2015 年末，我国城镇常住人口已达 77116 万（乡村常住人口 60346 万），城镇化率达到 56.1%。2016 年 3

月 5 日，李克强在第十二届全国人民代表大会第四次会议上所作的政府工作报告中提出：到 2020 年，我国常住人口城镇化率要达到 60%。《2015 年中国城市化水平发展报告》中也提道：政府计划在未来十年内使城市人口在全国总人口中所占的比重达到 70%，在数量上达到 9 亿左右。由此可见，我国城镇化水平在快速推进，城市人口数量已超过了农村人口。早在 2000 多年前，亚里士多德就说过："人们来到城市是为了生活，人们居住在城市是为了生活得更好"。联合国人居组织 1996 年发布的《伊斯坦布尔宣言》指出："我们的城市必须成为人类能够过上有尊严的、身体健康、安全、幸福和充满希望的美好生活的地方"。城市的健康问题解决了，农村的健康问题也就迎刃而解了。

《中国城市健康生活报告（2018）》是全国首个聚焦城市居民健康生活的蓝皮书。本书在对"城市健康生活"界定和健康理论研究的基础上，借鉴国外发达国家健康城市建设的经验，以我国所有地级及以上城市为研究对象，原始数据来源于《中国城市统计年鉴》、各个城市统计公报、各省统计年鉴等，从经济保障、公共服务、环境、文化、医疗卫生 5 个维度选取 40 多个指标对全国城市健康生活情况进行评价，并对所有城市进行排名，同时对大陆 31 个省份的健康生活也进行评价和排序，在此基础上进行深入分析，发现其中存在的问题。最后从政府与产业层面提供了大量的城市健康生活经验和案例。

希望通过本书的研究，能够对各城市政府提供决策参考，促进各城市政府在制定经济社会改革方案和发展政策时，能够将是否有利于国民健康作为一切工作的出发点和根本目标，将"健康"融入各项政策和体制的设计与评价中，优化居民健康生活，提升城市发展质量，促进经济、社会、文化、生态及生命系统的和谐均衡发展，早日实现中华民族伟大复兴的中国梦。

本书在写作过程中得到了全国许多地方政府医疗卫生部门、民政部门、发改委、统计局等的大力支持，相关医疗健康管理机构也给予了很多协助，钱芝网、俞立平、万广圣、陈泓、施毓凤、濮桂萍、吴萍、程洪涛、兰国凯、汪泉、林昀、万晓云、何长彤、张俭琛、吴孟华、唐立军、张勇庆、罗宇舟、董恩宏等同志参与了数据采集、资料整理、书稿撰写等相关工作，付出了很多辛勤劳动，同时，参考、引用了一些学者的研究成果，在此一并表示衷心的感谢!

由于作者水平有限,加之时间仓促,书中不足之处在所难免,欢迎专家学者批评、指正。

主　编

2019 年于上海

目　录

Ⅰ　总报告

Ⅱ　分报告

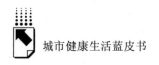

Ⅲ 专题篇

Ⅳ 案例篇：政府视角

Ⅴ 案例篇：产业视角

皮书数据库阅读**使用指南** ☞

总 报 告

General Report

B.1
新时代背景下中国城市健康
生活指数评价报告

黄 钢　钱芝网　俞立平　何长彤　董恩宏 执笔*

摘　要：　我国已经进入健康生活新时代，健康问题正在得到全社会的
广泛关注。本报告阐述了健康的概念及城市健康生活评价的
背景和意义，分析了我国城市居民面临的复杂健康问题，阐
明了城市健康生活指标及评价方法的选取原则，将多属性评
价方法应用于城市健康生活评价，构建了城市及省际健康生
活评价指标体系，并根据建立的指标体系对我国 289 个地级

* 黄钢，博士，上海健康医学院校长、教授、博士生导师，主要从事核医学、健康管理研究；
钱芝网，博士，上海健康医学院发展规划处处长，上海浦江健康科学研究院院长、教授、硕
士生导师，主要从事健康管理研究；俞立平，博士，浙江工商大学"西湖学者"特聘教授，
上海健康医学院客座教授，博士生导师，主要从事统计学、产业经济领域的研究；何长彤，
平安医疗健康管理股份有限公司业务架构师，主要从事"医疗、医药、医保"三医联动、医
改宏观逻辑与行业微观生态领域的研究；董恩宏，博士，上海健康医学院护理与健康管理学
院副教授，主要从事健康管理研究。

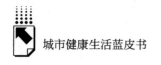
及以上城市居民的健康生活状况进行了综合评价及深度分析。

关键词： 健康生活　评价方法　指标体系

一　中国已经进入健康生活新时代

（一）背景与意义

1. 健康上升为国家发展战略

（1）党和政府高度关注健康

我国政府对健康问题的重视由来已久，早在党的十七大报告中就明确提出"健康是人全面发展的基础，关系千家万户幸福"。党的十八大报告指出"健康是促进人的全面发展的必然要求"。党的十八届五中全会提出"推进健康中国建设"的新目标，对更好地满足人民群众的健康新期盼做出制度性安排，其实质是将健康中国上升为党和国家的战略。在2016年全国卫生与健康大会上，习近平总书记又提出"没有全民健康，就没有全面小康"。2016年10月25日，中共中央、国务院又印发并实施《"健康中国2030"规划纲要》（以下简称《纲要》），成为今后15年推进健康中国建设的行动纲领。2017年10月召开的中国共产党第十九次全国代表大会进一步提出了"人民健康是民族昌盛和国家富强的重要标志"的论断，提出"实施健康中国战略，要完善国民健康政策，为人民群众提供全方位全周期健康服务"。

（2）从国家层面制定了健康领域的中长期战略规划

《"健康中国2030"规划纲要》（以下简称《纲要》）是新中国成立以来首次在国家层面提出的健康领域中长期战略规划。

《纲要》首先阐述维护人民健康和推进健康中国建设的重大意义，总结我国健康领域改革发展的成就，分析未来15年面临的机遇与挑战，明确《纲要》基本定位。《纲要》明确了今后15年健康中国建设的总体战略，要坚持以人民为中心的发展思想，牢固树立和贯彻落实创新、协调、绿色、开放、共享的发展理念，坚持以基层为重点，以改革创新为动力，预防为主，中西医并重，将健康融入所有政策，人民共建共享的卫生与健康工作方针，以提高人民健康水平为核心。

《纲要》明确将"共建共享"作为"建设健康中国的基本路径"，是贯彻落实"共享是中国特色社会主义的本质要求"和"发展为了人民、发展依靠人民、发展成果由人民共享"的要求。要从供给侧和需求侧两端发力，统筹社会、行业和个人三个层面，实现政府牵头负责、社会积极参与、个人体现健康责任，不断完善制度安排，形成维护和促进健康的强大合力，推动人人参与、人人尽力、人人享有，在"共建共享"中实现"全民健康"，提升人民获得感。

按照习近平总书记"没有全民健康，就没有全面小康"的指示精神，《纲要》明确将"全民健康"作为"建设健康中国的根本目的"。强调"立足全人群和全生命周期两个着力点"，分别解决提供"公平可及"和"系统连续"健康服务的问题，做好妇女儿童、老年人、残疾人、低收入人群等重点人群的健康工作，强化对生命不同阶段主要健康问题及主要影响因素的有效干预，惠及全人群、覆盖全生命周期，实现更高水平的全民健康。

《纲要》坚持以人民健康为中心，站在大健康、大卫生的高度，紧紧围绕健康影响因素（包括遗传和心理等生物学因素、自然与社会环境因素、医疗卫生服务因素、生活与行为方式因素）确定《纲要》的主要任务，包括健康生活与行为、健康服务与保障、健康生产与生活环境等方面。《纲要》以人的健康为中心，按照从内部到外部、从主体到环境的顺序，依次针对个人生活与行为方式、医疗卫生服务与保障、生产与生活环境等健康影响因素，提出普及健康生活、优化健康服务、完善健康保障、建设健康环境、发展健康产业等五个方面的战略任务。

《纲要》坚持目标导向和问题导向，突出了战略性、系统性、指导性、操作性，具有以下鲜明特点：

一是突出大健康的发展理念。当前我国居民主要健康指标总体上优于中高收入国家的平均水平，但随着工业化、城镇化、人口老龄化发展以及生态环境、生活方式变化，维护人民健康面临一系列新挑战。因此，《纲要》确立了"以促进健康为中心"的"大健康观""大卫生观"，提出将这一理念融入公共政策制定实施的全过程，统筹应对广泛的健康影响因素，全方位、全生命周期

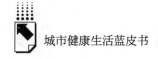

维护人民群众健康。

二是着眼长远与立足当前相结合。《纲要》围绕全面建成小康社会、实现"两个一百年"奋斗目标的国家战略，充分考虑与经济社会发展各阶段目标相衔接，与联合国"2030 可持续发展议程"要求相衔接，同时针对当前突出的问题，创新体制机制，从全局高度统筹卫生计生、体育健身、环境保护、食品药品、公共安全、健康教育等领域政策措施，形成促进健康的合力，走具有中国特色的健康发展道路。

三是目标明确可操作。《纲要》围绕总体健康水平、健康影响因素、健康服务与健康保障、健康产业、促进健康的制度体系等方面设置了若干主要量化指标，使目标任务具体化，工作过程可操作、可衡量、可考核。据此，《纲要》提出健康中国"三步走"的目标，即"2020 年，主要健康指标居于中高收入国家前列"，"2030 年，主要健康指标进入高收入国家行列"的战略目标，并展望 2050 年，提出"建成与社会主义现代化国家相适应的健康国家"的长远目标。

（3）明确提出了建设健康中国的路线图

十九大报告把人民对健康的需求作为奋斗目标，系统提出了实现全民健康的路线图。

第一，十九大报告提出大健康观，勾勒健康中国蓝图。大健康观是一种全局的理念，是围绕着每一个人的衣食住行和生老病死进行全面呵护的理念，也是 2016 年习近平总书记在全国卫生与健康大会提出的新理念。

第二，十九大报告提出深化体制改革，确保健康中国发展。十八大以来，以习近平同志为核心的党中央始终把人民健康放在第一位，开启了医疗卫生体制的改革，提出了一系列具体改革建议，出台了许多行之有效的改革举措，取得了巨大而可喜的成就。2017 年 5 月 5 日，国务院办公厅颁布了《深化医疗卫生体制改革 2017 年重点工作任务》，其具体改革任务共有 70 项。十九大报告则在此基础上提出要进一步"深化医药卫生体制改革"，其目的就是要"全面建立中国特色基本医疗卫生制度"，即构建并完善医药卫生的四大体系：公共卫生服务体系、医疗服务体系、医疗保障体系和药品供应保障体系。

第三，十九大报告要求发展健康产业，推动健康中国建设。健康产业是一个具有巨大市场潜力的新兴产业，同时具有"吸纳就业前景广阔，拉动消费需求大，促进公民健康长寿"的特点。为此，十九大报告高度重视发展健康产业。首先提出要"坚持中西医并重，传承发展中医药事业"。我国长期以来高度重视中医药事业的发展，十九大再次提出，并把它置于"健康中国战略"的高度，也就再一次强调中医药事业的传承与发展，其实质就是要求我国中医药要"适应现代化的社会、对接产业化的需求、迎接国际化的挑战"。其次提出"加快老龄事业和产业发展"。十九大报告高度重视养老问题，为了确保老年健康，提出了具体要求和应对措施，即"积极应对人口老龄化，构建养老、孝老、敬老政策体系和社会环境，推进医养结合，加快老龄事业和产业发展"。

第四，十九大报告强调完善健康政策，促进健康中国继续前行。健康政策是健康中国的指引，更关乎健康中国前行的速度和进程。在2016年全国卫生与健康大会上，以习近平同志为核心的党中央提出了一系列健康中国的大政方针和政策。在此基础上，十九大报告又重点强调了要进一步完善的具体健康政策。一是"疾控预防为主"的政策。"凡事预则立，不预则废"，同样，对于每一个人的健康而言，同样应该采取"预防为主，防治结合"的政策。为此十九大报告指出"坚持预防为主，深入开展爱国卫生运动，倡导健康文明生活方式，预防控制重大疾病"。二是生育政策。生育政策是我国的基本国策，直接影响着我国的人口战略和健康中国的战略实施。为此，十九大报告专门强调，要"促进生育政策和相关经济社会政策配套衔接，加强人口发展战略研究"。

第五，十九大报告强调加大食品安全执法力度，为健康中国保驾护航。"国以民为本，民以食为天，食以安为先，安以质为本，质以诚为根"。这足以说明了食品安全关乎健康中国的发展。习近平总书记一直高度重视食品安全，在2015年就明确提出：要切实加强食品药品安全监管，用最严谨的标准、最严格的监管、最严厉的处罚、最严肃的问责，加快建立科学完善的食品药品安全治理体系。十九大报告更是强调要"实施食品安全战略，让人民吃得放心"。

2. 我国居民健康面临复杂问题

（1）我国健康问题的严峻性

随着我国人口老龄化水平的不断提高，老龄化和高龄化人口在总人口所占的比重越来越高，截至 2018 年底，我国 60 岁及以上的老年人 2.4949 亿，占总人口的 17.9%，其中 65 岁及以上的老年人 1.6658 亿，占总人口的 11.9%，预计 2020 年将超过 12%，80 岁以上高龄老人将达到 3067 万人。一方面导致社会对老年健康服务需求快速增长，对医养结合、康复护理等提出更高要求；另一方面，也导致高血压、糖尿病等发病人数快速上升，疾病负担日益沉重，慢性病成为重大的公共卫生问题，我国现有慢性病确诊患者近 3 亿人，约占总人口的 20%，慢性病死亡占总死亡的比例由 1991 年的 73.8% 上升至 2016 年的 86.6%，导致的疾病负担占总疾病负担的 70% 以上。根据世界银行的预测，今后 20 年内中国慢性病的发病人数会增长 2~3 倍。同时，新发传染病威胁不容忽视，特别是随着全球化进程加快，新发传染病防控难度加大，2017 年 2 月 23 日，国家卫生计生委疾病预防控制局发布了 2016 年全国法定传染病疫情概况。2016 年（2016 年 1 月 1 日零时至 12 月 31 日 24 时），全国（不含港澳台，下同）共报告法定传染病发病 6944240 例（2015 年为 6408429 例），死亡 18237 人（2015 年为 16744 人），报告发病率为 506.59/10 万（2015 年为 470.35/10 万），报告死亡率为 1.33/10 万（2015 年为 1.23/10 万）。同 2015 年相比，全国报告法定传染病发病例数、死亡人数、报告发病率、报告死亡率均不同程度增加。重大传染病和重点寄生虫病防控形势依然严峻。此外，生态环境、生产生活方式变化及食品药品安全、职业伤害、饮用水安全和环境问题对人民群众健康的影响更加突出，不断发生的自然灾害、事故灾害及社会安全事件对医疗卫生保障也提出了更高的要求。面对上述问题，我国现有公共卫生基础设施比较薄弱，特别是医疗和公共卫生服务体系缺乏衔接协同，服务体系难以有效应对日益严重的慢性病高发等复杂健康问题的挑战。

（2）复杂健康危险因素亟待控制

经济发展、社会环境、自然环境等仍存在不利于健康的诸多因素，有利于健康的经济社会发展模式尚未建立，健康危险因素亟待控制。在经济发展方面，以 GDP 为导向的发展观仍然存在，人口膨胀、资源短缺、环境污染、生态恶化等"城市病"严重。同时，服务业发展滞后，高端、多元化健康服务供给短缺。在自然环境与生活行为方式方面，资料显示，我国人群死亡前十位疾病的病因和疾病危险因素中，人类生物学因素占 31.43%，生活行为方式因素占 37.73%，环境因素占 20.04%，医疗卫生保健因素占 10.08%。因此，自然环境和生活行为方式是影响人类健康的重要因素，特别是空气质量严重恶化，城市地区大气污染，农村地区水污染、土壤污染成为主要问题。在社会环境方面，人口老龄化、新型城镇化、贫困人口全面脱贫，要求医疗保障和医疗卫生服务更加公平可及。首先，流动人口增加给基本公共卫生服务均等化带来挑战。随着工业化、城镇化的推进，我国流动人口不断增加，2013年达到2.45亿人，占总人口的18%，预计2030年达到3.1亿人。"十三五"期间，随着新型城镇化规划实施，将有约1亿农业转移人口落户城镇，改造约1亿人口居住的城镇棚户区和城中村，引导约1亿人口在中西部地区就近城镇化。基础设施和公共服务是城镇化的支撑，对完善卫生设施布局、提高服务便携性提出更高要求。其次，贫困人口实现脱贫对健康精准扶贫提出更高要求。十八届五中全会提出，农村贫困人口脱贫是全面建成小康社会最艰巨的任务，要求实施脱贫攻坚工程，实现现行标准下农村贫困人口的脱贫，贫困县全部摘帽，解决区域性整体贫困。为实现上述目标任务，健康精准扶贫是重要支撑。推进贫困地区基本医疗卫生服务均等化、防止因病致贫和因病返贫的任务艰巨。经济、社会、自然环境和行为方式等突出问题是影响健康的重要因素，涉及多部门、多领域及复杂的公共政策。当前，非卫生部门政策制定中对健康问题关注不够，将健康融入所有政策的制度性安排和长效性机制尚未建立，难以应对复杂健康社会决定因素的挑战。

（3）医疗卫生服务体系难以满足需求

医疗卫生服务体系与群众健康需求之间存在较大差距，我国医疗卫生服务供需矛盾依然突出。根据最新数据统计，2004～2016年，入院人数由0.67亿人增长到2.27亿人，增长了239%；年诊疗人次由39.91亿人次增长到79.30亿人次，增长了98.70%。随着医疗保障水平的继续提高、人口老龄化程度的不断加深，预计"十三五"时期医疗服务需求总量继续维持较高水平。但是同时，服务供给能力因体系结构不合理和优质人力资源匮乏等原因而严重滞后。2004～2016年，卫生技术人员数只增加了92.57%，执业（助理）医师数仅增长了67.51%。随着全面建成小康社会目标的实现，"十三五"期间群众多层次、多样化健康服务需求将进一步释放，优质医疗卫生资源短缺、结构布局不合理的问题将进一步凸显。在供需矛盾日益突出的情况下，卫生发展方式和服务模式亟待转变。基层医疗卫生机构能力不足、高层级医疗服务机构功能

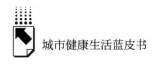

定位不清、医疗卫生服务缺乏整合，是目前我国医疗卫生服务体系存在的突出问题。

（4）体制机制问题日益突出

目前我国的深化医药卫生体制改革进入了攻坚阶段，深层次矛盾凸显叠加突出，市场机制尚未真正发挥作用，突出表现在：三医联动改革任务艰巨。尤其是医疗保障的公平性和专业化水平迫切需要进一步提升，尚未发挥有效的费用控制作用和医疗服务行为引导作用；公立医院以药补医机制尚未有效破除，医疗服务价格形成机制亟待改革，现代管理制度尚未建立；药品生产流通秩序不规范的问题依然严重。同时，现有与维护和增进健康相关的行政管理体制则呈现高度分散化，造成人民健康的主要责任主体缺位：医疗、医保、医药三医分管，人民健康主体责任缺位；医疗保障缺乏统一管理，难以有效发挥医疗服务购买者和费用控制者的角色；医疗机构管理职权分散，医疗卫生资源属地化管理难以实现；中央与地方医药卫生职权不清，卫生计生管理体制整合尚需深入。还有，健康投入在公共财政中的优先地位仍难得到制度保障，导致财政健康投入政策的约束力较弱。

3. 研究现状

"健康城市"的理念是世界卫生组织（WHO）在20世纪80年代，基于城市快速发展带来一系列相关问题而提出的，是为了在"以人为本"和"可持续发展"的目标下，引导城市朝着健康的方向发展。健康城市这一理念的出现，让人们认识到城市不仅仅是经济高度集约化的产物，更应该为居住在城市里的人们提供舒适、便捷、安全、健康的环境。因此，为了号召地方政府通过政治参与、制度变革、能力构建、协作规划以及创新计划等多种方式来推动城市的健康发展，WHO欧洲区域办公室于1986年正式启动了"健康城市项目"区域计划。发展至今，已逐渐成为国际性的运动，其预定目标从最初的健康城市模式的推广到创建支持性环境，推广健康生活方式和提高健康城市设计理念，工作重点也更加细化到健康、环境和经济等多个方面。而我国健康城市的建设自1994年世界卫生组织与我国合作启动健康城市项目计划后才开始进入正式的发展阶段。

《北京健康城市建设研究报告》作为国内第一部健康城市蓝皮书，是区域性的关于城市评价的蓝皮书。该蓝皮书对北京健康城市的发展进行了全面梳理和总结，分别从政府部门、城市管理、民间组织、国际传播等多个角度，以营造健康环境、构建健康社会、培育健康人群为重点进行了分析。蓝皮书系统阐释了从健康城市理念的历史沿革、理论阐释、工作实践到北京健康城市建设发展经验，并通过主报告与分报告相结合的方式，运用可靠的材料与数据，进一步对 2011 至 2014 年北京健康城市各方面的发展特点做了具体描述与说明。

中国社科院最新发布了《城市蓝皮书：中国城市发展报告 No.8》（以下简称"蓝皮书"），研究视角关注城市的健康发展，它以"'十二五'回顾与'十三五'展望"为主题，研究总结了中国城镇化和城市发展各个领域在"十二五"阶段取得的成就和存在的问题，深入分析了经济新常态下中国城镇化和城市发展面临的形势和发展趋势，并提出了"十三五"期间中国城镇化和城市发展的总体思路和对策建议。该书研究表明，"十二五"期间，中国的城镇化率在取得重要突破和实质性进展的同时，规划管理、经济增长方式、空间布局、科技创新、社会矛盾、安全管理、环境污染等方面仍存在突出问题，亟待改善；并且针对当下城市发展的重点问题提出了具体翔实的调研结果。"蓝皮书"通过总报告、综合篇、经济篇、社会篇、生态环境篇、建设管理篇、案例篇、大事记等篇章，评价分析了中国 287 个城市的健康发展状况，分专题深入研究了中国城镇化、城市经济转型升级、社会保障和社会治理、城市生态环境和生态文明建设、城市管理、城市治理和城市建设等问题，总结了嘉峪关、杭州、三亚、北京、广州等城市在城镇化和城市发展方面的经验，梳理了"十二五"期间中国城镇化和城市发展的重要事件。这些都为编写本书提供了借鉴。

此外，国内相关的蓝皮书还有《人口与健康蓝皮书》《保健蓝皮书》《医疗器械蓝皮书》《医改蓝皮书》《互联网医疗蓝皮书》和《城镇化蓝皮书》等。

从目前有关城市健康发展的蓝皮书来看，有关的评价指标体系侧重于宏观层面的评价，难以突出"以人为本"这一发展准则。而在现阶段，中国健康城市的建设首先要围绕人的生命全过程来展开，在城市规划、建设、管理等各个方面应以人的健康为中心，形成健康人群、健康环境和健康社会有机结合的健康城市。同时，政府和城市居民作为城市的两大主体，政府对城市的管理与规划也应从居民的切身利益出发，因此，对城市居民的健康生活进行客观的评价与分析存在着现实的必要性，也是解决城市病的重要途径之一。

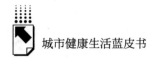

4. 研究意义

（1）为城市健康生活质量提供评价标准

从经济保障、公共服务、文化、环境、医疗卫生等方面选取若干指标，建立城市健康生活评价指标体系，通过科学合理的评价方法进行评价，对全国近300个地级以上城市进行排名，同时对全国31个省份居民健康生活水平进行测度和排名，从而提供了一套客观的健康生活质量评价标准。

（2）深度挖掘城市健康生活存在的问题

在对城市和省份健康生活评价的基础上，通过对评价指标和评价结果的深度分析，进一步分析城市健康生活面临的问题、地区差距以及部分城市评价得分较低的原因，从而为提升城市健康生活质量提供解决路径与思路，并为缩小地区健康生活差距提供指引。

（3）优化城市健康生活，促进城市和谐发展

城市的发展应以人为本，应重视宏观的城市规划中微观的人的发展。目前我国正处于经济社会转型的关键时期，城市化进程中往往伴随着城市问题的出现。以全新的健康视角深入研究当下城市居民健康生活指数，对优化居民城市生活，提升城市发展质量，促进经济、社会、文化、生态及生命系统的和谐均衡发展有着重要的现实意义。

（4）为政府决策提供重要参考

建立城市健康生活评价指标体系，客观准确地评价当前我国城市居民的健康生活水平，能够客观真实地反映不同城市的发展现状及问题，在此基础上，进一步借鉴发达国家健康城市的经验，并从政府层面和产业层面总结国内的成功做法，从而为各级相关政府部门提供重要的决策借鉴。

（二）相关概念的界定

1. "健康"概念的发展演进及相关概念比较

健康是人类的基本需求和权利，亦是社会进步的重要标志和潜在动力，全面地理解健康的概念亦是每个国家合理安排涉及健康政策的基石。然而，关于健康本身，目前仍存在许多概念上的模糊与交叉。明确健康概念的内涵和发展，区别健康相关概念，进而研究与健康相关内容成为学界亟待解决的问题。

（1）"健康"概念的发展演进

远古时代，人类由于受生产力和认识水平限制而将生命理解为神灵所赐，这种把人类的健康归之于无所不在的神灵的观念，就是早期的健康观。由于生存环境恶劣，人们能够生存已非易事，此时人们所追求和渴望的首先是保全个体生命，健康只是一个笼统的、模糊的概念。18世纪下半叶至19世纪初的生物医学模式认识到，诸多生物因素造成了人类疾病。虽然健康的概念有了丰富的发展，然而，它依然通过疾病与否定义健康，并形成了健康就是能正常工作或没有疾病的机械唯物论的健康观。科技的突飞猛进使得进入20世纪的人们面对激烈的竞争，随之生活节奏加快，心理压力的日益增加。人们逐渐试图以一种崭新、多元的视角全面看待健康。1947年世界卫生组织（WHO）在成立宪章中指出"健康乃是一种生理、心理和社会适应都完满的状态，而不只是没有疾病和虚弱的状态"。1989年，WHO根据现代社会的发展，将"道德健康"纳入健康概念之中，提出了21世纪健康新概念，即健康不仅是没有疾病，而且包括躯体健康、心理健康、社会适应良好和道德健康。

健康不仅仅是指没有疾病或身体不虚弱的状态，而是包含心理、社会适应能力和道德的全面的状态。近年来，一些学者认为应将经济状况作为健康评价的一项基本内容。由于人是一种很复杂的综合性的整体，其健康也就涵盖了多维内容。

具体展开来讲，生理健康有明确的标准，比如生长发育、成熟衰老等。而心理健康由于社会、文化背景等因素的影响，标准就比较模糊了。心理健康是一种良好的心理状态，处于这种状态下，人们不仅有安全感、自我状态良好，而且与社会契合和谐，能以社会认可的形式适应外部环境。

最新的健康概念包含生理、心理、社会适应性和道德健康四个方面，其实社会适应性归根结底取决于身体和心理的素质状况，而道德健康则取决于自身教育和社会风气的影响等。因此，健康新概念的核心是由消极被动的治疗疾病变为积极主动的掌握健康，由治身病发展到注重治心病、治社会病、治道德缺损病。现代社会由于竞争激烈，工作繁重、风险多、压力大，人们烦恼丛生，旧烦恼刚刚消除，新烦恼又产生。无论高官还是平民，无论富者还是贫者，无论在岗者还是下岗者，差不多都有大大小小的烦恼，许多疾病包括身病心病、社会病、道德病大多是由烦恼导致的。社会发展了，科学进步了，生活条件改善了，烦恼反而越来越多。这就告诉我们人的贪欲并不因为物质文明的进步而减少，精神滑坡导致道德缺损是现代病的重要根源。因此，预防疾病单单注意衣食住行和加强个人卫生、体育锻炼是远远不够的，现在看来首先要从完善道德做起，治愈道德缺损症是健康之本。

但也有学者认为这种"四维"健康观念虽然较为全面和合理，但是忽视了人与自然界的关系。中医学主张人与自然界在不断求得统一中维持着人的生命和健康，从而循着生命规律而发展。人体必须适应四时气候的变化，与四时气候求得统一而维持生命健康。

从以上分析可以看出，随着人类文明的进步，人们对于健康这一概念的理解在不断丰富完善发展之中。健康概念的内涵在不断扩大，依次为有生命就是健康→没有疾病即是健康→生理、心理健全就是健康→生理、心理健全、与社会适应良好、道德健康才能称为真正的健康。人类对健康的追求从低层次的生理健全逐步上升到"生物心理社会自然"多层次、多侧面的要求上来。

（2）与健康相关的概念比较

①体质与健康。体质和健康是从不同侧面、不同范畴来解释人体状况的两个相互关联的概念。从两者的基本定义中可以看出，体质是个体的一种"特征"，是机体发展长期的、相对稳定的特征。而健康是一种状态，是表示一个人身心的完美状态，具有流动性、易变性等特点。体质的强弱是先天的遗传因素加上后天长期的运动、膳食和生活方式综合作用而形成的结果，更趋向于人体的形态发育、生理功能、心理发展、身体素质、运动能力，以及对内外环境的适应和抵抗疾病的能力等。而健康除了包括大部分体质的范畴以外，还强调对环境（包括自然环境和社会环境）的适应、心理卫生、对疾病的预防、卫生保健，以及行为和生活方式对健康的影响等。健康的范畴和要求要大于体质。但总体来说，健康对人的意义更重要。健康的内在包含着体质好，体质好只是健康的一个方面；体质是健康的前提和基础，失去了良好的体质，健康就是无源之水，无根之木，增强体质是促进健康的重要手段，而健康则是良好体质的归宿和最终目标。

②美与健康。追溯人类审美意识的起源可以看出审美观念与健康概念有着渊源关系。著名美学家普列汉诺夫在分析审美意识的起源时指出，原始民族之所以会对对称的事物感受到美感，是因为他们从人的身体结构和动物的身体上

感受到对称体现了生命正常的发育。残疾和畸形的身体不对称常使人产生一种不愉快的印象。疾病和创伤对人体造成的不仅是病痛，而且也是对人体结构美、形态美、功能美、韵律美以及整体生命质量美的损伤和破坏。由此认为，美的观念是借助于健康概念的，美的人体和健全的人体总是相统一的。健康的概念包含美的内容，由于健全的健康包括了心理因素、与社会相适应能力等方面，所以人的外在面貌是否有美感便与健康本身产生了联系。将美学在健康概念的内容中提出，体现了当今社会对健康的更高水平的需求，在生物、心理、社会良好适应的健康概念的基础上，充实了健康的内容，提高了健康的层次。

③长寿与健康。长寿与健康是经常被相提并论的两个词语，然而其概念内涵却不尽一致。长寿，顾名思义是对寿命期限的一种描述，而健康的定义却要复杂得多，需要综合考虑身体、心理、道德、与社会和自然适应性等问题，需要从多层次、多维度来定义健康。实际情况往往是健康可以导致长寿，但长寿不一定就健康，健康和长寿经常是不一致的。因此，在考量个体生命的时候，不仅要衡量生命长度，还要衡量生命质量。正确区分两者的概念，同时整体分析生命的数量、质量，综合测量人体功能的完好状态和生命质量的状况，才能客观地反映健康状况和健康水平。

④幸福与健康。按照 Eysenck 的定义，幸福是一种人格特质，它表现为稳定的外向性、个性随和、乐于与他人打交道。Adnerws 和 withey 开发了幸福的三维测量模型：积极情绪、生活满意度和消极情绪。它更多地表现为一种主观认知和情感体验。而健康则是侧重人的一种客观状态，包括生理、心理、社会适应性及道德健康。因此幸福和健康是不同的两个概念，一般来说，幸福的人不一定是健康的，而健康的人容易获得幸福。

2. 健康城市的界定及标准

（1）健康城市提出的历史背景

伴随世界城市化进程的是城市健康问题大量出现——疾病大规模蔓延、人口密度过高、交通拥挤、住房紧张、水资源污染、暴力与犯罪等"城市病"症状逐渐凸显，贫困、卫生、噪声、废气等诸多社会、经济、环境、生态问题不断涌现。这些问题开始严重困扰并危害城市居民的身心健康。所以，当今世界对城市的存在和发展提出了新要求，即城市不仅仅是一个经济实体，更应该是一个人类生活、呼吸、成长和愉悦生命的现实空间。同时城市发展"不能

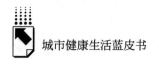

牺牲生态环境，不能牺牲人类健康，不能牺牲社会文明"。城市应该不仅仅是追求经济增长效率的经济实体，更应该是能够改善人类健康状况的理想环境。随着现代化步伐的不断迈进，未来的城市将被"健康"所主宰，居民生活也将被"健康"覆盖。

城市化是人类社会发展的必由之路，然而，高速发展的城市面临着经济、社会、生态等诸多问题。建设和发展健康城市，正是对城市化过程中健康问题的一种应对思路。发达国家已经基本完成城市化，对于城市健康的专门研究较少，国内部分学者已对健康城市化的发展理念、政策含义等进行了探讨，健康城市化将成为城市和区域发展研究的新方向。城市发展的目标是城市健康，面对全球城市化、工业化给人类健康带来的挑战，世界卫生组织提出健康城市的理念，认为"健康城市应该是一个不断开发、发展自然和社会环境，并不断扩大社会资源，使人们在享受生命和充分发挥潜能方面能够互相支持的城市"。健康城市从一个新的角度来解读城市，已超越了"田园城市"和"生态城市"，城市不仅作为一个经济实体存在，更是人类生活、成长和愉悦生命的现实空间。只有健康可持续的城市化，才能使城市在更高水平上发展。根据城市发展理论和实践，城市健康是指城市经济、社会发展和生态环境相协调，最终实现人的全面发展的过程和状态。健康的城市化不仅要完成农业人口的空间迁移，还要提高城市经济资源的配置水平和利用效率，实现城市的经济、社会和生态环境全面发展。

（2）健康城市的内涵与标准

WHO 提出：城市应被看成是一个有生命、能呼吸、能成长和不断变化的有机体，一个健康的城市应该能改善其环境，扩大其资源，使城市居民能互相支持，发挥出最大的潜能。健康城市运动强调重在参与，各地皆宜。世界卫生组织官员指出，世界卫生组织欢迎全球五大洲的各个国家积极参与健康城市的创建工作，欢迎各国加入世界卫生组织健康城市网络。世界卫生组织不设全球划一的指标体系，各国可根据自己的国情，结合健康城市的原则、标准和期望达到的成效，制定各自的理想、目标和标准。

WHO 将 1996 年 4 月 7 日世界卫生日的主题确定为："城市与健康"，并进一步整理、公布了健康城市的 10 项具体标准及其内容，包括：①为市民提供清洁和安全的环境；②为市民提供可靠和持久的食品、饮水、能源供应，具有有效的垃圾清除系统；③通过富有活力和创造性的各种经济手段，保证市民在营养、饮水、住房、收入、安全和工作方面的基本要求；④拥有一个强有力的相互帮助的市民群体，其中各种不同的组织能够为了改善城市健康而协调工作；⑤能使其居民一道参与制定涉及他们日常生活，特别是健康和福利的各种政策；⑥提供各种娱乐和休闲活动场所，以方便市民之间的沟通和联系；⑦保护文化遗产并尊重所有居民（不分种族或宗教信仰）的各种文化和生活特征；⑧把保护健康视为公众决策的组成部分，赋予市民选择有益于健康的行为权利；⑨做出不懈努力争取改善健康服务质量，并能够使更多市民享受到健康服务；⑩能够使人们更健康长久地生活和少患疾病。这10条标准的提出，为全世界健康城市的深入发展指出了方向。

1998年，WHO健康城市及城市政策研究合作中心提出12个方面338条指标：①人群健康48条，②城市基础设施19条，③环境质量24条，④家居与生活环境30条，⑤社区作用及行动49条，⑥生活方式及预防行为20条，⑦保健、福利及环境卫生服务34条，⑧教育26条，⑨就业及产业32条，⑩收入及家庭的生活支出17条，⑪地方经济17条，⑫人口学统计22条。

3. "城市健康生活"概念的界定

本书"健康生活"是从居民个体角度加以界定的，围绕与居民生活密切相关的经济基础、公共服务、环境、文化、医疗服务等方面，以城市为单位，对居民健康生活进行评价，对存在问题进行分析。

本书的"城市健康生活"更侧重于微观层面的评价，体现"以人为本"这一发展准则。中国城市的建设首先要围绕人的生命全过程来展开，在城市规划、建设、管理等各个方面应以人的健康为中心，形成健康人群、健康环境和健康社会有机结合。

4. 城市健康生活评价与健康城市评价的区别

（1）评价的内涵不同

健康城市评价的范围更广，已经超越了狭义的健康概念，不是居民个人的事情，也不是卫生行政主管部门的事情，而是城市规划、建设、管理等各个部门的共同职责。它虽然以健康为终极目标，但是在具体手段上，要从被动与末端处理转向以预防为主的源头治理，从单纯依靠医疗技术转向综合运用经济、社会、环境等手段，从依靠单一卫生部门转向依靠城市规划、建设、环境等综

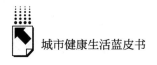

合手段，从政府独自治理转向全社会参与。

城市健康生活的评价范围相对较窄，围绕居民健康生活的方方面面，更注重末端居民的生活感受，更加关注结果。诸如城市建设规划、经济社会协调发展等虽然与健康相关，但并不是城市健康生活评价的范畴。

（2）评价对象不同

健康城市评价的对象是城市，以城市作为单位。而城市健康生活评价的对象是居民，以居民健康生活为评价对象，既可以以城市为单位，将来时机成熟或条件许可还可以以农村为评价单位，进行农村健康生活评价。

（3）评价主体不同

健康城市评价主体更多是政府部门，发挥较好城市的带动作用，重在建设，所以评价主体主要是政府部门，当然第三方机构也可以进行评价。而城市健康生活评价主要由第三方机构进行，重在健康城市建设的效果，发挥公众监督的作用，共同参与治理。

（4）评价指标不同

健康城市评价由于内容丰富，指标数量众多，无论是绝对指标还是相对指标数量均有一定的规模。而城市健康生活评价重在从微观角度对居民健康生活质量进行评价，指标总量相对少一些，而且所有的评价指标均是相对指标。这样导致的结果是，健康城市评价时城市规模大会具备一定的优势，而城市健康生活评价大城市不一定有优势。

（5）评价数量不同

健康城市评价，从健康城市建设的角度，政府必然是分期分批进行的，所以以局部评价为主；从第三方机构角度，当然可以进行普及性的全面评价。而城市健康生活评价，一定是在界定研究对象后进行全面评价，所以城市健康生活评价对象数量相对而言更大一些。

（6）评价资源不同

对于政府为评价主体的健康城市评价，投入大、时间长、代价高，需要各个部门的密切配合，只有政府才能提供足够的资源支撑评价工作的进行；而城市健康生活评价往往由第三方机构进行，如科研院所、高等院校，虽然可以申请一部分科研经费支持，但总体上投入资源有限，只能围绕某些方面重点进行。

（三）理论基础

1. WHO 关于健康社会因素决定理论

（1）背景

研究表明，在影响健康的各种因素中，医疗卫生服务因素仅贡献 7%、遗传等生物因素仅贡献 15%，其余近 80% 主要是生活方式和环境因素。因此，要实现促进人群健康这一重要的社会发展目标，必须重视医疗卫生以外的其他经济社会因素。

长期以来，健康及其决定因素的复杂性已引起国际社会的高度关注。2005年，WHO 成立由世界一流流行病学、卫生政策学专家和卫生部离任部长组成的"健康社会决定因素委员会"，专门研究世界各国的健康和健康公平性的现状、影响因素及其应对政策和措施。委员会于 2008 年完成报告《用一代人时间弥合差距：针对健康社会决定因素采取行动以实现健康公平》。报告的核心观点是：在各国之内以及国家之间，健康不公平现象普遍存在；造成健康不公平的因素除了医疗卫生服务体系不合理外，主要是个人出生、生长、生活、工作和养老的环境不公平，而决定人们日常生活环境不公平的原因是权力、金钱和资源分配的不合理，其根源是在全球、国家、地区层面上广泛存在着政治、经济、社会和文化等制度性缺陷；因此，必须对健康和健康不公平的情况进行科学的测量，理解其严重程度并分析原因，从全球、国家和地区层面做出高度的执政承诺，采取"将健康融入各项公共政策"的策略，建立跨部门的合作机制，动员社会组织和居民广泛参与，改善人们的日常生活环境，从法律、政策和规划等各个方面采取行动，用一代人的时间弥合健康差距。

（2）理论提出与发展

2011 年召开的"健康问题社会决定因素世界大会"围绕影响健康问题的社会决定因素进行了讨论，通过了《健康问题社会决定因素：里约政治宣言》（以下简称《里约宣言》）。《里约宣言》重申了《世界卫生组织组织法》、1978 年《阿拉木图宣言》和 1986 年《渥太华宪章》的原则和规定，认为"享有可达到的最高健康标准是每个人的基本权利之一，而无论其种族、宗教、政治信仰、经济或社会条件的差异"。《里约宣言》指出，政府对人民健康负有责任，而实现这种责任，只有采取足够的卫生和社会措施，并享有一个有利的国际环境的支持。《里约宣言》呼吁，各国在国家层面应建立统一的健康政策，将多部门参与卫生政策制定过程制度化，确保公平的全民覆盖，并加强针对社会决定因素的监测、研究、证据分享，强调世界卫生组织在该领域的主导作用，以推动将健康纳入所有政策，减少卫生不公平。《里约宣言》提出，如果不能高度重视、紧急行动并有效解决健康不公平问题，将对维护社会的公平和正义、保持经济的可持续发展造成严重的负面影响；提供卫生服务和公平政策是政府责任，健康不应成为追求经济发展的牺牲品；政府面对商业机构压力时应坚持原则、加强领导，形成多部门合作解决健康社会决定因素的合力，促进各国人民的健康和福祉。

弥合健康差距的行动计划。WHO 专门为本次会议卓拟了一份文件《弥合差距：将健康社会决定因素政策转化为实践》。文件提出了弥合健康差距的行动计划。一是建立从根本上消除健康不公平的治理，针对健康的社会决定因素采取行动，实施跨部门的政策措施。二是加强对社区的领导，提高群众参与改善健康社会决定因素的行动。创造参与的条件、协调组织参与、确保群众代表性、支持社会组织发挥作用。三是发挥卫生部门在实施公共卫生项目和减少健康不公平中的作用。四是采取全球行动，将全球的优先重点与各个利益相关者的诉求统一起来。五是监督监测改善健康社会决定因素方面取得的进展，加强对健康和健康不公平的测量和分析，为决策提供信息，并建立问责制。要确定数据来源、收集数据、分解数据、筛选指标和目标，即使没有系统数据也要推动工作；要传播健康和健康不公平方面的信息，帮助决策；要将数据转化为决策，并评估不同政策选择对健康和健康不公平的影响。

（3）健康社会因素决定论内容

健康社会因素决定论认为，社会是人类相互有机联系、互利合作形成的群体，反过来对个体的生活质量和预期寿命产生重要影响。吸烟、饮酒、久坐等不健康生活方式是现代社会诸多疾病的诱因，而这些诱因归根究底又是社会因素影响的结果。如社会经济资源越匮乏的人，其吸烟越多，饮食越差，身体锻炼越少。因此世界医学协会倡导各国政府、民间组织和医学专家从社会根源入手控制疾病，促进健康，减少健康不均，提高生活质量。

（4）实践应用

根据该理论，WHO 建议各国采取关键策略"将健康融入所有公共政策"（Health in All Policies，HIAP）。"将健康融入所有公共政策"是指从中央到地方各级政府的领导和决策者必须有健康和幸福的意识；它强调的是，当政府所有部门将健康作为制定政策的重要内容时，才能更好地实现政府确定的各项发展目标。因为健康和幸福的原因主要存在于卫生部门以外，是整个社会与经济政策的结果。健康与经济社会环境发展互为影响、互相促进。人群健康是取得社会目标的关键条件，减少不公平以及社会排斥可以改进每个人的健康和幸福。良好的健康状况可以提高生命质量、劳动力的生产效率和学习能力，增强家庭和社会的活力、支持可持续的习惯和环境、改进社会安全，减少贫困和增加社会的包容性。但是，医疗服务成本的快速攀升给国家和地区带来不可持续的经济负担，并因此影响更加广泛的发展。目前，许多国家已经把健康、幸福和经济发展的交互作用提到政治议程中，越来越多的社区、雇主和产业期待且要求政府采取有力的协调行动，处理健康与幸福的社会决定因素，避免各项社会政策的重复及过于分散乃至形成"碎片化政策"。因此，需要政府通过制定战略规划、确定共同的目标整合政策以及提高政府各部门的问责机制，实现行动的协调统一。

2. 卫生能力范式理论

HCP 理论（Health Capability Paradigm）起源于社会正义理论，由 Ruger JP. 在 1998 年首次提出，将社会正义理论引申到卫生领域，旨在引起社会对卫生服务公平性的重视，从而督促医疗卫生制度的改革。Ruger 等人认为，HC（Health Capability）是一个人追求健康体魄的能力，并且这种能力远远比生理学上的能力重要。后来 Ruger 又把它定义为"一个人实现某种健康功能的能力，并且同时拥有实现这些健康功能的充分自由性"。这里的健康功能意味着避免疾病、残疾、营养不良等状态，而达到正常生命周期。自由意味着人们在实现这些状态和功能中拥有自由选择的权利。她把核心的卫生能力定义为避免可预防疾病和过早死亡的能力，而且这种能力受到社会、经济、政治等条件的制约。这种核心卫生能力不是可以直接观测到和可测量的，只能通过两个组成部分来测量：健康功能和健康代理。前者指健康成果和健康绩效；后者指人们追求有价值的健康目标的能力。健康功能的测量可以从一些健康指标（比如生理学上的指标）和基于这些指标的成果来体现。良好的健康功能需要政府、机构和公众共同参与来确保提供条件使得所有人保持健康状态。健康代理包括健康知识、涉及健康问题的有效决策，自我管理和自我约束技巧等。人们借助于健康代理，就有责任使用医疗保健和其他社会资源与条件，以达到最大的健康运作水平。因为即使政府为人们提供了获得平等利用卫生服务的政策机会，公众个体（包括机构）也需要行使健康代理职能将这些资源转化为良好的健康状态。

3. 家庭健康生产需求理论

健康是一种商品，这是从经济学理论的角度评价健康的前提。为了获得健康，人们愿意对自身的健康进行投资。个体的健康状况，受个人的收入水平、个人天生所具有的健康存量、周围的环境质量、上一期的健康状况、上一期消费的与健康有关的商品、卫生医疗服务支出等影响。总之，影响健康的因素很多，有些可以直接观测到，比如个人的收入水平、个人的医疗服务支出等，而有些却不能直接观测到，像个人天生的健康存量等。但是无论是可观测的变量，还是不可观测的变量，它们之间进行优化组合就可以生产出健康，因此可以像研究一般商品的生产函数那样来研究个人的健康生产函数，与一般商品的生产函数不同之处在于在健康生产函数当中包括了对健康产出有负影响的污染因素。健康生产函数的意义在于，消费者购买医疗服务的目的并不是需要医疗服务本身，而是需要"健康"。医疗服务是用于生产健康的投入要素。

在人力资本理论的基础上，Grossman 根据健康的特点，第一次构建了用来分析对健康需求的 Grossman 理论模型，提出了健康资本的概念，明确健康资本是人力资本的一种。Grossman 将健康视为能提高消费和满足程度的资本存量。换言之，健康可视为一种耐久性产品（durable good），就如同汽车或房子一般。健康资本（存量）所产生的服务流量是健康时间，有别于汽车所提供的运输服务或房子所提供的遮风避雨或温暖舒适的服务。在经济学的文献中，将个人消费各种物品或服务后所获得的满足程度称为效用（utility）。根据这一观念，Grossman 的理论告诉我们，是健康带给消费者效用，不是医疗服务本身。

因此，可将消费者的效用函数写成：Utility =（H，X）。式中，H 代表健康，X 代表其他各种商品所组成的复合消费品（composite commodity），其中，

$U_X > 0$，$U_H > 0$，表示更多的健康或更多的消费品会带给消费者更大的效用。用经济学术语来说，我们可以通过使用我们所称的"医疗服务"来生产健康，或者至少在生病后恢复部分健康。把医疗服务转变成为健康的过程可以视为一个标准生产函数。健康状况和投入要素之间的关系可以通过健康生产函数来表示。生产函数描述投入组合和产出之间的关系。健康可以通过使用不同的投入组合来获得。Grossman 利用 Becker（1965）所提出的家庭生产函数的理念，说明了消费者可以通过生产健康来补充健康资本的消耗，而消费者生产健康的主要生产要素是医疗保健服务。在经济学中，我们把这种过程定义为一个生产函数，也就是把投入（医疗保健服务）转变成产出（健康）的关系式。

一个普通的个人健康生产函数采取下列形式：健康 = H（遗传、医疗保健服务、生活方式、社会经济状况和环境……）。在这里，健康是指某一时点的健康水平；遗传是指某一时点个人健康的遗传因素；医疗保健服务是指消耗的医疗保健服务数量；生活方式是代表一系列生活方式变量，如饮食和运动；社会经济状况是反映社会和经济因素，如教育与贫困的相互关系；环境是指环境变量，包括空气和水的质量。家庭健康生产函数是根据个人、社会、文化和政策等方面对健康所产生的影响，以及个人对健康追求所产生的医疗服务需求来建立的经济学模型。其主要特点是：①健康价值的排序或健康与其他物品不同组合的效用。②把医疗服务需求转变为健康的生产函数。③决定医疗服务需求的社会经济因素，包括收入、货币成本、时间成本和获取信息的成本。④效用最大化原则——人们行为的选择以得到最高价值的效用为目标，而最大效用是在预算线、可利用的时间、收入和价格等条件限制下实现的。

4. 健康行为改变理论

（1）健康信念模式理论

健康信念模式建立在需要和动机理论、认知理论和价值期望理论基础上，关注人对健康的态度和信念，重视影响信念的内外因素。HBM 是第一个解释和预测健康行为的理论，由三位社会心理学家 Hochbaum、Rosenstock 和 Kegels 在 1952 年提出。HBM 认为个体感知、积极采取的行动是行为转变的重要因素。它被用于探索各种长期和短期健康行为问题，包括危险性行为与 HIV/AIDS 的传播。其过程包括 5 个步骤：知觉疾病易感性、知觉疾病威胁、知觉益处、知觉阻碍、行动线索、自我效能。

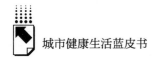

（2）知信行模式理论

健康教育"知信行"是知识、信念、行为的简称。其中"知"是基础，"信"是动力，"行"是目标。只有当人们了解了相关的健康知识，建立起积极、正确的信念与态度，才有可能主动地形成有益于健康的行为。知识、信念、行为之间只存在因果关系，并不存在必然的联系。行为改变是目标，为达到行为转变，必须以知识作为基础，以信念作为动力。只有对知识积极的思考，对自己有强烈的责任感，才可以逐步形成信念，当知识上升为信念，就有可能采取积极的态度去转变行为。使知识转化为行为改变，是一个漫长而复杂的过程，受许许多多因素的影响，只有全面掌握知、信、行转变的复杂过程，才能及时、有效地消除或减弱不利影响，促进形成有利环境，进而达到转变行为的目的。

（3）行为转变阶段理论模式

行为转变阶段理论模式是美国普罗察斯卡（Prochaska）教授在1983年提出的。它着眼于行为变化过程及对象需求，理论基础是社会心理学。它认为人的行为转变是一个复杂、渐进、连续的过程，可分为5个不同的阶段，即没有准备阶段（precontemplation）、犹豫不决阶段（contemplation）、准备阶段（preparation）、行动阶段（action）和维持阶段（maintenance）。

二　城市健康生活指数的评价方法

（一）评价方法体系的结构

多属性评价（MAE, Multiple Attribute Evaluation）一般又称为多指标综合评价，在评价中选取几十甚至上百个指标进行评价，具有信息量大、评价比较全面的优点，目前已经产生了好几十种多属性评价方法，广泛应用在经济、社会、医疗卫生等领域。

根据评价原理，多属性评价又可以分为两大类：第一类是线性评价方法，其基本原理是采用主观、客观或者主客观相结合的方法对指标体系进行赋权，然后将数据标准化后进行线性加权汇总，如专家会议法、德尔菲法、层次分析法、熵权法、变异系数法、复相关系数法等。第二类是非线性评价法，评价结果指标与评价值之间并非简单的线性关系，呈现非线性关系特点。该类评价方法有的需要权重，如加权 TOPSIS、模糊综合评价等，当然权重确定方法同样可以是主观、客观或者主客观相结合赋权；有的不需要赋权，比如 DEA 效率分析、主成分分析、因子分析等。

由于多属性评价方法众多，评价原理不一，导致评价结果不一致，为了解决这个问题，学术界提出了组合评价的思想。组合评价就是在基本评价理论与原则的指导下，以能独立完成评价的多属性评价方法为基础，根据一定的准则和规则从中抽取若干方法，运用一定的算法将这些评价方法的评价结果进行综合，最终得到评价结果的方法。组合评价又可以分为两大类，第一类是根据权重进行组合，其特点是将数种主观和客观赋权方法的权重根据某种规则进行组合，得到组合权重，然后再进行加权汇总，得到最终评价结果。第二类是将不同多属性评价方法的评价结果进行组合，又可以分为得分组合和排序组合两大类（见图 1）。

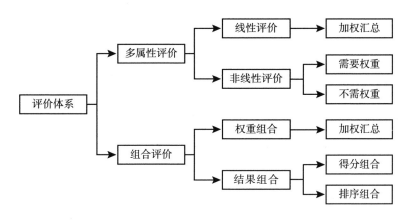

图1　多属性评价体系

在实际应用中，还是以多属性评价方法为主，组合评价目前进入应用的还不多。

（二）线性评价方法

1. 熵权法

熵概念源于热力学，后由 Shannon 引入信息论。信息熵可用于反映指标的变异程度，从而可用于综合评价。设有 m 个待评对象，n 项评价指标，形成原

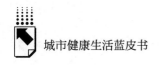

始指标数据矩阵 X = $(X_{ij})_{m×n}$，对于某项指标 X_j，指标值 X_{ij} 的差距越大，该指标提供的信息量越大，其在综合评价中所起的作用越大，相应的信息熵越小，权重越大；反之，该指标的权重也越小；如果该项指标值全部相等，则该指标在综合评价中不起作用。

2. 层次分析法

层次分析法（Analytic Hierarchy Process，简称 AHP）是美国运筹学家 T. L. Saaty 教授于 20 世纪 70 年代初期提出的一种简便、灵活而又实用的多属性评价方法。人们在进行社会的、经济的以及科学管理领域问题的系统分析中，面临的常常是一个由相互关联、相互制约的众多因素构成的复杂而往往缺少定量数据的系统。层次分析法为这类问题的决策和排序提供了一种新的、简洁而实用的建模方法。运用层次分析法建模，大体上可按下面 6 个步骤进行：

第一步，建立递阶层次结构模型；第二步，构造出各层次中的所有判断矩阵；第三步，层次单排序及一致性检验；第四步，层次总排序及一致性检验；第五步，计算权重；第六步，对指标标准化后进行加权汇总，得到评价结果。

3. 复相关系数法

用某一指标与其他所有指标进行回归，得到调整后的拟合优度 R，该指标的相对权重就是 1/R。最后将所有指标权重归一化以后得到各指标的权重。某指标拟合优度 R 越低，说明该指标包含的信息越多，权重越高。

4. 离散系数法

用各指标的标准差除以均值，得到各指标的离散系数，最后将离散系数归一化后得到各指标的权重。离散系数越大，说明该指标数据越活跃，权重越大。

5. 概率权法

概率权综合评价法的基本原理是，利用概率上的期望值原理，把若干统计指标的影响效应平均综合集中起来进行评价。首先将数据标准化，然后应用正态分布以概率测定各个指标的客观量化权数，即各指标超过其极大值的概率，归一化后得到权重，最后进行加权汇总。

6. CRITIC 法

CRITIC（Criteria Importance Through Intercriteria Correlation）法是由

Diakoulaki 1995 年提出的另一种客观权重赋权方法。它的基本思路是确定指标的客观权数以两个基本概念为基础。一是对比强度，它表示了同一个指标各个评价对象之间取值差距的大小，以标准差的形式来表现，即标准化差的大小表明了在同一个指标内各评价对象取值差距的大小，标准差越大各评价对象之间取值差距越大。二是评价指标之间的冲突性，指标之间的冲突性是以指标之间的相关性为基础，如两个指标之间具有较强的正相关，说明两个指标冲突性较低。第 j 个指标与其他指标的冲突性的量化指标为 $\sum_{k=1}^{n}(1-R_{kj})$，其中，R_{kj} 为评价指标 k 和 j 之间的相关系数。各个指标的客观权重确定就是以对比强度和冲突性来综合衡量的。

（三）非线性评价方法

1. 主成分分析与因子分析

主成分分析是考察多个变量间相关性的一种多元统计方法，其产生的背景是，评价研究中经常牵涉到多项指标，这些指标间往往存在一定的相关性，全部采用这些指标，不仅使计算过程复杂，而且可能因多重共线性而无法得出正确结论。主成分分析的目的就是通过线性变换，将原来的多个指标组合成相互独立的少数几个能充分反映总体信息的指标。它常被用来作为寻找判断某种事物或现象的综合指标，并且给综合指标所包含的信息以合适的解释，从而更加深刻地揭示事物的内在规律。

因子分析可以看成是主成分分析的一种拓展，因子分析的基本目的是用少数几个变量去描述多个变量间的协方差关系。其思路是将观测变量分类，将相关性较高即联系比较紧密的变量分在同一类中，每一类的变量实际上就代表了一个本质因子，从而可将原观测变量表示为新因子的线性组合。

2. TOPSIS 法

TOPSIS 的全称是逼近理想解的排序法（Technique for Order Preference by Similarity to Ideal Solution），它是多目标决策分析中常用的一种方法。该方法的思路是根据各被评估对象正理想解和负理想解之间的距离来排列对象的优劣次序。所谓理想解是设想的最好对象，它的各属性值达到所有被评对象中的最优值；而负理想解则是所设想的最差对象，它的各属性值都是

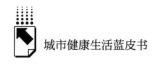

所有被评对象中的最差值。用欧几里得范数作为距离测度，计算各被评对象到理想解及到负理想解的距离，距理想解愈近且距负理想解愈远的对象越优。

TOPSIS法也可以进行加权，即在计算各评价对象与最优方案及最劣方案距离时，都可以赋予一定的权重，为了保证评价方法的客观性，本节不进行加权处理。

3. 秩和比法（Rank Sum Ratio，RSR）

秩和比法是一种全新的广谱的实用数量方法，是田凤调1993年发明的一种统计学方法，该方法集中了古典参数统计和近代非参数统计各自优势，通过指标编秩来计算秩和的一个特殊平均数，进而进行综合评价。该方法在国内有较大的影响。

4. 灰色关联法

灰色关联分析是灰色系统分析的主要内容之一，用来分析系统中因素之间的关系密切程度，从而判断引起该系统发展的主要因素和次要因素。灰色关联分析的实质，就是比较若干数列所构成的曲线与理想数列所构成的曲线几何形状的接近程度，从而进行排序，列出评价对象的优劣次序，评价标准是灰色关联度，其值越大，评价结果越好。

5. 证据理论

证据理论是由Dempster首先提出，后来由他的学生Shafer在1976年发展起来的，它是经典概率论的一种推广。证据理论提出，把对"假设"能构成影响的所有可能的证据收集起来，分解成一些相互独立的"元证据"（具单一因素的证据成分），组成一个证据空间，然后对这些元证据所有可能的组合赋以一个满足一定约束条件（比概率约束要弱）的值，从而得到一个定义在证据空间幂集上的一个函数，称为基本概率分配函数。

由于证据空间的子集不再互相独立，而且约束条件比概率弱，为了获得类似于概率的可信度意义，在基本概率函数基础上再设计一个函数，称为类概率函数，它满足类似于概率的约束条件，用这个类概率函数来表示证据的可信度。同时利用基本概率分配函数可以将"不知道"和"不确定"两种成分分开，这是一种对"不精确性"更深入细致的描述。证据理论的上述特点，使之非常适合于专家权重的合成。

6. 粗糙集理论

粗糙集理论作为一种数据分析处理理论，由波兰科学家 Pawlak 1982 年创立。1991 年，Pawlak 出版了《粗糙集——关于数据推理的理论》这本专著，从此粗糙集理论及其应用的研究进入了一个新的阶段，逐步形成了相对完备的理论。粗糙集理论作为一种处理不精确（imprecise）、不一致（inconsistent）、不完整（incomplete）等各种不完备信息的有效工具，一方面得益于它的数学基础成熟、不需要先验知识，另一方面在于它的易用性。由于粗糙集理论创建的目的和研究的出发点就是直接对数据进行分析和推理，从中发现隐含的知识，揭示潜在的规律，因此是一种大然的数据挖掘或者知识发现方法，它与基于概率论的数据挖掘方法、基于模糊理论的数据挖掘方法和基于证据理论的数据挖掘方法等其他处理不确定性问题理论的方法相比较，最显著的区别是它不需要提供问题所需处理的数据集合之外的任何先验知识，而且与处理其他不确定性问题的理论有很强的互补性。粗糙集用于评价具有一定的优势，特别是在指标众多的情况下，可以有效进行指标约简。

7. ELECTRE

ELECTRE 的基本指导思想是通过一系列弱支配关系来淘汰劣方案，从而逐步缩小方案集，直到决策者能从中选择最满意的方案为止，由于弱支配关系的构造方法基于"和谐性"和"非和谐性"的检验，故也称为和谐性分析方法。ELECTRE 本质上是一种定性的多准则决策方法，其基本概念为若某一方案具有多数的准则优于其他方案且没有任何准则低于不可接受之门槛程度，则该方案优于其他方案。该方法中有三个重要的概念：满意值（concordance）、不满意值（discordance）与门槛值（threshold values）。其中，任两个方案间（例如方案 a 与 b）的满意程度是由某些赋予权重之准则来衡量的。和谐性分析方法更加适用于评价中的选优。

8. 集对分析

集对分析（Set Pair Analysis）是我国学者赵克勤于 1989 年提出的一种全新的系统分析方法。所谓集对，就是具有一定联系的两个集合在哪些特性上具有相同的特性——同联系；在哪些特性上具有相反的特性——反联系；而在其余的特性上既不是同一性的，又不是对立性的差异性联系。其基本思路是，在一定的问题背景下对所论的两个集合的特性展开分析，对得到的那些特性作同

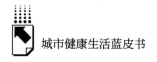

（同一度）、异（差异度）、反（对立度）分析并加以度量刻画，得出这两个集合在所论问题背景下的同异反联系度表达式，再对两个集合的联系度开展分析和计算，得出其优劣次序。

9. 模糊评价法

现实环境中有许多的评价，通常涉及许多的层面、多种的目标，以及多个方案的问题，且包含了定性、定量，或两者混合的数据，具有许多的模糊性及不确定性，所以单靠传统的多属性评价方法并不能有效处理现实生活中的模糊性问题，因而促进了模糊评价方法的发展。从 Zadeh 1965 年提出模糊理论起，到 Bellman & Zadeh 1970 年提出将多准则决策运用于模糊理论，都用来处理具有无法量化、不完全信息、模糊概念及部分不清楚的问题，从而推动了模糊评价理论的发展。

10. 突变理论

突变理论是法国数学家 Thom 于 1972 年建立起来的以奇点理论、稳定性理论等数学理论为基础的用于研究不连续变化现象的理论。常见的突变有尖点突变、燕尾突变、蝴蝶突变等。评价时，根据评价目的对评价总指标进行多层次矛盾分组，排列成倒状树型目标层次结构，从评价总指标到下层指标再到下层子指标，原始数据只需要知道最下层子指标的数据即可，将一个指标进行分解是为获得更具体的指标从而便于量化，当分解到对某个子指标可以量化时，分解就可停止。由于一般突变系统的控制变量不超过 4 个，所以相应的各层指标（相当于控制变量）不要超过 4 个。

利用突变理论进行模糊综合分析与评价时，视实际问题的性质不同，可采用 3 种不同准则：①非互补准则：一个系统的诸控制变量之间，其作用不可互相替代，即不可相互弥补其不足时，按"大中取小"原则取值；②互补准则：诸控制变量之间可相互弥补其不足时，按其均值取用；③过阈互补准则：诸控制变量必须达到某一阈值（风险可接受水平）后才能互补。只有遵循上述原则，才能满足突变理论中分歧方程的要求。

11. DEA 效率分析

DEA 是一种测算具有相同类型投入和产出的若干系统或部门（简称决策单元，DMU）相对效率的有效方法。其实质是根据一组关于输入输出的观察值，采用数学规划模型，来估计有效生产的前沿面，再将各 DMU 与此前沿做

比较，进而衡量效率。DEA 方法有不变规模报酬 CCR 模型、可变规模报酬
BCC 等模型。

12. 投影寻踪法

投影寻踪法将多维指标的评价数据按照某种投影方向投影到一维空间，根据投影值散布特征的要求构造投影指标函数，寻找出投影指标函数达到最优时的投影值和最佳投影方向。投影寻踪法是用来分析和处理高维观测数据的一种统计方法，尤其对于非线性、非正态高维数据有很好的效果。它要求选择的指标之间相关性不能太大，否则会对最终投影评价效果产生不好的影响。投影寻踪的关键是找到最佳投影方向，此过程多采用遗传算法。

13. BP 神经网络

BP 神经网络的算法思想是由信号的正向传播与误差的反向传播两个过程组成。正向传播时，输入样本从输入层传入，经各隐层逐层处理后，传向输出层。若输出层的实际输出与期望的输出不符，则转入误差的反向传播阶段。误差反传是将输出误差以某种形式通过隐层向输入层逐层反传，并将误差分摊给各层的所有单元，从而获得各层单元的误差信号，此误差信号即作为修正各单元权值的依据。这种信号的正向传播与误差的反向传播的各层权值调整过程，是周而复始地进行的。而权值不断调整的过程，也就是网络的学习训练过程。此过程一直进行到网络输出的误差减少到可接受的程度，或进行到预先设定的学习次数为止。BP 神经网络擅长利用非线性可微函数进行权值训练，发现数据的内在规律，并且可以有很好的泛化功能。BP 神经网络往往用来进行一些复杂的非线性评价，需要一定的样本进行学习。

14. 支持向量机

支持向量机（Support Vector Machine，SVM）是 Vapnik 等 1995 年基于统计学理论的 VC 维理论和结构风险最小化原理而提出的一种新的机器学习方法，是从线性可分情况下的最优分类面发展而来的，与传统的神经网络学习方法某种程度上有相似之处。所谓最优分类面，就是指不但能够将所有训练样本正确分类，而且使训练样本中离分类面最近的点到分类面的距离最大。距离最优分类超平面最近的向量称为支持向量。对给定的训练样本集，假如训练样本集是线性可分的，则机器学习的结果是一个超平面，二维情况下是

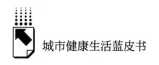

直线或称为判别函数；若训练样本不可分，那么对于非线性分类问题，应将输入空间通过某种非线性映射投影到一个高维特征空间，然后构造线性的最优分类超平面，根据泛函理论，引入适当的内积核函数来实现某一非线性变换后的线性分类。

（四）多属性评价应用与选择问题分析

1. 不同评价方法评价结果不一致

迄今为止，已经有几十种多属性评价方法，评价结果有的是排序，有的是赋予分值。各种评价方法原理不同，大部分评价方法对适用条件选择较宽，少部分评价方法对适用条件选择略严。如主成分分析要求评价指标间相关性较高，但总体上城市健康生活指数的评价对方法的适用条件要求不高。

2. 组合评价方法的种类也是无限的

如果将每种评价方法的评价结果视为一个指标，那么若干种评价方法必然产生若干个指标，将这些指标进行组合实际上相当于多属性评价。由于多属性评价方法众多，加上还有大量的专门用于组合的组合评价方法，因此也会产生若干不同的组合结果，这是一个令人困惑的问题。所以，在指标体系综合评价中，做好多属性评价方法的选取更重要。

3. 多属性评价方法不一定能服务管理

由于主观评价法存在着人为因素，稳定性较差，因此涌现出很多客观评价方法，如熵权法、变异系数法、复相关系数法、主成分分析、因子分析、DEA效率分析等。本质上，绝对客观的评价是做不到的，因为指标选取是主观的，某些指标本身可能也是主观的。客观评价类方法完全根据数据讲话，不考虑评价指标的相对重要性，较少考虑评价主体——人的主观能动性，因此要慎重进行选用。

目前的客观评价方法，从权重的角度可以分为两类，一类是通过某种原理计算出权重，然后再进行加权汇总。第二类是不需要计算权重，而根据一定的数学模型进行评价，这一类客观评价方法本质上也有权重，不过是隐含的，计算方法可以以评价结果作为因变量，评价指标作为自变量进行回归，然后将回归系数标准化后得到"隐含权重"。所有客观评价方法，并不知道哪个指标对管理而言至关重要，哪个指标相对不重要，在这样的情况下，客观评价方法的适用性其实是要打折扣的。

当然，客观评价法要慎重选用并不意味着不用，比如可以作为组合评价方法，或者作为评价结果之一再进行组合。

4. 非线性评价方法可能存在负单调性问题

评价指标可分为两类，一类是正向指标，其值越大越好，另一类是反向指标，其值越小越好，比如污染物排放量、PM2.5 等。但是对于所有非线性评价方法，并不能提供这种保证，也就是说可能存在正向指标越大、评价值越小的问题，或者反向指标越大，评价值越大的问题，即负单调性问题。判断方法同样可以以评价结果作为因变量，评价指标作为自变量进行回归，然后看回归系数的正负。考虑到科研评价中很多指标之间是相关的，可能存在多重共线性问题，可以采用岭回归或偏最小二乘法进行回归分析。即便如此，也没有哪种客观评价方法能够保证不会出现负单调性问题。

5. 多属性评价方法不重视隐性评价目的

隐性评价目的是在评价工作中没有说明但对评价却非常重要的一些标准。比如区分度，在评价中，区分度其实是很重要的一个指标，好的评价一般区分度也较好，便于区分评价等级。再比如打分倾向，为了鼓励后进，评价方法最好能对水平较低的评价对象打分偏高；为了罚懒，评价方法最好对水平较低的评价对象打分偏低。又如评价结果的数据分布，好的评价必须更加接近正态分布，体现中间多、两头少的特点。区分度、打分倾向、评价结果的数据分布等都是隐性评价目的，不同的客观评价方法这些特点各不相同，需要在试评价后分析这些指标，然后根据评价目的加以选择。

6. 多属性评价结果对原始指标可能产生信息损失

一些客观评价方法，起源于降低计算的复杂程度，比如粗糙集，这在手工计算时代是有意义的，随着信息技术的发展，单纯为了减少计算工作量的客观评价方法是没有必要的。粗糙集必然涉及指标的约简，这样有可能删除一些非常重要的指标，当然这些指标的关键信息也就丢失了。从另外一个角度，如果提高约简的精度，其实是没有指标可以约简的。

当然评价指标数据采集成本需要考虑，如果某些指标数据采集成本较高，在可以用其他指标代替的情况下适当进行删除是可以的，但这是另一个层面的

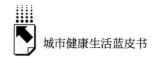

问题了，完全不是为了降低计算的复杂程度。

需要说明的是，几乎没有不会产生信息损失的非线性评价方法，其评价结果对于评价指标都不是百分之百拟合的，都有不同程度的信息损失，应该选取信息损失相对较小的评价方法。

7. 一些多属性评价方法的理论基础值得商榷

一些客观评价方法根据指标数据的波动水平确定权重，数据波动越大，权重越高，如变异系数法、熵权法等。一般而言，涉及新生事物的指标往往数据波动较大，如果评价目的也确实重视新生事物，那么赋予该指标较高权重是可以的，但如果评价目的并不太关注新生事物，或者新生事物尚在观察过程当中，那么使用这些评价方法就不太合适。

主成分分析、因子分析评价是根据方差贡献率确定权重，而方差贡献率的大小本质上是由评价指标数量确定的，在科研评价中，如果科研投入指标众多，数据也容易获取，而科研产出指标只有一两个，那么权重最大的肯定是科研投入，在科研产出导向的评价中，采用这两种评价方法就不适合。

还有一些基于运筹学的评价，如得分之和最大的权重组合就是最佳权重，这是值得商榷的，任何评价首先是为了评价对象之间的比较，而不是使所有评价对象得分之和最大，所以类似的评价方法理论依据不足，与评价应用脱节，只能作为一种探索。

8. 基于排序的评价不能用于组合评价

从评价原理看，多属性评价方法又大致可以分为基于分值的评价和基于排序的评价，绝大多数是基于分值的评价，少部分是基于排序的评价，如BORDA法、ELECTRE、秩和比法等。基于排序的评价的最大特点是这些评价方法虽然可以反映评价对象之间的优劣顺序，但难以反映评价对象之间的相对差距，因为这是一种非参数转换，即使有评价值，反映的也是某种排序结果，因此，基于排序的评价不能与基于得分的评价进行组合。

9. 多属性评价方法不一定具有纵向可比性

对于连续多年的评价，如果采用非线性评价方法，或者尽管采用线性评价方法但是权重进行了修改，那么不同年度之间的数据是不可比的，因此无法衡量评价对象是否进步或者倒退。一般而言，相对非线性评价方法而言，线性评价的纵向可比性较好。

（五）城市健康生活指数及评价方法选取原则

1. 基于客观统计数据原则

在进行评价时，评价指标的数据来源包括两个方面。一是客观指标，其数据来源于各种统计年鉴、调查报告等；二是主观指标，其数据来源于专家打分，或者调查。指标数据本质上是对客观世界的反映，然而客观世界尤其是经济社会发展、居民生活的很多领域是难以完全用客观数据体现的，但评价时又必须对这些定性的内容进行定量转换，这样才能使评价结果定量化。所以很多时候，采用客观指标数据与主观指标数据相结合进行评价是难免的，但在城市健康生活指数评价中，由于侧重城市发展宏观领域的比较，因此评价数据总体上基于客观统计数据，对于城市文化、居民主观感受类指标不予选择，这样必然会带来一些缺失，这是难免的。

2. 主观与客观并重原则

主观评价一般采用专家赋权，然后进行加权汇总进行评价。主观评价的最大优点是能够体现评价的目的，对各种指标根据重要程度赋予不同的权重，体现管理目的，但这也是其缺点。由于主观评价法存在着人为因素，稳定性和重复性较差，不同批次的专家权重是不相同的，即使同一批次的专家，在不同时间权重也不相同，因而受到一些批评。

为了排除评价中的人为因素，出现了许多客观评价方法，如熵权法、变异系数法、复相关系数法、主成分分析、因子分析、DEA效率分析等。表面上看，这些评价方法貌似公平，但是客观评价法最大的优点也正是其缺点，客观评价类方法完全依据数据，不考虑评价指标的相对重要性，较少考虑评价主体——人的主观能动性。不同类型的评价对评价的客观性要求是不同的，比如大气环境评价就要求相对客观一些。城市健康生活指数评价更多地与经济社会发展紧密相连，因此其评价必须充分考虑人的主观性，体现管理理念，不能单纯采用客观评价法进行评价。

本质上，绝对主观是难以做到的，因为很多评价基础数据是客观的。绝对客观的评价也是做不到的，首先评价指标的选取是主观的，某些指标值本身可能也是主观的。即使完全采用客观评价方法，评价方法的选取也是主观的，是由评价者确定的，所以完全主观与完全客观都是有失偏颇的。

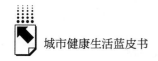

在评价中，应该充分考虑各种评价方法的优缺点，采取主观与客观并重的原则进行评价，以相互取长补短，发挥各种评价方法的特长，从而为科学合理地进行城市健康生活指数评价服务。

3. 指标齐全原则

一些评价方法，为了减少计算量和消除指标间的相关性，人为删除部分存在重复信息的指标，对这个问题的处理要慎重，因为完全相同的指标是不存在的，删除指标必然带来信息的损失。在评价对象数量较多的情况下，由于评价指标数据比较密集，删除指标对整个排序结果将产生较大的影响。现在计算机技术发展很快，已经没有必要考虑计算的精简，何况许多评价方法都有自己的软件包，我们需要解决的问题是如何消除指标间的相关问题。

当然，并不是说在指标选取时就可以滥选指标，要综合考虑指标的内涵及获取成本，就城市健康生活评价而言，数据的获取成本总体是相对低廉的，因为基本数据来自各种年鉴，而对于医学检验，指标多了，意味着患者化验的项目多了，既增加了病人的负担，也延误了诊断时间。

4. 总量与质量兼顾原则

由于不同的评价目的不同，评价也呈现出不同的特点，有的评价侧重总量评价，有的评价侧从质量评价，有的评价侧重综合评价。由于评价目的不同，在评价指标的选取上也呈现出不同的特点，有的评价总量指标偏多，有的评价相对指标偏多；在评价指标的权重设定上，也体现出这种变化，有的评价总量指标权重较高，有的评价相对指标的权重较高。

城市健康生活指数评价，既要考察总量，因为这是城市发展综合实力的重要指标，同时也要考虑质量，在资源环境压力巨大，注重集约式增长和提高绩效的今天，必须兼顾城市健康生活发展的总量与质量。

5. 纵向评价结果可比原则

多属性评价方法又可以分为线性评价与非线性评价方法，对于线性评价方法，又可以分为权重依赖数据的评价方法与权重独立确定的评价方法，前者比如离散系数法、复相关系数法，后者主要是专家赋权法、层次分析法等。非线性评价方法完全依赖数据，对于所有权重依赖数据的评价方法，在纵向时间轴上均没有可比性（见图2）。

对于城市健康生活指数评价而言，不同城市每年都会有一个评价结果，每

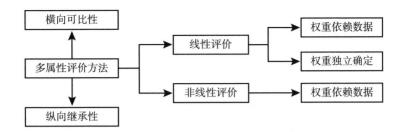

图2　评价方法的可比性

个城市也希望通过经济社会各方面的综合努力，提升本市的居民健康生活水平，在这种情况下，评价结果的纵向结果适当可比就具有一定的现实意义。

6. 指标单调性原则

单调递增原则就是不管什么评价方法，正向指标值增加一定会导致总评分值增加，反向指标增加一定会导致总评分值减少，按道理似乎这不应该存在问题。在按照权重加权汇总类的评价方法中，这并没有任何问题，如熵权法、专家会议法、层次分析法等，但是在一些采用系统模型的评价中，则存在递减的可能性。比如主成分分析、因子分析、灰色关联法等，在给定评价指标和数据后，用这些方法进行评价，然后再用评价值作为因变量，评价指标作为自变量进行回归，有时会发现某些评价指标的系数为负数的异常情况，即出现某个指标值增加，其总得分会减少，排序会下降的异常现象。

7. 定值评价原则

从评价结果看，有定值评价与定序评价两种类型。所谓定值评价，就是评价结果具有确定的分值，为了便于比较，符合人们的习惯，一般采用百分制转换后表示。所谓定序评价，就是评价结果没有确定的评价值，只有评价指标之间的排序。一些评价方法，其评价结果只有排序，属于定序评价，而大多数评价方法是定值评价。

定序评价的产生，可能与多属性决策有关。多属性评价与多属性决策并没有本质的差别，不过多属性决策待选方案一般较少，在进行方案优选时只要排序就足够了，无须知道具体的评价值，这样就催生了一些定序评价方法。

定值评价可以非常方便地转换为定序评价，而定序评价却不可能转化为定值评价。定序评价难以衡量评价对象的相对差距，因此从提供信息的完备性角

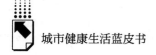
度是非常不够的。如果评价目的是为了选优，那么采用定序评价是可以的，对城市健康生活指数评价而言，各城市需要更为完备的信息，因此应该采用定值评价。

8. 区分度适当原则

评价的目的之一就是对所有评价对象的综合表现进行区分，或者说，各评价对象评价结果得分之间越分散越好，这里就涉及区分度的概念。很显然，相同的评价对象，在不同的评价方法下的区分度是不一样的。如果评价值比较拥挤，那么相邻评价对象就不易区分。俞立平等于 2013 年提出了一种区分度的计算方法。

作为通用的评价区分度测度方法，必须做到在不同评价中评价区分度可以横向比较，也就是说，区分度必须具有通用性，是一个相对指标。基于这个思路，可以采用相对距离来对评价区分度进行测度，其原理如图 3 所示。

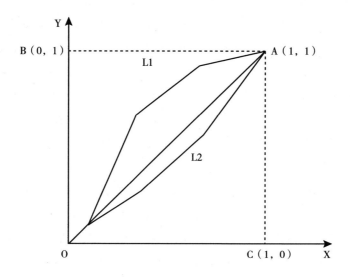

图 3　评价区分度计算原理

假设要比较两个各有 4 个评价对象指标的区分度，首先分别对两个评价指标按大小进行升序排序，建立每个评价指标的二维表，横坐标表示序号，纵坐标表示评价值，然后对评价值和序号进行标准化处理，标准化后，评价值及序号的极大值均为 1。再将标准化后各指标值的二维表画在二维象限图中，并将各点连成直线，L1 表示第一个指标，L2 表示第二个指标。很明显，L1 的总长度要超过 L2 的总长度，也就是说，指标 1 的区分度要大于指标 2 的区分度。

容易证明，线段 L1 或 L2 的极大值为 2，极小值为 1，其长度越长，区分度越好。

评价区分度的计算公式如下：

$$D = \sum_{i=1}^{n-1} \sqrt{(S_{i+1} - S_i)^2 + (M_{i+1} - M_i)^2} \qquad (1)$$

公式（1）中，D 为评价区分度，S 为标准化后的评价指标或评价值，其极大值为 1，M 为标准化后的序号，其极大值也为 1，S 和 M 在标准化前均进行了升序排序，n 为评价对象的个数。

进一步地，在评价过程中，除了总体评价区分度外，有时人们往往更加关心某个区间的评价区分度，比如在选优性质的评价中，人们关心较好评价对象的区分度，可以将其命名为高端区分度；在劣汰性质的评价中，人们往往关心较差评价对象的区分度，可以将其命名为低端区分度。因此可以计算高端区分度或低端区分度并且进行不同指标或不同评价方法结果的比较，那么究竟选取多大比例的评价对象来计算合适呢？可以根据评价目的和评价对象的数量来灵活选取，一般选取排序最前面的 10%～20% 来计算高端区分度，选取排序最后的 10%～20% 来计算低端区分度。当然，区分度在不同评价中是可以横向比较的，但高端区分度和低端区分度由于选取评价对象的比例不同，不同评价中是不能横向比较的。

9. 评价公众接受原则

决策更多地体现了决策者的意志，它不需要关心决策对象的满意度。而评价则类似于考试，更多地要兼顾公平。在大多数情况下，决策者根本无须向公众公布决策方法甚至决策结果，而评价方法和评价结果往往是要公开的。因此，在评价方法的选取过程中，除了兼顾方法的科学性外，一些影响小，使用不多的评价方法要慎重使用，比如，指标体系赋权中采取的变异系数法、复相关系数法。对于近年来出现的一些新的评价方法，如遗传算法、康托对角线法也要在认真研究评价原理的基础上加以选用。你的方法再科学，只要评价对象较普遍地不认可你的方法与结论，那样的评价就是失败的。我国某些大学排

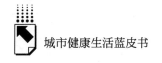

行榜就遭到这样的命运。

对于评价结果，同样也存在公众接受问题，而且公众对评价结果的敏感程度更高，尤其是对一些公认的名列前茅的城市，老百姓心里是有数的，如果某种评价结果背离了这一点，肯定是得不到公众认可的。

10. 标准化尊重原始数据原则

任何评价，离不开数据标准化，标准化是进行高质量评价工作的第一步，但是一些常用的数据标准化方法，是不尊重原始数据的，存在着错误，比如常见的正向指标标准化方法：

$$y_j = \frac{x_j - \min(x_j)}{\max(x_j) - \min(x_j)} \tag{2}$$

公式（2）中，x_j 是原始数据，y_j 是标准化后的数据，其原理是用原始数据减去极小值的结果再除以极差，该公式传统统计学应用了很长时间，但是该方法存在的问题是，如果某个评价对象所有值均为倒数第一，则最终评价结果为 0，明显不符合原始数据和社会生活常识，因此这种标准化方法用于排序是可以的，但不能用于定值评价。应该采用传统的另一种标准化方法进行评价：

$$y_j = \frac{x_j}{\max(x_j)} \tag{3}$$

同样，对于反向指标的标准化，传统的标准化公式之一是：

$$y_j = \frac{1}{x_j} \tag{4}$$

即用反向指标的倒数转化为正向指标，然后再进行标准化后评价，问题是这种转换方式的缺点是对原始数据进行了非线性转换，这严重扭曲了原始数据，因而是一种存在较大问题的标准化方法，为此俞立平 2009 年提出了一种通用的反向指标标准化方法，彻底解决了这个问题：

$$y_j = 1 - \frac{x_j}{\max(x_j)} + \left\{ 1 - \max\left[1 - \frac{x_j}{\max(x_j)} \right] \right\} \tag{5}$$

公式（5）的极大值为 1，属于线性变换，标准化前后的极差不固定，反映了指标间的差距，是充分尊重原始数据的体现。

（六）城市健康生活指数评价方法的选取

1. 加法合成与平方平均合成的计算公式

多属性评价结果本质上是包含若干评价指标的评价对象整体水平的体现，为了将若干指标汇总，常用的方法无非是两个：第一是直接相加，这就是加法合成，也就是传统的线性评价方法；第二是计算评价对象到原点的距离，也就是欧氏距离，即平方平均合成，是乘方合成的一种特殊形式。由于这两种合成方法较有代表性，因此以这两种方法为主进行分析。

设有 m 个指标，分别为 Z_1、Z_2...Z_m，其权重分别为 ω_1、ω_2...ω_m，评价时首先对评价指标进行标准化处理，保证极大值均为 1 或者 100。正向指标标准化方法可以采用指标值除以极大值的方法，即：

$$X_{ij} = \frac{Z_{ij}}{\max(Z_{ij})} \tag{6}$$

反向指标标准化方法参见俞立平、潘云涛 2009 年提出的标准化公式：

$$X_{ij} = 1 - \frac{Z_{ij}}{\max(Z_{ij})} + \left\{ 1 - \max\left[1 - \frac{Z_{ij}}{\max(Z_{ij})} \right] \right\} \tag{7}$$

公式（7）与传统的反向指标取倒数相比是线性变换，不会破坏反向指标原始的数据分布。

则传统加法合成评价值为：

$$C_i^+ = \omega_1 X_1 + \omega_2 X_2 + \ldots + \omega_m X_m \tag{8}$$

线性加权评价方法并不是一种评价方法，而是一类评价方法，主要不同取决于权重的赋值方法不同，比如有专家会议法、层次分析法、熵权法、复相关系数法、变异系数法等。

如果采用平方平均合成，则：

$$C_i^\times = \sqrt{\omega_1 X_1^2 + \omega_2 X_2^2 + \ldots + \omega_m X_m^2} \tag{9}$$

2. 加法合成与平方平均合成的本质

为了使研究问题得到简化（见图 4），假设只有 X_1、X_2 两个评价指标，其

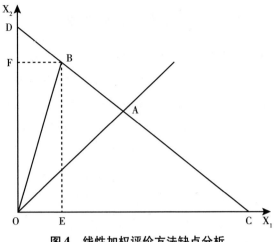

图 4   线性加权评价方法缺点分析

权重相等，对于二维空间的任一点 B，如采用加法合成，则评价值为 B 点的横坐标值加上 B 点的纵坐标值：

$$C_B^+ = OE + OF \tag{10}$$

根据两点之间，直线最短的公理，B 点的评价值应该是 B 点到原点的直线距离，即：

$$C_B^\times = \sqrt{OE^2 + OF^2} \tag{11}$$

显然，加法合成高估了 B 点到原点的距离 OB，因为 OE + OF > OB，如果不考虑 X_1、X_2 协调均衡发展，则应该采用平方平均合成即欧氏距离作为评价值，如果考虑指标的均衡发展，则首先要确定一条理想直线 OA，其为经过原点的 45° 直线，因为在 OA 的任意一点上，有 $X_1 = X_2$，表示指标发展比较均衡。

既然有理想直线，对于 B 点而言，其评价值应为 B 点在理想直线上的投影距离 OA，以 A、B 两点为例，如果不考虑指标的均衡发展，鼓励个性化发展，则 B 点优于 A 点，因为 OB > OA，但如果考虑指标均衡发展，则 A、B 两点的评价值均为 OA，二者相等。实际上，考虑指标均衡发展以后，并没有对不均衡发展的评价对象 B 加以惩罚，而是对其做的"无用功"忽略不计。

也就是说，对于 B 点的评价，在不考虑指标协调发展时，其评价值为 B 点到原点的欧氏距离 OB，如果考虑指标协调发展，则评价值为 B 点到理想直

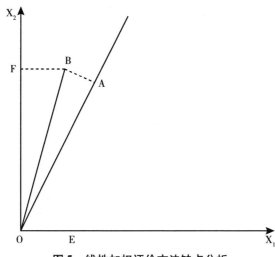

线的投影距离 OA。

现在讨论 X_1、X_2 权重不相等的情况（见图 5），假设两个指标权重并不相等，此时理想目标直线同样是 OA，只不过不是 45 度线，同样不影响 OB 在 OA 线上的投影，此时 B 点的评价值仍然是 OA。关于 OA 的计算，只要用 B 点到原点的距离 OB 乘以 OB 与 OA 夹角的余弦就可以了。

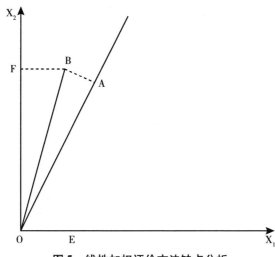

图 5　线性加权评价方法缺点分析

推广到 m 维空间，对于任意一点为 B（X_1，$X_2 \ldots X_m$），假设理想目标直线方程为：

$$a_1 X_1 = a_2 X_2 = \ldots = a_m X_m \tag{12}$$

则 OB 与理想目标直线 OA 的夹角余弦为：

$$
\begin{aligned}
\cos\alpha &= \frac{(\frac{1}{a_1}, \frac{1}{a_2} \ldots \frac{1}{a_m})(X_1, X_2 \ldots X_m)}{\sqrt{(\frac{1}{a_1})^2 + (\frac{1}{a_2})^2 + \ldots (\frac{1}{a_m})^2}\sqrt{X_1^2 + X_2^2 + \ldots + X_m^2}} \\
&= \frac{\frac{1}{a_1}X_1 + \frac{1}{a_2}X_2 + \ldots + \frac{1}{a_1}X_1}{\sqrt{(\frac{1}{a_1})^2 + (\frac{1}{a_2})^2 + \ldots (\frac{1}{a_m})^2}\sqrt{X_1^2 + X_2^2 + \ldots + X_m^2}}
\end{aligned}
\tag{13}
$$

最终评价值为投影距离 OA：

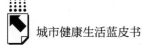

$$C' = OB \cdot \cos\alpha =$$

$$\sqrt{X_1^2 + X_2^2 + \ldots + X_m^2} \; \frac{\dfrac{1}{a_1}X_1 + \dfrac{1}{a_2}X_2 + \ldots + \dfrac{1}{a_1}X_m}{\sqrt{\left(\dfrac{1}{a_1}\right)^2 + \left(\dfrac{1}{a_2}\right)^2 + \ldots \left(\dfrac{1}{a_m}\right)^2} \; \sqrt{X_1^2 + X_2^2 + \ldots + X_m^2}} \tag{14}$$

$$= \frac{\dfrac{1}{a_1}X_1 + \dfrac{1}{a_2}X_2 + \ldots + \dfrac{1}{a_m}X_1}{\sqrt{\left(\dfrac{1}{a_1}\right)^2 + \left(\dfrac{1}{a_2}\right)^2 + \ldots \left(\dfrac{1}{a_m}\right)^2}}$$

即：

$$C' = \frac{\sum\limits_{i=1}^{m} \dfrac{1}{a_i}X_i}{\sqrt{\sum\limits_{i=1}^{m} \dfrac{1}{a_i^2}}} \tag{15}$$

如果按照极大值为 1 进行标准化，则评价的理想值为：

$$C_{\max} = \frac{\dfrac{1}{a_1} + \dfrac{1}{a_2} + \ldots + \dfrac{1}{a_m}}{\sqrt{\left(\dfrac{1}{a_1}\right)^2 + \left(\dfrac{1}{a_2}\right)^2 + \ldots \left(\dfrac{1}{a_m}\right)^2}} = \frac{\sum\limits_{i=1}^{m} \dfrac{1}{a_i}}{\sqrt{\sum\limits_{i=1}^{m} \dfrac{1}{a_i^2}}} \tag{16}$$

标准化的评价结果应该用最终评价值再除以极大值 $C_{\max}$，即：

$$C_i^+ = \frac{C'}{C^{\max}} = \frac{\sum\limits_{i=1}^{m} \dfrac{1}{a_i}X_i}{\sqrt{\sum\limits_{i=1}^{m} \dfrac{1}{a_i^2}}} \div \frac{\sum\limits_{i=1}^{m} \dfrac{1}{a_i}}{\sqrt{\sum\limits_{i=1}^{m} \dfrac{1}{a_i^2}}} = \frac{\sum\limits_{i=1}^{m} \dfrac{1}{a_i}X_i}{\sum\limits_{i=1}^{m} \dfrac{1}{a_i}} \tag{17}$$

那么如何将权重转化为理想目标方程的系数呢，只要取最小公倍数再进行适当变换即可：

$$a_i = \omega_1 \cdot \omega_2 \ldots \omega_{i-1} \cdot \omega_{i+1} \ldots \omega_m \tag{18}$$

即计算 α_i 时将除 ω_i 以外的权重连乘即可，容易证明：

$$C_i^+ = \frac{\sum\limits_{i=1}^{m} \dfrac{1}{a_i}X_i}{\sum\limits_{i=1}^{m} \dfrac{1}{a_i}} = \frac{\sum\limits_{i=1}^{m} \dfrac{1}{a_i}X_i}{\sum\limits_{i=1}^{m} \dfrac{1}{a_i}} \cdot \frac{\omega_1 \omega_2 \ldots \omega_m}{\omega_1 \omega_2 \ldots \omega_m} = \omega_1 X_1 + \omega_2 X_2 + \ldots + \omega_m X_m \tag{19}$$

这就是传统的加法合成方程，也就是说，加法合成具备鼓励评价指标均衡发展的性质，而平方平均则鼓励个性发展。

在进行评价时，根据评价目的，可以适当在加法合成与平方平均合成两种方法之间进行适当组合，采用组合评价方法进行评价，其计算公式为：

$$C_i = \omega_+ C_i^+ + \omega_\times C_i^\times \tag{20}$$

公式（20）中，ω_+ 表示加法合成的权重，即兼顾协调发展的水平，$\omega_\times$ 为个性化发展的权重，鼓励指标超常规发展，当然在合成前必须对加法合成以及平方平均合成结果进行标准化。

3. 城市健康生活指数的评价方法

综上所述，城市健康生活指数的评价方法，采用线性加权法，权重采用专家会议法，其理由如下：

第一，线性加权法体现了主观与客观相结合的原则，评价指标采用客观数据，而权重采用专家会议法，体现了指标的相关重要性以及为管理服务。

第二，在权重不变的情况下，在纵向可以进行比较，也就是说，线性加权不仅做到了城市健康生活指数在同一年度之间的可比性，而且做到了同一城市在不同年度之间的可比性，有利于寻找差距进行改进。

第三，线性加权汇总保证了评价结果的单调性，即对于正向指标而言，评价指标增加评价结果一定增加，这一点是许多非线性评价方法所不具备的。

第四，评价结果是连续数据，并且是定值评价结果，这有利于不同城市之间进行比较。

第五，指标互补原则，不同城市居民健康生活的资源禀赋不同，因此指标之间必须能够进行互补，线性加权汇总评价方法具有非常良好的互补性质。

第六，公众易接受，线性加权汇总的评价方法广泛应用于经济、社会、教育、环境等诸多领域的评价，原理通俗易懂，公众容易接受。

三 中国城市健康生活评价指标体系

全国地级及以上城市健康生活评价指标体系如表 1 所示，省际健康生活指标体系如表 2 所示。

表1 城市健康生活评价指标体系

一级指标	二级指标	三级指标
A 经济保障	A1 经济基础	A1－1 人均国内生产总值
		A1－2 人均可支配收入
		A1－3 人均储蓄年末余额
		A1－4 人均公共财政支出
	A2 生活消费	A2－1 人均住房面积
		A2－2 人均生活用水量
		A2－3 人均生活用电量
		A2－4 人均煤气用量
		A2－5 人均液化石油气家庭用量
		A2－6 人均社会消费零售总额
B 公共服务	B1 社会保障	B1－1 城市养老保险覆盖率
		B1－2 城市医疗保险覆盖率
		B1－3 城市失业保险覆盖率
	B2 社会稳定	B2－1 城市登记失业率
		B2－2 在岗人均平均工资
	B3 基础设施	B3－1 人均拥有铺装道路面积
		B3－2 城市维护建设资金占 GDP 比重
		B3－3 每万人拥有公共汽车量
		B3－4 每万人地铁里程
		B3－5 每万人建成区面积
C 环境健康	C1 城市生态环境质量	C1－1 建成区绿化覆盖率
		C1－2 人均园林绿地面积
	C2 城市污染治理状况	C2－1 工业固体废物处置利用率
		C2－2 城市污水处理率
		C2－3 生活垃圾处理率
		C2－4 二氧化硫排放量
		C2－5 工业粉尘处理率
	C3 城市环境基础设施	C3－1 每万人拥有排水管道长度
D 文化健康	D1 文化投入	D1－1 人均科技经费支出
		D1－2 人均教育经费支出
	D2 教育水平	D2－2 万人拥有大学生人数
	D3 文化设施	D3－1 人均公共图书馆藏书数
		D3－2 万人拥有剧场与影剧院数
		D3－3 万人拥有国际互联网用户数
		D3－4 人均电话年末用户数

一级指标	二级指标	三级指标
E 医疗卫生	E1 医疗资源	E1－1 万人医院数
		E1－2 每千人拥有医院床位
		E1－3 每千人拥有执业医师
		E1－4 每千人拥有卫生技术人员
		E1－5 每千人拥有注册护士
	E2 医疗投入	E2－2 卫生事业经费占财政支出的比重

表2　省际健康生活综合评价指标体系

一级指标	二级指标	三级指标
A 经济保障	A1 经济基础	A1－1 人均国内生产总值
		A1－2 人均可支配收入
		A1－3 人均储蓄年末余额
	A2 生活消费	A2－1 人均住房面积
		A2－2 人均生活用水量
		A2－3 人均生活用电量
		A2－4 人均煤气用量
		A2－5 人均液化石油气家庭用量
		A2－6 人均社会消费零售总额
		A2－7 恩格尔系数
B 公共服务	B1 社会保障	B1－1 城市养老保险覆盖率
		B1－2 城市医疗保险覆盖率
		B1－3 城市失业保险覆盖率
	B2 社会稳定	B2－1 城市登记失业率
		B2－2 社会救济补助比重
		B2－3 在岗人均平均工资
	B3 基础设施	B3－1 人均拥有铺装道路面积
		B3－2 城市维护建设资金占 GDP 比重
		B3－3 常住人口城镇化率
		B3－4 每万人拥有公共汽车量
		B3－5 每万人地铁里程
		B3－6 每万人建成区面积

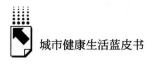

一级指标	二级指标	三级指标
C 环境健康	C1 城市生态环境质量	C1-1 建成区绿化覆盖率
		C1-2 人均园林绿地面积
	C2 城市污染治理状况	C2-1 工业固体废物处置利用率
		C2-2 城市污水处理率
		C2-3 生活垃圾处理率
		C2-4 二氧化硫浓度
		C2-5 工业粉尘浓度
D 文化健康	D1 文化投入	D1-1 人均科技经费支出
		D1-2 人均教育经费支出
	D2 教育水平	D2-1 平均教育年限
		D2-2 万人拥有大学生人数
	D3 文化设施	D3-1 人均公共图书馆藏书数
		D3-2 万人拥有剧场与影剧院数
		D3-3 万人拥有国际互联网用户数
E 人口发展	E1 人口信息	E1-1 人均预期寿命
		E1-2 总抚养比
	E2 人口健康	E2-1 孕妇死亡率
		E2-2 传染病发病率
F 医疗卫生	F1 医疗资源	F1-1 万人医院数
		F1-2 每千人拥有医院床位
		F1-3 每千人拥有执业医师
		F1-4 每千人拥有卫生技术人员
		F1-5 每千人拥有注册护士
	F2 医疗投入	F2-1 人均医疗保健支出
		F2-2 卫生事业经费占财政支出的比重

四 城市健康生活指数综合评价

（一）城市健康生活指数综合排名及分析

根据城市健康生活评价指标体系，从经济保障、公共服务、环境健康、文化健康和医疗卫生这五方面对中国大陆除三沙市以外的 289 个地级及以上建制市的健康生活情况进行综合评价，将上述城市按评价结果排名进行分组评价，并按所属省份、地区进行省际、区域间分析。各指标权重采用专家会议法确定，邀请了相关领域的20多名专家，第一轮打分后将权重均值反馈后进行第二轮打分，如此经过三轮后权重趋于稳定。具体结果如表3所示。

表3 城市健康生活评价指标体系权重

一级指标	权重	二级指标	权重	三级指标	权重
A 经济保障	0.220	A1 经济基础	0.543	A1-1 人均国内生产总值	0.196
				A1-2 人均可支配收入	0.394
				A1-3 人均储蓄年末余额	0.326
				A1-4 人均公共财政支出	0.084
		A2 生活消费	0.457	A2-1 人均住房面积	0.280
				A2-2 人均生活用水量	0.170
				A2-3 人均生活用电量	0.130
				A2-4 人均煤气用量	0.090
				A2-5 人均液化石油气家庭用量	0.100
				A2-6 人均社会消费零售总额	0.230
B 公共服务	0.150	B1 社会保障	0.471	B1-1 城市养老保险覆盖率	0.335
				B1-2 城市医疗保险覆盖率	0.393
				B1-3 城市失业保险覆盖率	0.272
		B2 社会稳定	0.286	B2-1 城市登记失业率	0.448
				B2-2 在岗人均平均工资	0.552
		B3 基础设施	0.243	B3-1 人均拥有铺装道路面积	0.224
				B3-2 城市维护建设资金占GDP比重	0.259
				B3-3 每万人拥有公共汽车量	0.235
				B3-4 每万人地铁里程	0.141
				B3-5 每万人建成区面积	0.141
C 环境健康	0.183	C1 城市生态环境质量	0.427	C1-1 建成区绿化覆盖率	0.475
				C1-2 人均园林绿地面积	0.525
		C2 城市污染治理状况	0.324	C2-1 工业固体废物处置利用率	0.208
				C2-2 城市污水处理率	0.112
				C2-3 生活垃圾处理率	0.293
				C2-4 二氧化硫排放量	0.152
				C2-5 工业粉尘处理率	0.235
		C3 城市环境基础设施	0.249	C3-1 每万人拥有排水管道长度	1.00

续表

一级指标	权重	二级指标	权重	三级指标	权重
D 文化健康	0.100	D1 文化投入	0.371	D1-1 人均科技经费支出	0.540
				D1-2 人均教育经费支出	0.460
		D2 教育水平	0.350	D2-2 万人拥有大学生人数	1.000
		D3 文化设施	0.279	D3-1 人均公共图书馆藏书数	0.130
				D3-2 万人拥有剧场与影剧院数	0.170
				D3-3 万人拥有国际互联网用户数	0.320
				D3-4 人均电话年末用户数	0.380
E 医疗卫生	0.347	E1 医疗资源	0.629	E1-1 万人医院数	0.225
				E1-2 每千人拥有医院床位	0.275
				E1-3 每千人拥有执业医师	0.175
				E1-4 每千人拥有卫生技术人员	0.125
				E1-5 每千人拥有注册护士	0.200
		E2 医疗投入	0.371	E2-2 卫生事业经费占财政支出的比重	1.000

我们根据 289 个地级以上城市的健康生活指数综合得分及排名，将其分为健康生活评价 50 强城市及其他城市，具体情况如表 4 及表 6 所示。

表 4 城市健康生活评价 50 强城市的得分及综合排名

总排名	城市	所属省份	经济保障	公共服务	环境健康	文化健康	医疗卫生	综合
1	东莞	广东	72.46	74.30	70.99	35.32	57.69	63.63
2	深圳	广东	74.06	79.05	70.59	55.11	47.66	63.13
3	鄂尔多斯	内蒙古	69.55	33.26	86.49	26.75	39.26	52.42
4	北京	北京	54.96	50.02	62.16	28.54	46.16	49.84
5	广州	广东	53.92	37.24	59.82	34.79	48.69	48.77
6	惠州	广东	36.38	41.42	58.50	20.20	54.29	45.78
7	珠海	广东	47.79	41.90	64.31	38.65	36.95	45.25
8	武汉	湖北	43.19	32.72	56.62	38.14	46.83	44.83
9	宁波	浙江	51.85	39.73	56.24	24.32	39.80	43.90
10	郑州	河南	37.51	30.57	52.40	43.17	48.52	43.58
11	上海	上海	52.69	43.24	53.99	25.38	37.15	43.38
12	长沙	湖南	46.69	32.95	50.48	37.24	43.36	43.22
13	温州	浙江	44.97	35.04	54.18	26.23	43.59	42.81
14	苏州	江苏	49.89	40.92	56.98	24.94	35.96	42.51
15	无锡	江苏	45.99	37.62	67.20	19.51	35.68	42.39
16	合肥	安徽	38.13	34.98	58.71	40.31	39.18	42.00

续表

总排名	城市	所属省份	经济保障	公共服务	环境健康	文化健康	医疗卫生	综合
17	济南	山东	36.38	32.01	51.64	35.33	45.84	41.70
18	佛山	广东	49.22	37.10	49.22	13.13	42.54	41.48
19	呼和浩特	内蒙古	43.41	24.06	54.75	39.11	41.15	41.37
20	九江	江西	30.19	29.30	56.07	35.11	47.49	41.29
21	漳州	福建	31.10	28.60	53.70	35.81	48.09	41.23
22	杭州	浙江	47.79	39.97	52.76	28.37	34.05	40.82
23	泉州	福建	38.69	27.83	54.14	32.86	41.58	40.31
24	南京	江苏	43.44	37.00	53.70	32.76	34.69	40.25
25	青岛	山东	41.76	34.30	57.59	28.55	35.90	40.18
26	衡阳	湖南	28.57	28.39	46.50	31.34	51.74	40.14
27	株洲	湖南	33.88	28.61	53.53	24.26	46.53	40.11
28	克拉玛依	新疆	40.15	36.31	55.06	24.53	37.26	39.74
29	河源	广东	28.25	36.48	52.60	26.12	45.42	39.69
30	柳州	广西	33.26	29.33	54.31	21.10	45.55	39.57
31	沧州	河北	28.64	27.01	47.48	42.24	46.95	39.56
32	中山	广东	43.30	38.78	48.43	20.87	38.11	39.52
33	金华	浙江	36.76	31.32	54.05	23.86	41.00	39.29
34	怀化	湖南	31.32	17.27	48.42	27.84	51.97	39.16
35	西宁	青海	33.38	26.96	50.86	9.59	50.41	39.15
36	厦门	福建	43.09	41.80	54.60	25.79	30.72	38.98
37	昆明	云南	38.53	31.44	49.89	35.65	37.69	38.96
38	福州	福建	46.30	33.98	55.45	39.57	27.43	38.90
39	南昌	江西	31.72	27.56	51.70	42.04	40.63	38.88
40	吕梁	山西	24.56	19.83	47.90	30.02	53.46	38.70
41	湛江	广东	22.62	25.67	53.77	18.98	52.08	38.64
42	湖州	浙江	35.82	28.49	58.39	14.61	41.10	38.56
43	海口	海南	29.46	26.50	50.57	19.87	48.31	38.46
44	常州	江苏	40.63	30.86	55.44	16.13	37.41	38.31
45	成都	四川	38.37	29.01	53.39	21.73	38.52	38.10
46	嘉兴	浙江	40.35	32.58	53.40	26.90	34.04	38.04
47	舟山	浙江	38.73	31.58	52.47	16.96	38.53	37.93
48	嘉峪关	甘肃	31.15	28.67	60.23	8.21	43.00	37.92
49	银川	宁夏	32.09	27.28	59.05	13.36	41.49	37.69
50	晋城	山西	33.65	31.04	46.09	16.75	44.65	37.67
平均得分	—	—	40.93	34.44	55.54	27.96	42.72	41.95

从评价结果来看，排名前 50 的城市的健康生活指数综合得分的平均分为 41.95，而仅 16 个城市的健康生活指数综合得分超过平均得分。从具体排名来看，排名前五位的城市分别是东莞市、深圳市、鄂尔多斯市、北京市和广州市，其得分分别为 63.63、63.13、52.42、49.84 和 48.77，而且在排名较高的城市之间差距亦较为明显，如深圳市和广州市之间的得分相差 14.36，深圳市与鄂尔多斯市之间亦有 10.71 的差距，出现断层，但从排名第 6 名的惠州市开始到第 50 名的晋城市的得分分布则相对均匀。说明健康生活水平较高的 50 个城市中同样呈现出不均衡的分布，健康生活水平高的城市相对较少而且与排名相对靠后的城市之间存在一定差距。此外，从健康生活指数综合得分的内部指标来看，环境健康的平均得分最高，为 55.54，其次是医疗卫生，得分为 42.72，之后依次是经济保障、公共服务和文化健康，得分分别是 40.93、34.44 和 27.96。

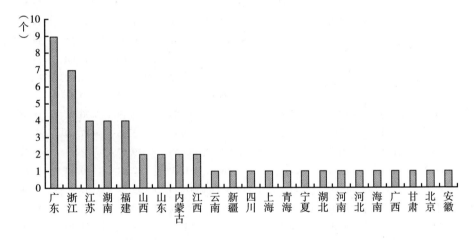

图 6　城市健康生活评价 50 强城市的省际分布

广东省有东莞市、深圳市和广州市等 9 个位列 50 强的城市，数量上遥遥领先其他省份，且东莞市健康生活指数综合得分排名第一。其次是浙江省，有宁波市、温州市、杭州市等 7 个城市位列 50 强，排名最靠前的是宁波市，位居第 9 名。再次是拥有 4 个位居 50 强城市的江苏省、湖南省和福建省，其中江苏省排名最靠前的是位居第 14 名的苏州市，湖南省排名最靠前的是位居第 12 名的长沙市，福建排名最靠前的是位居第 21 名的漳州市。此外，山西省、山东省、内蒙古自治区和江西省各占两个名额，之后的云南、新疆、四川、上海、青海、宁夏、湖北、河南、河北、海南、广西、甘肃、北京和安徽均占一个名额。而天津、吉林、重庆、贵州、西藏、陕西、黑龙江、辽宁等8个省份未在前50强城市中占有名额（见图6）。

表5　城市健康生活评价50强城市的地区分布

地区分类	主要省份	代表城市	平均得分
东部	广东省、浙江省、江苏省、福建省、山东省、上海市、河北省、海南省、北京市	东莞、深圳、北京、广州、惠州、珠海、宁波、上海、温州、苏州等30个城市	42.77
中部	山西省、江西省、湖南省、湖北省、河南省、安徽省	武汉、郑州、长沙、合肥、九江、衡阳、株洲、怀化、南昌、吕梁等11个城市	40.87
西部	云南、新疆、四川、青海、宁夏、内蒙古、广西、甘肃	鄂尔多斯、呼和浩特、克拉玛依、柳州、西宁、昆明、成都、嘉峪关等9个城市	40.55

如表5所示，从区域角度看，在城市健康发展指数综合排名前50位的城市中，位于东部地区的城市有30个，占总数的60%，这30个城市的健康生活指数平均得分为42.77，高于前50位城市的平均得分。而位于中西部地区的城市分别有11个和9个，占总数的40%，且位于这两个区域的城市的健康生活指数平均得分分别是40.87和40.55，均低于前50位城市的平均得分。其中，东莞的健康生活综合得分位居东部地区的首位，武汉的健康生活综合得分位居中部地区首位，鄂尔多斯的健康生活指数位居西部地区的首位。另外，东部地区的健康生活50强城市的分布较为集中，主要聚集在三大经济圈即"珠江三角洲经济圈""长江三角洲经济圈"和"环渤海湾经济圈"，健康生活的发展程度与经济水平紧密相关。然而位于中西部的50强城市则分布较为分散，且与经济发展程度并未呈现出密切关系，如排名第3的鄂尔多斯市，经济实力较弱；而经济发展程度较高的重庆市和天津市等均未进入50强。总体来看，东部地区的城市在保障城市居民的健康生活上较有成效，而健康生活水平较高的中西部城市在数量和质量上均与东部地区存在一定差距。

表6 城市健康生活评价其他城市的得分及综合排名

总排名	城市	所属省份	经济保障	公共服务	环境健康	文化健康	医疗卫生	综合
51	烟台	山东	36.48	28.69	57.24	27.60	34.87	37.66
52	南通	江苏	35.78	31.60	57.05	18.29	36.48	37.54
53	东营	山东	39.48	30.27	55.97	13.00	36.79	37.53
54	三明	福建	31.14	30.16	51.86	32.22	38.47	37.44
55	邵阳	湖南	22.82	25.32	48.58	16.53	52.04	37.42
56	威海	山东	35.79	30.59	62.10	18.12	33.79	37.36
57	江门	广东	26.78	42.41	54.32	16.35	38.62	37.23
58	镇江	江苏	38.40	30.73	56.10	26.31	31.92	37.03
59	新乡	河南	24.82	23.50	48.05	34.90	45.34	37.00
60	德阳	四川	25.72	27.56	47.75	29.02	44.62	36.92
61	周口	河南	19.44	23.30	50.13	24.90	50.25	36.87
62	兰州	甘肃	32.25	28.15	43.78	13.30	45.87	36.58
63	大庆	黑龙江	32.11	23.16	53.52	15.01	42.11	36.44
64	包头	内蒙古	40.69	23.10	52.44	17.72	36.42	36.43
65	湘潭	湖南	29.43	25.29	51.95	32.73	38.40	36.37
66	淄博	山东	32.57	26.61	53.23	13.40	40.36	36.24
67	濮阳	河南	24.71	22.36	49.38	18.35	47.66	36.20
68	泰安	山东	24.82	27.46	54.78	21.61	41.56	36.19
69	黄冈	湖北	27.17	23.64	45.42	37.25	42.04	36.15
70	长治	山西	28.24	26.27	45.18	17.97	45.88	36.14
71	三亚	海南	35.03	28.02	56.64	24.68	32.78	36.12
72	大连	辽宁	37.29	32.09	51.59	24.88	32.12	36.09
73	娄底	湖南	23.82	24.28	50.19	20.89	45.27	35.86
74	景德镇	江西	29.57	24.41	57.46	20.01	37.99	35.86
75	鹰潭	江西	28.12	26.87	51.42	16.64	41.76	35.78
76	济宁	山东	26.21	26.23	52.93	13.33	43.39	35.78
77	芜湖	安徽	27.20	28.46	55.07	32.47	35.12	35.76
78	拉萨	西藏	48.68	29.62	46.46	14.79	30.27	35.64
79	长春	吉林	28.50	28.01	50.79	24.27	38.60	35.59
80	丽江	云南	26.59	25.55	60.37	19.80	36.80	35.48
81	秦皇岛	河北	28.13	26.54	52.24	25.92	37.91	35.48
82	平顶山	河南	23.04	26.49	49.65	16.76	44.95	35.40
83	百色	广西	25.53	23.48	46.66	30.82	42.03	35.34
84	南宁	广西	28.60	29.32	49.56	24.87	37.74	35.34

续表

总排名	城市	所属省份	经济保障	公共服务	环境健康	文化健康	医疗卫生	综合
85	普洱	云南	22.71	23.58	50.02	22.24	44.46	35.34
86	廊坊	河北	30.69	32.26	50.62	29.10	33.35	35.34
87	安庆	安徽	25.69	25.15	55.00	19.62	39.83	35.27
88	岳阳	湖南	26.07	21.50	49.09	15.77	45.27	35.23
89	焦作	河南	23.60	20.58	48.97	19.92	45.74	35.10
90	绍兴	浙江	39.14	28.71	53.19	17.26	30.91	35.10
91	滁州	安徽	24.67	28.73	57.37	22.39	36.10	35.00
92	运城	山西	22.19	23.60	43.67	23.65	46.71	34.99
93	郴州	湖南	27.37	26.33	49.28	16.16	41.44	34.98
94	洛阳	河南	27.99	25.72	47.51	18.99	41.40	34.98
95	潍坊	山东	28.11	26.74	53.42	21.94	36.87	34.96
96	桂林	广西	26.71	25.94	48.90	39.13	35.48	34.94
97	邢台	河北	20.31	28.04	49.59	21.53	43.07	34.84
98	天津	天津	35.03	34.21	51.95	21.17	29.82	34.81
99	泸州	四川	21.72	25.15	49.07	11.66	46.37	34.79
100	太原	山西	31.57	24.48	49.56	31.80	34.32	34.77
101	贵阳	贵州	29.96	32.85	48.22	12.22	38.00	34.75
102	沈阳	辽宁	34.87	28.74	49.59	17.66	34.12	34.67
103	六盘水	贵州	28.99	23.92	46.13	12.09	43.32	34.65
104	安阳	河南	22.68	22.89	48.63	20.96	43.83	34.63
105	哈尔滨	黑龙江	29.41	26.17	46.45	25.92	37.65	34.55
106	绵阳	四川	23.81	25.04	51.29	19.59	40.88	34.52
107	呼伦贝尔	内蒙古	32.88	25.78	43.11	20.11	38.71	34.43
108	攀枝花	四川	29.76	22.04	44.47	14.26	43.14	34.39
109	丽水	浙江	31.68	31.38	54.14	32.12	27.59	34.37
110	乌鲁木齐	新疆	34.56	29.58	50.88	12.64	33.73	34.32
111	吉安	江西	22.31	25.62	53.94	21.07	38.87	34.22
112	临沂	山东	24.72	26.28	52.96	12.62	39.97	34.20
113	石家庄	河北	26.10	20.96	51.47	22.90	38.63	34.00
114	韶关	广东	26.20	26.87	49.69	20.04	37.73	33.98
115	乌兰察布	内蒙古	31.06	18.89	57.35	23.28	33.08	33.97
116	铜陵	安徽	26.40	25.82	57.88	17.57	34.33	33.94
117	荆门	湖北	26.12	24.82	49.59	12.22	40.73	33.90
118	黄山	安徽	26.15	26.77	53.79	15.91	36.59	33.90
119	乌海	内蒙古	31.58	27.48	52.76	11.00	34.78	33.89

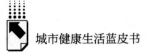
续表

总排名	城市	所属省份	经济保障	公共服务	环境健康	文化健康	医疗卫生	综合
120	聊城	山东	20.90	24.96	52.14	13.87	42.14	33.89
121	滨州	山东	25.83	25.92	49.42	17.36	38.86	33.84
122	马鞍山	安徽	29.78	23.70	56.01	22.98	31.81	33.69
123	驻马店	河南	19.57	23.47	49.87	15.82	43.45	33.61
124	梅州	广东	20.45	29.20	49.40	14.43	40.98	33.58
125	德州	山东	22.59	23.59	54.50	13.35	39.45	33.51
126	承德	河北	22.13	26.66	50.89	24.59	37.05	33.50
127	雅安	四川	19.75	23.93	45.61	18.40	43.97	33.38
128	南阳	河南	20.86	23.24	46.06	14.13	44.09	33.22
129	吴忠	宁夏	21.04	24.55	46.62	8.05	44.44	33.07
130	汉中	陕西	21.41	26.80	44.94	9.78	43.29	32.95
131	赣州	江西	21.75	25.23	47.55	23.69	37.97	32.81
132	肇庆	广东	23.16	26.55	45.23	17.19	39.57	32.81
133	随州	湖北	25.46	21.67	45.76	8.51	42.39	32.78
134	宜宾	四川	20.57	25.29	45.76	11.21	43.05	32.75
135	蚌埠	安徽	25.12	24.18	51.94	15.94	36.00	32.74
136	广元	四川	18.42	25.04	47.78	9.19	43.50	32.57
137	菏泽	山东	16.11	23.16	45.87	9.34	46.69	32.55
138	巴彦淖尔	内蒙古	23.78	22.24	51.79	11.07	38.44	32.49
139	玉溪	云南	22.99	22.76	44.70	14.24	41.48	32.47
140	泰州	江苏	30.18	26.94	50.26	14.77	31.94	32.44
141	三门峡	河南	21.06	24.59	46.65	15.09	40.30	32.35
142	遵义	贵州	18.82	25.09	45.48	12.50	42.83	32.34
143	宁德	福建	23.05	26.21	47.39	15.58	37.66	32.30
144	云浮	广东	15.70	23.49	41.79	11.66	47.30	32.21
145	内江	四川	23.14	22.48	45.02	7.45	42.50	32.19
146	莱芜	山东	23.34	25.10	52.82	6.18	37.45	32.18
147	阜新	辽宁	21.61	23.29	50.88	14.32	37.96	32.16
148	南充	四川	19.31	23.08	47.69	12.41	41.65	32.13
149	晋中	山西	25.01	23.61	52.58	15.98	34.20	32.13
150	通化	吉林	24.52	24.97	48.45	15.30	36.28	32.13
151	松原	吉林	22.84	25.56	51.48	10.03	36.84	32.06
152	扬州	江苏	30.57	26.77	52.66	13.13	29.88	32.06
153	阳泉	山西	23.58	26.13	41.17	8.81	41.89	32.06
154	河池	广西	19.50	22.60	46.22	15.45	41.27	32.00

续表

总排名	城市	所属省份	经济保障	公共服务	环境健康	文化健康	医疗卫生	综合
155	日照	山东	23.23	24.75	53.78	10.39	35.18	31.91
156	牡丹江	黑龙江	25.40	22.84	42.05	14.55	39.56	31.89
157	辽阳	辽宁	24.56	24.48	46.62	8.68	38.46	31.82
158	铁岭	辽宁	25.36	31.31	48.80	15.17	31.81	31.76
159	自贡	四川	20.85	22.64	45.85	8.24	41.74	31.68
160	白银	甘肃	23.02	24.70	45.00	8.61	39.63	31.62
161	开封	河南	19.22	23.05	46.29	14.66	40.26	31.60
162	石嘴山	宁夏	25.54	17.02	50.23	8.13	38.63	31.58
163	佳木斯	黑龙江	22.56	19.03	48.73	13.38	38.80	31.54
164	唐山	河北	28.60	25.12	44.75	13.41	34.29	31.49
165	常德	湖南	21.89	24.05	50.13	13.35	36.00	31.42
166	玉林	广西	21.99	24.40	46.79	14.24	37.25	31.41
167	徐州	江苏	24.64	26.65	50.71	14.67	32.37	31.40
168	西安	陕西	33.72	25.57	50.24	11.02	28.30	31.37
169	衢州	浙江	25.96	30.51	51.83	10.78	30.05	31.28
170	莆田	福建	23.19	22.53	48.07	8.88	37.79	31.28
171	锦州	辽宁	25.17	23.28	47.72	21.31	32.72	31.25
172	龙岩	福建	24.80	24.83	47.39	10.93	35.08	31.12
173	酒泉	甘肃	22.86	21.36	46.17	10.09	38.37	31.01
174	赤峰	内蒙古	21.59	23.06	46.81	10.33	37.97	30.99
175	盐城	江苏	23.79	25.42	50.12	13.28	32.94	30.98
176	台州	浙江	37.13	28.18	53.27	15.15	21.07	30.97
177	汕头	广东	20.64	24.28	49.47	5.22	38.02	30.95
178	榆林	陕西	29.86	27.33	52.07	14.11	26.87	30.93
179	营口	辽宁	26.52	27.28	44.08	9.89	34.25	30.86
180	通辽	内蒙古	22.38	22.12	51.90	15.69	33.30	30.86
181	北海	广西	27.13	23.83	51.50	17.04	29.26	30.82
182	鞍山	辽宁	27.67	26.80	43.98	9.74	33.68	30.82
183	黑河	黑龙江	22.20	25.11	50.07	26.03	29.93	30.80
184	乐山	四川	22.21	22.35	42.95	11.84	38.76	30.73
185	朝阳	辽宁	21.29	21.00	46.28	9.55	38.67	30.67
186	齐齐哈尔	黑龙江	17.64	24.06	44.87	13.66	39.20	30.67
187	丹东	辽宁	24.85	25.52	46.56	11.30	33.71	30.64
188	金昌	甘肃	27.16	25.98	46.59	5.72	33.53	30.60
189	眉山	四川	20.92	24.31	45.27	8.61	38.02	30.59

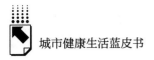
续表

总排名	城市	所属省份	经济保障	公共服务	环境健康	文化健康	医疗卫生	综合
190	上饶	江西	19.51	28.40	41.61	19.71	35.79	30.56
191	永州	湖南	17.80	22.97	47.33	9.85	39.04	30.56
192	临汾	山西	22.60	28.67	44.61	17.76	32.56	30.51
193	铜川	陕西	18.31	22.35	50.78	5.07	38.15	30.42
194	临沧	云南	17.60	22.71	47.57	14.70	37.32	30.40
195	阳江	广东	21.68	22.84	48.64	6.77	36.13	30.31
196	许昌	河南	21.48	21.36	46.24	11.03	36.89	30.29
197	辽源	吉林	24.74	20.91	47.39	8.27	35.09	30.25
198	淮南	安徽	19.89	24.50	47.09	11.24	35.91	30.25
199	萍乡	江西	23.19	22.70	46.73	8.19	35.45	30.18
200	淮北	安徽	21.08	22.92	51.89	11.58	32.99	30.18
201	清远	广东	19.85	26.65	44.78	9.58	36.29	30.11
202	鹤壁	河南	19.91	23.79	49.69	9.84	34.73	30.08
203	双鸭山	黑龙江	21.09	22.22	48.68	10.98	34.80	30.05
204	商丘	河南	17.20	20.64	47.40	13.93	37.70	30.03
205	盘锦	辽宁	29.07	23.36	49.87	6.11	29.94	30.02
206	平凉	甘肃	15.04	20.24	50.15	8.15	39.20	29.94
207	延安	陕西	26.69	22.74	46.87	11.05	31.48	29.89
208	遂宁	四川	17.83	20.47	48.77	5.05	38.75	29.87
209	新余	江西	25.86	23.07	53.99	13.80	26.97	29.77
210	广安	四川	18.88	21.52	45.26	5.83	38.54	29.62
211	枣庄	山东	20.02	23.69	49.76	7.47	33.87	29.56
212	南平	福建	20.33	24.27	48.11	13.25	32.40	29.49
213	益阳	湖南	18.38	21.91	47.95	9.25	35.87	29.48
214	宜昌	湖北	30.18	25.39	46.91	18.96	24.54	29.44
215	资阳	四川	17.42	22.40	45.14	4.89	38.88	29.43
216	梧州	广西	20.91	24.63	47.74	11.11	32.50	29.42
217	揭阳	广东	17.02	21.39	39.46	5.65	42.28	29.41
218	漯河	河南	18.26	21.57	50.16	7.04	35.32	29.40
219	淮安	江苏	22.05	24.35	48.61	8.36	32.04	29.35
220	曲靖	云南	23.41	20.67	46.65	14.83	31.92	29.35
221	宣城	安徽	20.36	27.70	48.99	6.45	31.94	29.33
222	咸阳	陕西	25.85	24.71	45.71	11.53	29.92	29.29
223	张掖	甘肃	18.44	17.99	51.42	8.19	35.26	29.22
224	连云港	江苏	22.48	28.16	49.80	9.55	28.75	29.22

续表

总排名	城市	所属省份	经济保障	公共服务	环境健康	文化健康	医疗卫生	综合
225	重庆	重庆	22.61	26.49	49.25	9.94	29.25	29.10
226	黄石	湖北	25.71	27.49	52.13	15.73	23.66	29.10
227	信阳	河南	17.75	22.56	45.06	14.65	34.87	29.10
228	抚顺	辽宁	24.24	25.35	46.27	8.62	30.61	29.09
229	庆阳	甘肃	19.88	22.62	41.52	11.13	36.12	29.01
230	抚州	江西	18.99	22.11	49.23	8.79	33.28	28.93
231	白城	吉林	19.57	23.21	44.87	14.44	32.96	28.88
232	本溪	辽宁	24.03	26.54	48.57	10.95	27.70	28.86
233	衡水	河北	19.26	23.26	44.50	12.17	33.84	28.83
234	吉林	吉林	25.37	23.89	42.50	15.92	29.28	28.70
235	白山	吉林	20.54	19.47	42.28	6.25	37.05	28.66
236	潮州	广东	16.38	22.56	52.28	6.13	32.99	28.62
237	保定	河北	17.03	24.43	47.48	19.39	30.13	28.49
238	阜阳	安徽	17.28	23.24	45.18	7.56	35.01	28.46
239	茂名	广东	17.89	12.27	44.96	7.26	39.16	28.32
240	池州	安徽	19.33	21.59	50.71	10.92	29.50	28.10
241	宿州	安徽	15.86	22.22	46.66	7.35	34.58	28.09
242	达州	四川	17.62	21.34	38.00	6.83	38.43	28.05
243	宜春	江西	18.49	22.79	44.30	11.57	32.37	27.98
244	钦州	广西	17.93	23.55	46.79	8.47	31.91	27.96
245	朔州	山西	22.22	23.53	45.37	8.85	29.83	27.96
246	宿迁	江苏	17.16	23.99	49.69	8.06	30.50	27.86
247	四平	吉林	22.65	25.62	40.56	21.02	27.27	27.81
248	天水	甘肃	15.15	20.36	42.68	7.81	36.98	27.81
249	七台河	黑龙江	23.70	22.42	50.07	5.77	27.18	27.75
250	襄阳	湖北	23.50	24.21	42.49	10.57	29.03	27.71
251	张家界	湖南	17.75	19.83	49.91	9.97	30.54	27.61
252	铜仁	贵州	15.54	23.89	41.96	11.10	33.95	27.57
253	汕尾	广东	17.25	24.40	44.43	10.60	31.18	27.46
254	忻州	山西	20.76	20.80	46.71	14.18	28.22	27.44
255	亳州	安徽	15.06	22.79	47.11	5.97	33.02	27.41
256	鹤岗	黑龙江	18.36	19.86	44.42	4.92	33.64	27.31
257	六安	安徽	15.23	21.79	43.84	7.34	34.38	27.31
258	伊春	黑龙江	23.65	19.86	46.45	3.83	29.32	27.24
259	防城港	广西	21.39	23.79	46.60	5.72	28.33	27.21

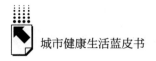

续表

总排名	城市	所属省份	经济保障	公共服务	环境健康	文化健康	医疗卫生	综合
260	十堰	湖北	23.99	19.79	47.71	13.57	25.18	27.07
261	鸡西	黑龙江	20.97	22.56	45.67	5.98	29.15	27.07
262	大同	山西	24.32	23.44	46.45	8.78	25.27	27.01
263	巴中	四川	15.43	20.22	44.66	4.92	34.34	27.01
264	贵港	广西	15.63	22.56	39.16	11.42	33.80	26.86
265	安顺	贵州	15.64	23.42	47.11	6.66	30.51	26.83
266	崇左	广西	18.25	23.92	47.42	18.09	25.15	26.82
267	毕节	贵州	14.20	22.33	35.99	9.31	36.33	26.60
268	邯郸	河北	19.14	21.22	50.09	7.60	26.49	26.51
269	武威	甘肃	15.87	20.70	42.05	6.56	33.17	26.46
270	贺州	广西	15.83	22.88	38.74	6.18	33.17	26.13
271	荆州	湖北	22.83	24.13	44.06	25.23	19.43	25.97
272	葫芦岛	辽宁	20.80	16.81	45.58	6.36	28.48	25.96
273	中卫	宁夏	18.07	24.42	42.56	8.20	27.82	25.90
274	鄂州	湖北	20.28	21.39	45.26	7.55	25.54	25.57
275	宝鸡	陕西	22.44	24.40	46.04	8.84	21.85	25.49
276	张家口	河北	16.97	22.24	46.95	8.75	25.15	25.27
277	保山	云南	16.68	20.87	40.02	6.97	29.93	25.21
278	绥化	黑龙江	16.60	20.36	42.19	6.04	28.97	25.08
279	昭通	云南	13.76	24.27	34.69	7.58	32.45	25.03
280	咸宁	湖北	21.70	22.24	50.50	12.39	18.21	24.91
281	海东	青海	18.30	20.84	37.81	9.32	28.44	24.87
282	定西	甘肃	13.19	21.40	39.49	10.13	29.99	24.76
283	固原	宁夏	15.53	24.54	46.33	6.43	23.91	24.52
284	渭南	陕西	20.07	24.30	42.51	10.39	20.22	23.89
285	陇南	甘肃	12.73	20.97	24.68	7.37	32.84	22.60
286	来宾	广西	16.58	22.47	46.42	4.58	18.90	22.53
287	安康	陕西	17.10	23.21	44.98	6.29	16.35	21.78
288	孝感	湖北	20.10	22.71	42.01	15.65	13.53	21.78
289	商洛	陕西	19.90	20.54	37.59	7.27	16.34	20.74
平均得分	—	—	23.43	24.40	47.99	13.97	35.34	31.26

从表6来看，第51名的烟台市到第289名的商洛市排名相邻的城市之间差距较小，综合得分情况呈现缓慢的下降趋势，且239个城市中有120个城市

的综合得分高于平均值，可见这些城市之间地区差异性较小。从各指标的得分均值来看，与 50 强城市相同，环境健康的得分均值依然最高，但相对于 50 强城市均值下降了 13.59%。得分均值其次为医疗卫生，其均值下降了 17.28%。此外，与 50 强城市的经济保障的得分均值高于公共服务的情况不同，其他城市的公共服务得分高于经济保障，且经济保障的得分均值相对 50 强城市下降了 42.76%，公共服务的得分均值下降了 29.15%，可见 50 强城市在经济保障和公共服务方面优势较大。而文化健康在五大指标中排名最后，且其下降最为显著，达到 50.04%，说明在文化健康方面各城市之间存在较大差距。

从总体评价结果来看，289 个地级以上城市健康生活的平均得分为 33.11 分，有近一半的地级以上城市得分分布在 30～35 分这个区域。健康生活综合得分高于平均得分的地级以上城市共有 128 个，尚未达到所有地级以上城市数量的一半，这表明我国城市健康生活的整体表现并不突出，提升和改进的空间较大。另外，健康生活水平较高的城市之间存在的差距较大，而健康生活处于一般水平的城市相互之间的差距又相对较小，这说明我国城市健康生活水平呈现出两极分化的情况，健康生活水平较高的城市与健康生活水平较低的城市差距悬殊，处于平均分以下的城市的健康生活发展还存在着较大的提升空间。

（二）城市健康生活综合指数的省际分析

从健康生活评价 50 强城市中，我们可以看到区域分布的不平衡，东西部之间存在较为明显差距。为了比较不同区域间城市健康生活的整体情况，以 289 个地级以上城市所在省份为地区划分依据，对来自 31 个省、市、自治区的 289 个城市的健康生活指数进行省际比较。为了解不同省份的城市健康生活的平均水平，将同一省份各城市的健康生活指数综合得分相加求平均值来反映各个省份的城市健康生活水平，各地区健康生活指数综合得分及排名如表 7 所示。

表 7　我国 31 个省份城市健康生活评价的平均得分及综合排名

排名	地区	经济保障	公共服务	环境健康	文化健康	医疗卫生	综合
1	北京	54.96	50.02	62.16	28.54	46.16	49.84
2	上海	52.69	43.24	53.99	25.38	37.15	43.38
3	广东	31.95	34.04	52.03	18.76	42.08	38.14

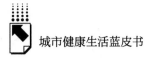

续表

排名	地区	经济保障	公共服务	环境健康	文化健康	医疗卫生	综合
4	浙江	39.11	32.50	53.99	21.51	34.70	37.55
5	海南	32.25	27.26	53.61	22.28	40.55	37.29
6	新疆	37.36	32.95	52.97	18.59	35.50	37.03
7	内蒙古	35.21	24.44	55.27	19.45	37.01	36.32
8	福建	31.30	28.91	51.19	23.88	36.58	35.67
9	西藏	48.68	29.62	46.46	14.79	30.27	35.64
10	湖南	26.60	24.52	49.49	20.40	42.88	35.51
11	山东	28.14	27.08	53.54	16.67	39.00	35.25
12	天津	35.03	34.21	51.95	21.17	29.82	34.81
13	江苏	32.69	30.08	53.72	16.90	33.12	34.72
14	河南	22.30	23.51	48.36	18.48	42.08	33.73
15	江西	24.52	25.28	50.36	20.06	37.14	33.30
16	山西	25.34	24.67	46.30	17.69	37.91	32.67
17	四川	21.76	23.55	46.32	11.73	40.87	32.15
18	河北	23.36	25.25	48.73	20.69	35.17	32.12
19	青海	25.84	23.90	44.34	9.46	39.43	32.01
20	安徽	22.95	25.28	51.70	15.98	34.77	31.97
21	云南	22.78	23.98	46.74	17.00	36.51	31.53
22	辽宁	26.24	25.42	47.60	12.47	33.16	31.05
23	宁夏	22.45	23.56	48.96	8.83	35.26	30.55
24	吉林	23.59	23.96	46.04	14.44	34.17	30.51
25	贵州	20.53	25.25	44.15	10.65	37.49	30.46
26	广西	22.09	24.48	46.92	16.30	33.74	30.45
27	黑龙江	22.81	22.30	46.93	12.17	34.19	30.03
28	湖北	25.85	24.18	47.37	17.98	29.26	29.93
29	甘肃	20.56	22.76	44.48	8.77	37.00	29.79
30	重庆	22.61	26.49	49.25	9.94	29.25	29.10
31	陕西	23.54	24.20	46.17	9.54	27.28	27.68
平均得分	—	29.20	27.64	49.71	16.79	36.11	33.88

为了更加清楚地分析各个城市的健康生活水平,将各地区的综合得分画成条形图,如图7所示。

根据图7的评价结果,前10个省份排名由高到低依次是北京市、上海市、广东省、浙江省、海南省、新疆维吾尔自治区、内蒙古自治区、福建省、西藏自治区、湖南省。这31个省份健康生活水平得分的平均值为33.88,超过平均值的省份共有13个。其中北京市的得分最高,为49.84,领先于其他省份。东部地区中辽宁省的健康生活水平相对较低,中部地区中湖南省相对优先,西部地区中新

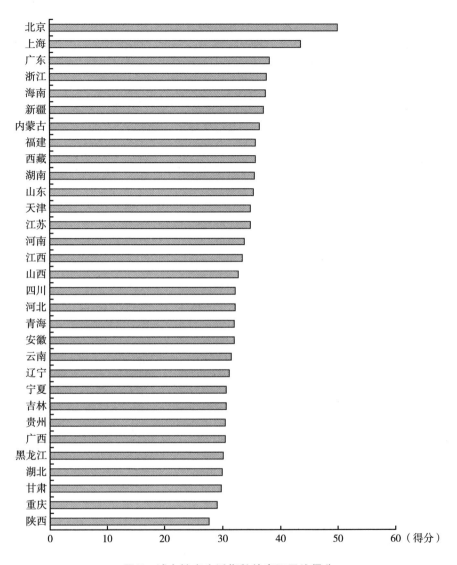

图7 城市健康生活指数的省际平均得分

疆表现最为突出，而排在最末的两个省份分别是重庆市和陕西省，它们的得分分别为29.10和27.68，综合来看呈缓慢下降趋势，各地之间差距相对较小。

（三）城市健康生活综合指数的区域分析

按照各省份所处的区域，将我国31个省份划分为三大区域，分别为东部地区、中部地区和西部地区。同样，根据这31个省份的所属区域，计算各个区域健康生活指数的平均得分，并进行排序，三大区域健康生活指数平均得分及排名如表8所示。

表8 我国东、中、西部地区城市健康生活指数平均得分及排名

排名	区域	省份	组合得分	平均得分
1	东部	北京	49.84	37.26
		天津	34.81	
		河北	32.12	
		辽宁	31.05	
		上海	43.38	
		江苏	34.72	
		浙江	37.55	
		福建	35.67	
		山东	35.25	
		广东	38.14	
		海南	37.29	
2	中部	山西	32.67	32.21
		吉林	30.51	
		黑龙江	30.03	
		安徽	31.97	
		江西	33.30	
		河南	33.73	
		湖北	29.93	
		湖南	35.51	
3	西部	内蒙古	36.32	31.89
		广西	30.45	
		重庆	29.10	
		四川	32.15	
		贵州	30.46	
		云南	31.53	
		西藏	35.64	
		陕西	27.68	
		甘肃	29.79	
		青海	32.01	
		宁夏	30.55	
		新疆	37.03	
平均得分	—	—	—	33.79

同样，为了更加清楚地分析三个区域健康生活的情况，将表8的评价排名结果画成柱状图，如图8所示。

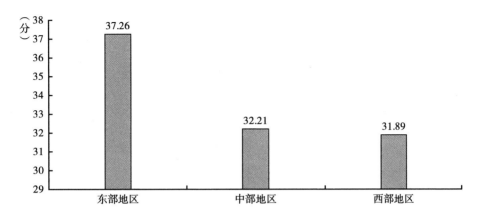

图8　我国东、中、西部地区城市健康生活平均得分情况

根据评价结果，三大区域排名由高到低依次是东部、中部、西部，其得分分别为37.26、32.21和31.89。三大区域健康生活得分的平均值为33.79。东部地区的健康生活发展情况显著优于中部及西部地区，而中部和西部地区之间的发展差距不大，长远来看，在健康生活的建设上具有较大的提升空间和发展潜力。

（四）城市健康生活综合指数的深度分析

1.指标深度分析

综合经济保障指数、公共服务指数、环境健康指数、文化健康指数及医疗卫生指数的评价结果，我国城市健康生活水平偏低，不仅地域层面发展不平衡，健康生活不同层面的发展也出现不平衡，经济保障、公共服务和文化健康明显低于环境健康和医疗卫生，这对于健康生活的整体发展是很不利的。如健康生活综合指数排名第1的东莞市，其经济保障指数、环境健康指数、公共服务指数均排名第2，医疗卫生排名第1，而文化健康则排名第16；上海市综合排名第11，其他排名均相对靠前，而环境健康指数排名第46，医疗卫生指数排名第139，严重拉低上海的综合得分；鄂尔多斯市健康生活综合排名第3，其中环境指数排名第1，经济保障指数排名第3，而公共服务和文化健康分别排名第24和38，卫生排名更是排到了第90，其在各个指标方面出现了较明显的差异。因此，我们可以看到我国健康生活指数综合排名靠前的城市在不同指标方面得分不均衡，存在着明显的"短板"，这是限制城市健康生活发展的重要因素。

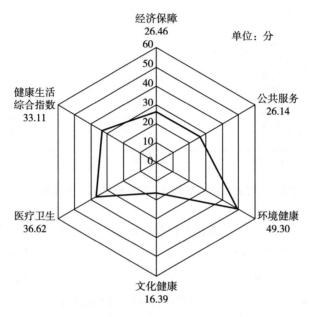

图9　全国城市健康生活指数及各一级指标指数均值

如图9，从全国的平均水平来看，健康生活综合指数为33.11分，相对而言，环境健康指数和医疗卫生指数均值较高，而经济保障指数、公共服务指数和文化健康指数均值则偏低。由于经济保障指数是从人均视角关注城市居民的经济生活而非经济总量，经济保障指数为26.46分，体现出当前我国城市居民的经济基础以及消费能力尚处于较低的水平。随着我国城市化的迅速扩张，相配套的公共基础设施的建设跟不上其发展的速度，落后的公共服务难以满足城市居民日益增长的美好生活需要，公共服务得分仍处在较低水平。而医疗卫生指数为36.62分，在五个指标得分中排名第2，医疗健康是人民健康生活的重要一环，同时是城市居民进一步追求美好生活的基础，随着物质生活的日益丰富，人们对健康美好的生活追求愈发强烈，而医疗健康是对人们对健康生活追求的重要保障。我国城市的环境健康指数为49.30分，表现最为突出。虽然当前我国总体环境问题较为严峻，但是环境保护意识的加强以及关注热度的提升使得城市建设更加重视人居环境的优化和保护。另外，文化健康指数为16.39，在城市健康生活评价五个指标中表现相对一般。文化健康是健康生活的重要组成部分，同时是城市居民形成对城市认同感和归属感的情感基础。随着人们经济生活水平的提高，人们越来越追求精神层面的满足，文化基础设施的建设成为人们健康生活提高必不可少的部分。

2. 地区差异分析

根据二八定律，为了分析五个一级指标的地区差距，先将289个城市的各指标得分按照从低到高进行排序，然后通过计算排名前20%城市的该指标得分总值占该指标汇总值的百分比，得到该指标的地区差距系数。该系数越大，则说明地区差距越小，越小则反之（见表9）。

表9　城市健康生活各一级指标及综合指数的地区差距系数

评价目标	差距系数%	一级指标	差距系数(%)
		经济保障	12.92
		公共服务	15.91
健康生活综合指数	16.08	环境健康	17.26
		文化健康	8.36
		医疗卫生	14.73

从表9中，我们可以看到在经济保障、公共服务、环境健康、文化健康及医疗卫生这五个指标的差异系数存在较大的差别。其中环境健康的差异系数最大，达到了17.26%，说明环境健康的地区差距较小，通过其较高的平均分，也可以看见维护环境健康已成为城市建设的共识，整个社会环保观念日益加强。其次为公共服务的差异系数，为15.91%，说明我国各城市间公共服务的地区差异相对较小。此外经济保障的差异系数为12.92%，医疗卫生的差异系数为14.73%，低于环境健康和公共服务的差异系数，但是高于文化健康8.36%的差异系数，可见文化健康指标存在较大地区差异，这说明各城市间文化基础设施建设出现较大不均衡性，发达地区的文化基础设施建设投入及其完善水平与欠发达地区之间拉开差距。

综合来看，城市健康生活综合指数的差异系数为16.08%，仅次于环境健康差异系数，这归功于医疗卫生、经济保障和环境健康相对较大的差异系数以及权重，在一定程度上弥补有文化健康差异系数较小对其的影响。另外，我们可以看到，较高的健康生活综合差异系数表明一些城市在经济保障、公共服务、环境健康、文化健康以及医疗卫生方面各有长短，如前文分析的东莞市、上海市和鄂尔多斯市，从而使得综合指数总体上差距较小，同时也说明各城市在城市健康生活建设中存在的不平衡性以及不全面性问题。

3. 健康生活评价后50名城市分析

与健康生活评价 50 强城市相对应，健康生活指数得分较低的后 50 个城市是从第 240 名的池州市至排名第 289 名的商洛市等，其平均得分为 26.20 分，其中，有 30 个城市的得分高于平均水平，20 个城市的得分低于平均水平。各城市之间的得分呈现比较均匀的下降趋势，且城市的得分区分度不大，甚至仅仅只有细微的差别。可见，健康生活发展较为落后的城市，基本处在相似的低水平上（见图 10）。

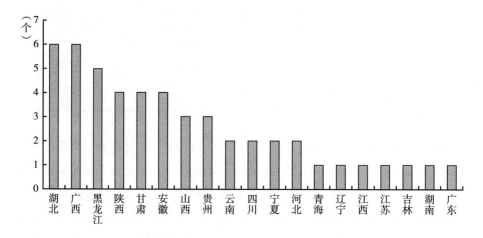

图 10　城市健康生活评价后 50 名城市的省际分布

在排名位于后 50 位的城市中，有襄阳、十堰、荆州等 6 个城市辖属湖北省，以及钦州、防城港、贵港等 6 个城市辖属广西壮族自治区。其次是黑龙江省，包括其辖属的七台河市、鹤岗市等 5 个城市位于后 50 位。陕西省、甘肃省和安徽省各占 4 个，山西省和贵州省各占 3 个，云南省、四川省、宁夏回族自治区和河北省各占 2 个。再之后是青海省、辽宁省、江西省、江苏省、吉林省、湖南省和广东省占有 1 个名额。而除了北京、上海、天津和重庆等直辖市外,福建、海南、河南、内蒙古、山东、西藏、新疆和浙江等 8 省份未有辖属城市在健康生活评价中位于后 50 名。此外,还可以看到,安徽、广东、广西、河北、湖北、湖南、江苏、江西、宁夏、青海、山西、四川、云南等省份辖属城市同时出现了位居前 50 强和后 50 名的情况,说明在这些省份地域内存在健康生活发展不平衡、各城市之间差异较大的情况。

表 10　城市健康生活评价后 50 名城市的地区分布

地区分类	省份	城市	平均得分
东部	辽宁省、江苏省、河北省、广东省	葫芦岛、宿迁、邯郸、张家口、汕尾 5 个城市	26.61
中部	山西省、江西省、吉林省、湖南省、湖北省、黑龙江省、安徽省	孝感、咸宁、绥化、鄂州、荆州等 21 个城市	26.87
西部	云南省、四川省、青海省、宁夏回族自治区、贵州省、广西壮族自治区、甘肃省	商洛、安康、来宾、陇南、固原、海东等 24 个城市	25.53

从表 10 来看,与前 50 强城市的地区分布相比,后 50 名城市的地区分布恰好相反。在健康生活发展较为落后的后 50 名城市中,来自东部的有 5 个,占总数的 10% ,来自中部的城市有 21 个,占总数的地 42% ,而来自西部城市有 24 个,占总数的 48% 。另外,来自东部和中部地区城市的平均分均高于来自西部城市的平均分,而东部城市的平均分略低于中部城市的平均分。由此可见西部地区城市健康生活的发展情况不容乐观,总体相对落后于东中部地区,而中部地区后 50 名城市虽然平均分表现略好于其他地区,但是其在后 50 名城市中的数量占比也说明了中部地区与东部地区在城市健康生活发展方面仍有一定差距,尚达不到健康生活的水平,也由此可见,中西部地区同东部地区的差距,不仅体现在经济发展上,城市居民生活质量的地域差异同样较为明显。

参考文献

[1] 毛定祥：《一种最小二乘意义下主客观评价一致的组合评价方法》，《中国管理科学》2002 年第 5 期，第 96 ~ 98 页。

[2] 徐泽水、达庆利：《多属性决策的组合赋权方法研究》，《中国管理科学》2002 年第 2 期，第 84 ~ 86 页。

[3] 彭猛业、楼超华等：《加权平均组合评价法及其应用》，《中国卫生统计》2004 年第 3 期，第 146 ~ 149 页。

[4] 刘丽、张礼兵：《基于遗传算法的组合评价模型》，《合肥工业大学学报》（自然科学版）2004 年第 9 期，第 899 ~ 902 页。

[5] 马溪骏、李敏等：《基于兼容一致性方法集成组合评价研究》，《中国管理科学》2006 年第 10 期，第 20 ~ 23 页。

[6] 陈衍泰、陈国宏等：《应用合作博弈确定组合评价权重系数的方法研究》，《中国管理科学》2005 年第 6 期，第 89 ~ 94 页。

[7] 李美娟、陈国宏、陈勃、徐林明：《基于方法集化的动态组合评价方法研究》，《中国管理科学》2013 年第 2 期，第 132 ~ 136 页。

[8] 张发明：《一种基于偏差熵的组合评价方法及其应用》，《技术经济》2011 年第 3 期，第 77 ~ 79 页。

[9] 李珠瑞、马溪骏、彭张林：《基于离差最大化的组合评价方法研究》，《中国管理科学》2004 年第 9 期，第 72 ~ 79 页。

[10] 张立军、陈跃、袁能文：《基于信度分析的加权组合评价模型研究》，《管理评论》2012 年第 5 期，第 170 ~ 176 页。

[11] Diakoulaki D, Mavrotas G, " Papayannakis L. Determining objective weights in multiple criteria problems: the CRITIC method," *Computers Ops Res*, 1995, 22 (7): 763 – 770.

[12] Pawlak Z. "Rough sets," *International Journal of Information and Computer Science*, 1982, 11 (5): 314 – 356.

[13] 赵克勤：《集对分析及其初步应用》，浙江科学技术出版社，2000，第 22 ~ 35 页。

[14] Zadeh, L. A. "Fuzzy Sets," *Information and Control*, 1965 (8): 338 – 353.

[15] 段俊杰、蒋美红、资文华等：《基于遗传算法优化的投影寻踪烤烟质量综合评价》，湖北农业科学，2012，第 2040 ~ 2044 页。

[16] 俞立平、姜春林：《科技评价指标与评价方法辨识度的测度研究》，《图书情报工作》2013 年第 3 期，第 38 ~ 41 页。

[17] Vapnik VN. *The Nature of Statistical Theory*, New York Springe-Verlag, 1995 (3): 71 – 79.

［18］俞立平、武夷山、潘云涛：《学术期刊综合评价数据标准化方法研究》，《图书情报工作》2009 年第 12 期，第 136～139 页。

［19］T. L. Saaty. *The Analytic Hierarchy Process*, Mc. Graw: Hill International Book Company. 1980（05）：34 – 41.

［20］Le Grand J. Rabin M. "Trends in British Health Inequality: 1931 – 1983, " *Public and Private Health Service*, Basil Oxford, 1986（03）：633 – 640.

［21］Luoma K, Jarvio ML'et al. "Finacial Incentives and Productive Efficiency in Finnish Health Centers, " *Health Economics*, 1996（5）：536 – 447.

［22］Pierre-Yves Cremieux, Pierre Ouellette, Caroline Pilon. "Health Care Spending as Determination of Health Outcomes, " *Health Economics*, 1999（3）：627 – 639.

［23］Cutle D. , Lleras Muney. "Understanding Differences in Health Behaviors by Education, " *Journal of Heath Economics*, 2010（1）：28 – 29.

［24］WHO Regional Office for Western Pacific Region. *Regional Guidelines for Developing a Healthy Cities Project*. Manila WPRO, 2001（02）：136 – 139.

［25］肯尼思、布莱克、哈罗德·斯基博：《人寿与健康保险》，经济科学出版社，2003，第 36～41 页。

［26］曾承志：《健康概念的历史演进及其解读》，《北京体育大学学报》2007 年第 5 期，第 618～619 + 622 页。

B.2
城市健康生活经济保障评价

俞立平　林　昀　张永庆　濮桂萍 执笔*

摘　要：　经济保障是居民健康生活的基础，在居民的健康生活中发挥着
重要作用。本报告阐述了经济保障的概念以及经济保障评价的
意义，在借鉴国内外现有评价指标的基础上，从经济基础与生
活消费两个方面选取了 10 个评价指标，构建了我国城市居民
健康生活经济保障评价指标体系，对全国 289 个地级及以上城
市经济保障状况进行评价，同时对评价结果进行了深度分析。

关键词：　经济保障　健康生活　评价指标

* 俞立平，教授、博导，浙江工商大学"西湖学者"特聘教授，上海健康医学院客座教授，主
要从事统计学、产业经济领域的研究；林昀，宁波大学国际商务专业硕士研究生；张永庆，
博士，上海理工大学管理学院副院长，教授，博士生导师，主要从事产业经济研究；濮桂萍，
硕士，上海健康医学院护理与健康管理学院教师，主要从事健康经济研究。

一　健康生活经济保障评价的意义

本书通过对居民生活经济保障方面展开研究，坚持定性分析与定量分析相结合的研究方法，构建健康生活经济保障评价指标体系。在研究对象上，选择了全国 289 个地级以上市（市辖区），全面地分析全国范围内居民生活经济保障的程度。在评价方法上，运用多种评价方法对健康生活经济保障进行评价，力求使评价结果更加客观准确。健康生活经济保障评价对于敦促经济欠发达地区加紧发展经济并且完善社会保障制度，具有鞭策意义；通过健康生活经济保障评价可以对比各个城市间不同的居民经济保障，学习其优势经验，具有借鉴意义；健康生活经济保障评价为政府部门制定调节收入分配结构缩小贫富差距的措施提供依据，具有理论意义。

（一）敦促经济欠发达地区加紧发展经济并且完善社会保障制度

我国东中西部地区经济发展程度存在着巨大的差距，东部经济发达，居民经济生活保障程度高，而中部和西部地区经济发展程度低，居民经济保障程度低。因此，经济的发展程度决定了居民经济生活保障的程度。现在，伴随着"中部崛起"和"西部大开发"的号角，中西部地区大力发展经济，取得了一定的成绩，但是与全国的平均水平相比仍然有很大的差距。因此，政府在基础设施建设、公共卫生设施、居民生活保障上的投入就会不足。社会保障是现代文明的一个重要表现。因此，本文通过对各个城市的经济保障进行评价有利于各地政府从比较中认识到发展经济对于居民健康生活的重要性，敦促经济欠发达地区加紧发展经济并完善社会保障制度，保证居民老有所养、老有所依、病有所医，使居民生活得更好。

（二）对比各个城市间不同的居民经济保障，借鉴优势经验

通过健康生活经济保障评价，我们可以发现不同经济条件下城市间的居民经济保障程度存在着差异，也可以发现同等经济条件下的一些城市的居民经济保障程度依然存在着差异。在对评价结果的对比分析中，我们可以发现各个地区在经济保障建设上的优势与不足，并且寻根溯源，找出优势来源于何处，不

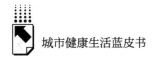
足归咎于哪里，最后取其精华，去其糟粕，借鉴优势经验提高居民经济保障程度，实现城市居民健康生活。

（三）为政府部门制定调节收入分配结构缩小贫富差距的措施提供依据

大力发展经济，为社会发展提供充裕且持续的物质财富的最终目标是使人民生活得更好，并最终实现人与社会的全面协调发展。收入不平等程度越严重，不同社会阶层之间的健康差异越大，社会阶层矛盾越尖锐。与社会上层群体相比，社会底层群体对于公共基础设施和社会保障的依赖度明显更高，但是这部分人群却恰恰决定了整个城市居民的经济保障程度。因此，本文通过健康生活经济保障评价说明了提高经济保障程度对于城市居民的健康生活具有的重要作用，而要想普遍提高经济保障的程度必须缩小贫富差距，保障社会底层人群的收入水平。在此，本文的经济保障评价在一定程度上为政府部门制定调节收入分配结构缩小贫富差距的措施提供依据。

二 城市健康生活经济保障评价指标体系构建

（一）国内外经济保障评价指标体系

构建健康生活经济保障评价的指标体系，要以经济为基础，从居民生活消费水平出发，借鉴国内外的相关指标体系，构建适合我国国情的城市健康生活经济保障指标体系。

随着经济的快速发展，城镇化脚步的不断加快，自20世纪90年代后期以来，城市的健康、城市居民的健康越来越多地被关注，相关的评价指标体系和方法也就成为研究热点，但目前尚没有一个统一的、权威的评价标准。以下对目前与城市健康生活相关的指标体系做简单介绍。

1996年，为协助各国建立可量化评估的健康城市指标，WHO起草9个方面79条指标，同年WHO与47个欧洲城市研拟出32个可具体量化的健康城市指标，其中社会经济指标8个，分别是住在不合居住标准的住宅中的居民比例、无家可归的估计人数、失业率、低于平均收入水平的个体比例、学龄前儿童托儿机构的比例、不同年龄组（小于20周，20~34周，35周以上）的活产儿的比例、堕胎率、残疾人就业比例。

自20世纪90年代中期以来，随着建设小康社会伟大工程的兴起，国家统计局会同国家计委和农业部等部门共同制定出了《全国人民小康生活水平的基本标准》《全国农村小康生活水平的基本标准》《全国城镇小康生活水平的基本标准》的标准体系，并得到了政府和社会的认同。这套标准一般从5个方面，用16项指标对小康生活标准进行界定。这5个方面是指：经济水平、物质生活、人口素质、精神生活和生活环境。其中，经济水平包括一项指标，即人均国内生产总值；物质生活指标包括6项：城镇人均可支配收入、农民人均纯收入、城镇人均住房使用面积、农村人均钢砖木结构住房面积、农村通公路的行政村、恩格尔系数。

2005年，北京国际城市发展研究院在中国城市论坛北京峰会上发布了《中国城市生活质量报告》。该报告根据影响城市生活质量的关键因素：衣、食、住、行、生、老、病、死、安、居、乐、业，构建了一个包括12项子系统的综合指数——"中国城市生活质量指数"，并以此来进行中国城市生活质量的综合评价。其中与经济保障相关的指标为居民收入子系统、消费结构子系统、居住质量子系统（见表1）。

表1　国内外机构城市健康生活经济保障评价指标体系

机构	名称	指标
世界卫生组织	健康城市指标	住在不合居住标准的住宅中的居民比例、无家可归的估计人数、失业率、低于平均收入水平的个体比例、学龄前儿童托儿机构的比例、不同年龄组（小于20周、20~34周、35周以上）的活产儿比例、堕胎率、残疾人就业比例
国家统计局会同国家计委和农业部等部门	《全国人民小康生活水平的基本标准》《全国农村小康生活水平的基本标准》《全国城镇小康生活水平的基本标准》	人均国内生产总值、城镇人均可支配收入、农民人均纯收入、城镇人均住房使用面积、农村人均钢砖木结构住房面积、农村通公路的行政村、恩格尔系数
北京国际城市发展研究院（2005）	《中国城市生活质量报告》	城镇居民人均可支配收入、城镇居民人均消费性支出、恩格尔系数、人均住房使用面积

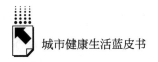

黄光宇、陈勇等在生态城市综合指标体系中提出了三大类指标——社会生态文明度指标、经济生态高效度指标和自然生态和谐度指标，以此反映、考核和评价生态城市社会、经济与生态环境的各方面情况与综合效应。其中经济生态高效度指标包括经济发展效率高、经济发展水平适度和经济持续发展能力强，包括单位 GDP 能耗、知识产业比重、恩格尔系数、人均 GDP、自来水普及率、人均居住面积、交通设施水平、高科技产业产值占 GDP 的比重、第三产业产值占 GDP 的比重、水资源供给水平、能源供给水平等。

范柏乃依据生活质量评价体系应该包含的经济学、社会学和心理学三个层面的评价指标，再结合城市居民生活的特征，从收入、消费、教育、居住、健康、生活设施、文化休闲、社会治安、社会保障和生态环境 10 个领域，遴选了 64 个评价指标构成了中国城市居民生活质量的评价体系。其中与经济保障相关的指标为收入、消费和居住三个指标，包括适龄人口就业率、人均 GDP、人均可支配收入、人均储蓄存款余额、经济增长率、职业满意度、收入满意度、人均消费总支出、恩格尔系数、人均电费支出、人均电话和移动电话费支出、消费满意度、人均住房面积、人均住房开支、住房困难人口比重、住房拥挤程度、住房满意度等。

余宏在研究上海城市居民生活质量时，在以上生活质量内涵与要素框架的基础上演化出 6 大类指标来加以刻画和描述。它们分别是：社会保障与公平指标、生活消费水平指标、城市设施水平指标、城市环境质量指标、城市公共卫生指标、教育科技指标。其中社会保障与公平指标包括人均国内生产总值、人均地方财政收入、在岗职工平均工资、就业率、人均承保额、第三产业占 GDP 的比重、当年实际使用外资金额、人均储蓄年末余额、城市社会公平；生活消费水平指标包括：人均住房面积、人均生活用水量、人均生活用电量、人均煤气用量、人均液化石油气家庭用量、人均社会消费零售总额、恩格尔系数。

史舸、吴志强等在可持续发展中国人居环境评价体系研究中用了 5 个一级指标和 30 个二级指标来评价城镇环境。其中经济发展指标有市区 GDP、农林牧渔业产值、固定资产投资总额、人均 GDP、工业企业百元资金实现利税、第三产业占 GDP 的比重、住宅占固定资产投资总额百分比。

阮师漫等在国家卫生城市创建的评价指标中，认为社会经济指标的核心为社会治理机制。城镇居民最低生活保障标准等 5 个基本社会保障指标主要反映城市社会保障的基本情况，为国家卫生城市评价工作提供背景信息的同时，也可反映国家卫生城市创建产生的社会影响。该类指标还包含地区生产总值（GDP）、城镇居民可支配收入、单位 GDP 能耗等 8 个经济指标，旨在反映国家卫生城市创建对经济产生的间接影响。

武占云、单菁菁、耿亚男基于上述城市健康发展的内涵与特征，结合各地健康城市建设的具体实践，从健康经济、健康文化、健康社会、健康环境和健康管理等 5 个方面，构建一套城市健康发展评价指标体系，其中健康经济项下指标为发展水平包括人均可支配收入、人均地方财政一般预算内收入，消费水平包括恩格尔系数，投资效率包括固定资产投资效率，生产效率包括工业劳动生产率和人均 GDP。

许燕、郭俊香、夏时畅、胡伟、陈士华、叶真等人采用德尔菲法建立一套科学的国家卫生城市综合评价指标体系，以定量评估城市在卫生创建前后的变化。其中与经济保障有关指标有：人均 GDP、城市建设、维护资金投入、环境保护治理资金投入、城镇居民年人均可支配收入、农村居民年人均纯收入、恩格尔系数（见表 2）。

表 2　国内学者采用的城市健康生活经济保障评价指标体系

作者	论文	主要指标
黄光宇、陈勇	《生态城市概念及其规划设计方法研究》(1997)	单位 GDP 能耗、知识产业比重、恩格尔系数、人均 GDP、自来水普及率、人均居住面积、交通设施水平、高科技产业产值占 GDP 的比重、第三产业产值占 GDP 的比重、水资源供给水平、能源供给水平
范柏乃	《我国城市居民生活质量评价体系的构建与实际测度》(2006)	适龄人口就业率、人均 GDP、人均可支配收入、人均储蓄存款余额、经济增长率、职业满意度、收入满意度、人均消费总支出、恩格尔系数、人均电费支出、人均电话和移动电话费支出、消费满意度、人均住房面积、人均住房开支、住房困难人口比重、住房拥挤程度、住房满意度

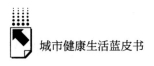
续表

作者	论文	主要指标
余宏	《上海城市居民生活质量研究》(2007)	人均国内生产总值、人均地方财政收入、在岗职工平均工资、就业率、人均承保额、第三产业占GDP的比重、当年实际使用外资金额、人均储蓄年末余额、城市社会公平、人均住房面积、人均生活用水量、人均生活用电量、人均煤气用量、人均液化石油气家庭用量、人均社会消费零售总额、恩格尔系数
史舸、吴志强等	《城市规划理论类型划分的研究综述》(2009)	市区GDP、农林牧渔业产值、固定资产投资总额、人均GDP、工业企业百元资金实现利税、第三产业占GDP的比重、住宅占固定资产投资总额百分比
阮师漫等	《国家卫生城市创建综合评价研究》(2015)	居民在本城市生活的舒适程度、城镇居民最低生活保障标准、城镇居民人均住房建筑面积、最低生活保障线下人口比例、招商引资、人均GDP增长率等
武占云、单菁菁、耿亚男	《中国城市健康发展评价》(2015)	人均可支配收入、人均地方财政一般预算内收入、恩格尔系数、固定资产投资效率、工业劳动生产率、人均GDP
许燕、郭俊香等	《国家卫生城市综合评价指标体系研究》(2016)	人均GDP、城镇居民年人均可支配收入、农村居民年人均纯收入、恩格尔系数等

（二）健康生活经济保障评价指标体系构建

城市居民健康生活经济保障指标体系中的经济保障是指影响居民生活质量的物质基础，是和人们生活有直接密切关联的经济条件，能普遍直观了解的生活质量的指标。

经济保障是居民生活质量的核心内容。经济保障为居民提供了物质保障，是提高居民生活质量的基本因素，主要包括反映居民收入水平的经济基础和反映居民消费水平的生活消费领域。经济基础是居民健康生活的物质保障，反映了国家经济发展的水平及居民获得高质量生活的能力。生活消费领域是居民提高生活质量和全面发展的具体体现，强调了物质的供给水平，反映了人们物质需求的满足程度。

在居民健康生活经济保障评价的量化指标选取上，本报告在参考国内外相关评价指标基础上，结合我国的实际情况，从经济保障的角度演化出两大类指标来加以刻画和描述。其中，第一个指标：经济基础；第二个指标：生活消费。在此基础上建立一个由两个层次指标构成的居民健康生活经济保障评价的指标体系，总共选取了 10 个指标。

各指标权重采用专家会议法确定，邀请了相关领域的 20 多名专家，第一轮打分后将权重均值反馈后进行第二轮打分，如此经过三轮后权重趋于稳定。各项指标解释如下：

人均国内生产总值：按市场价格计算的一个国家（或地区）所有常住单位在一定时期内生产活动的最终成果的人均值。只有全社会生产更多产品，人们的需求才能得到满足。

人均可支配收入：指一定时期内，居民家庭在支付个人所得税及其他经常性转移支出后所余下的实际收入。

人均储蓄年末余额：居民储蓄余额是指一定时点上居民在各种储蓄机构储蓄的总金额。它是居民可支配收入中用于消费后的剩余购买力。储蓄余额实际上是居民为推迟消费所做的一种准备。

人均公共财政支出：公共财政支出是以政府为主体，以政府的事权为依据进行的一种货币资金的支出活动。公共财政支出的数额和范围反映了政府介入经济生活和社会生活的规模和深度。

人均住房面积：反映城市居民居住水平，是用家庭住房的居住面积除以家庭的常住人口求得。

人均生活用水量：指每一用水人口平均每年的生活用水量。（本定义是指使用公共供水设施或自建供水设计供水的，城市居民家庭日常生活使用的自来水。其具体含义为用水人是城市居民，用水地是家庭，用水性质是维持日常生活使用的自来水。）

人均生活用电量：指每一用电人口平均每年城镇居民照明及家用电器用电。

人均煤气用量：指每年使用煤气的家庭的人均用量。

人均液化石油气家庭用量：指每年使用液化石油气的家庭的人均用量。

人均社会消费零售总额：城乡居民用于生活消费商品的支出金额；反映一定时期内人民物质文化生活水平的提高情况，反映社会商品购买力的实现程度，以及零售市场的规模状况。

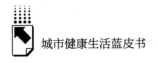

将以上 10 个指标，按照一、二级指标进行汇总，建立健康生活保障评价指标体系，如表 3 所示。

表 3   城市健康生活经济保障评价指标体系

一级指标	权重	二级指标	权重
A 经济基础	0.543	A1 人均国内生产总值	0.196
		A2 人均可支配收入	0.394
		A3 人均储蓄年末余额	0.326
		A4 人均公共财政支出	0.084
B 生活消费	0.457	B1 人均住房面积	0.280
		B2 人均生活用水量	0.170
		B3 人均生活用电量	0.130
		B4 人均煤气用量	0.090
		B5 人均液化石油气家庭用量	0.100
		B6 人均社会消费零售总额	0.230

（三）评价指标数据来源

本书选取了中国大陆 289 个地级及以上城市作为研究对象，基本涵盖了全国的所有地级以上城市，根据表 3 所列的指标体系，选取中国 289 个城市相关的健康生活经济保障评价数据，原始数据来源于 2017 年《中国城市统计年鉴》、各个城市统计公报、各省统计年鉴等。

三   健康生活经济保障评价结果

通过专家会议法，邀请了相关领域的 20 多名专家，经过几轮的反复商榷检验最终赋予健康生活经济保障各级指标以权重，利用线性加权法，对 289 个城市的健康生活经济保障水平进行评价。根据评价结果，我们按照得分高低进行排名，将其分为健康生活经济保障评价 50 强城市及其他城市，详见表 4、表 6。

表4　城市健康生活经济保障评价50强城市

排名	城市	所属省份	得分
1	深圳市	广东省	74.06
2	东莞市	广东省	72.46
3	鄂尔多斯市	内蒙古自治区	69.55
4	北京市	北京市	54.96
5	广州市	广东省	53.92
6	上海市	上海市	52.69
7	宁波市	浙江省	51.85
8	苏州市	江苏省	49.89
9	佛山市	广东省	49.22
10	拉萨市	西藏自治区	48.68
11	杭州市	浙江省	47.79
12	珠海市	广东省	47.79
13	长沙市	湖南省	46.69
14	福州市	福建省	46.30
15	无锡市	江苏省	45.99
16	温州市	浙江省	44.97P
17	南京市	江苏省	43.44
18	呼和浩特市	内蒙古自治区	43.41
19	中山市	广东省	43.30
20	武汉市	湖北省	43.19
21	厦门市	福建省	43.09
22	青岛市	山东省	41.76
23	包头市	内蒙古自治区	40.69
24	常州市	江苏省	40.63
25	嘉兴市	浙江省	40.35
26	克拉玛依	新疆维吾尔自治区	40.15
27	东营市	山东省	39.48
28	绍兴市	浙江省	39.14
29	舟山市	浙江省	38.73
30	泉州市	福建省	38.69
31	昆明市	云南省	38.53
32	镇江市	江苏省	38.40
33	成都市	四川省	38.37
34	合肥市	安徽省	38.13

排名	城市	所属省份	得分
35	郑州市	河南省	37.51
36	大连市	辽宁省	37.29
37	台州市	浙江省	37.13
38	金华市	浙江省	36.76
39	烟台市	山东省	36.48
40	惠州市	广东省	36.38
41	济南市	山东省	36.38
42	湖州市	浙江省	35.82
43	威海市	山东省	35.79
44	南通市	江苏省	35.78
45	天津市	天津市	35.03
46	三亚市	海南省	35.03
47	沈阳市	辽宁省	34.87
48	乌鲁木齐市	新疆维吾尔自治区	34.56
49	株洲市	湖南省	33.88
50	西安市	陕西省	33.72
平均得分	—	—	43.17

（一）城市健康生活经济保障城市排名

从评价结果来看，50强城市的健康生活经济保障水平平均得分为43.17分，而仅20个城市的健康生活经济保障水平超过平均得分，在50强城市中60%的城市低于平均分。排名前50的城市主要集中在北上广、苏浙沪这些经济发达地区，其次是经济发展还不错的省会城市。50强城市中前4名城市得分差距较大，广东省深圳市得分最高，为74.06分，第二名城市仍属于广东省，东莞市72.46分，第一名与第二名间相差1.6分，东莞市与第三名内蒙古鄂尔多斯市相差2.91分，第三名鄂尔多斯与第四名北京市相差14.59分，而从第五名的广州市开始至第五十名的西安市的得分分布相对均匀，以平均0.84分的差距递减。同样位列50强城市中，有13个城市得分不及深圳市一半的得分，陕西省西安市得分最低，只有33.72分，与深圳市之间存在40.34分的巨大差距。可见健康生活经济保障水平较高的50个城市中，高分城市数量少且差距大，低分城市数量多但差距较小。

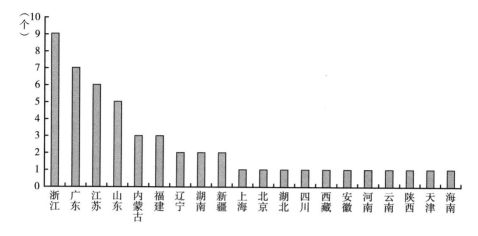

图1 城市健康生活经济保障评价 50 强城市的省份分布

我们对健康生活经济保障评价 50 强城市中，各省所属的城市个数进行归总，得出柱形分布图（见图1）。50 强城市的总平均得分为 43.17 分。50 强中，城市数量排名前三的省份是浙江省、广东省以及江苏省。浙江省包括宁波、杭州、温州、舟山等 9 个城市，广东省包括深圳、东莞、广州等 7 城市，江苏省包括苏州、无锡、南京等 6 个城市。浙江省 50 强城市的平均分为 41.39 分，广东省 50 强城市的平均分为 53.88 分，虽然浙江省 50 强城市数量多于广东省，但平均分不仅低于广东省也低于 50 强城市总平均得分。50 强城市数量排名第三的江苏省 50 强城市平均得分为 42.36 分，低于广东省略高于浙江省，并且未能达到总平均得分。山东省共有青岛、东营、济南等 5 个城市位列 50 强，平均分为 37.98 分，低于总平均分，内蒙古自治区有鄂尔多斯市、呼和浩特市及包头市 3 个城市位列 50 强，其中鄂尔多斯市的得分偏高为 69.55 分，呼和浩特市得分为 43.41 分，超过了总平均水平，包头市的得分为 40.69 分，平均分仅次于广东省。福建省也有 3 个城市位列 50 强，分别是福州、厦门、泉州，其中福州得分高于总平均分。辽宁省同样有大连、沈阳两个城市入驻 50 强，但是分数都未能达到总平均分。湖南省的长沙市和株洲市为 50 强城市，平均分为 40.29 分，低于总平均分，新疆维吾尔自治区的克拉玛依市和乌鲁木齐市为 50 强城市，平均分为 37.36 分，低于总平均分。上海、北京、湖北、四川、西藏、安徽、河南、云南、陕西、天津、海南 11 个省份各有一个城市位于 50 强，其余省份城市均在 50 强之外。

表 5   城市健康生活经济保障评价 50 强城市的地区分布

地区分类	主要省份	代表城市	平均得分
东部	上海市、北京市、广东省、福建省、浙江省、江苏省、山东省、辽宁省、天津市、海南省	上海、北京、深圳、福州、宁波、苏州、东营、大连、天津、三亚等 36 个城市	43.66
中部	安徽省、河南省、湖北省、湖南省	合肥、郑州、武汉、长沙等 5 个城市	39.88
西部	内蒙古自治区、四川省、云南省、西藏自治区、陕西省、新疆维吾尔自治区	鄂尔多斯、成都、昆明、拉萨、西安、乌鲁木齐等 9 个城市	43.07

按照东、中、西部区域划分标准，对 50 强进行区域划分，从区域角度进行观察（见表 5）。在健康生活经济保障评价排名前 50 位的城市中，位于东部地区的城市有 36 个，占总数的 72%，这 36 个城市的健康生活指数平均得分为 43.66 分，高于总平均分。西部地区的 50 强城市有 9 个，占总数的 18%，平均分为 43.07 分，略低于 50 强城市总平均分。中部地区入 50 强的城市数量最少，仅 5 个，区域平均得分为 39.88 分，其区域平均得分低于 50 强城市总平均分。其中，健康生活经济保障评价得分位居东部地区首位的是深圳市，健康生活经济保障评价得分位居中部地区首位的是长沙市，健康生活经济保障评价得分位居西部地区首位的是鄂尔多斯市。由此可以看出我国健康生活经济保障水平存在地区差异，东部地区经济保障水平较高，中西部地区经济保障水平较低，远远落后于东部地区。

表 6   城市健康生活经济保障评价其他城市

排名	城市	所属省份	得分
51	晋城市	山西省	33.65
52	西宁市	青海省	33.38
53	柳州市	广西壮族自治区	33.26
54	呼伦贝尔市	内蒙古自治区	32.88
55	淄博市	山东省	32.57
56	兰州市	甘肃省	32.25
57	大庆市	黑龙江省	32.11
58	银川市	宁夏回族自治区	32.09

排名	城市	所属省份	得分
59	南昌市	江西省	31.72
60	丽水市	浙江省	31.68
61	乌海市	内蒙古自治区	31.58
62	太原市	山西省	31.57
63	怀化市	湖南省	31.32
64	嘉峪关市	甘肃省	31.15
65	三明市	福建省	31.14
66	漳州市	福建省	31.10
67	乌兰察布市	内蒙古自治区	31.06
68	廊坊市	河北省	30.69
69	扬州市	江苏省	30.57
70	九江市	江西省	30.19
71	宜昌市	湖北省	30.18
72	泰州市	江苏省	30.18
73	贵阳市	贵州省	29.96
74	榆林市	陕西省	29.86
75	马鞍山市	安徽省	29.78
76	攀枝花市	四川省	29.76
77	景德镇市	江西省	29.57
78	海口市	海南省	29.46
79	湘潭市	湖南省	29.43
80	哈尔滨市	黑龙江省	29.41
81	盘锦市	辽宁省	29.07
82	六盘水市	贵州省	28.99
83	沧州市	河北省	28.64
84	唐山市	河北省	28.60
85	南宁市	广西壮族自治区	28.60
86	衡阳市	湖南省	28.57
87	长春市	吉林省	28.50
88	河源市	广东省	28.25
89	长治市	山西省	28.24
90	秦皇岛市	河北省	28.13
91	鹰潭市	江西省	28.12
92	潍坊市	山东省	28.11
93	洛阳市	河南省	27.99

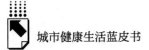

续表

排名	城市	所属省份	得分
94	鞍山市	辽宁省	27.67
95	郴州市	湖南省	27.37
96	芜湖市	安徽省	27.20
97	黄冈市	湖北省	27.17
98	金昌市	甘肃省	27.16
99	北海市	广西壮族自治区	27.13
100	江门市	广东省	26.78
101	桂林市	广西壮族自治区	26.71
102	延安市	陕西省	26.69
103	丽江市	云南省	26.59
104	营口市	辽宁省	26.52
105	铜陵市	安徽省	26.40
106	济宁市	山东省	26.21
107	韶关市	广东省	26.20
108	黄山市	安徽省	26.15
109	荆门市	湖北省	26.12
110	石家庄	河北省	26.10
111	岳阳市	湖南省	26.07
112	衢州市	浙江省	25.96
113	新余市	江西省	25.86
114	咸阳市	陕西省	25.85
115	滨州市	山东省	25.83
116	德阳市	四川省	25.72
117	黄石市	湖北省	25.71
118	安庆市	安徽省	25.69
119	石嘴山市	宁夏回族自治区	25.54
120	百色市	广西壮族自治区	25.53
121	随州市	湖北省	25.46
122	牡丹江市	黑龙江省	25.40
123	吉林市	吉林省	25.37
124	铁岭市	辽宁省	25.36
125	锦州市	辽宁省	25.17
126	蚌埠市	安徽省	25.12
127	晋中市	山西省	25.01
128	丹东市	辽宁省	24.85

排名	城市	所属省份	得分
129	泰安市	山东省	24.82
130	新乡市	河南省	24.82
131	龙岩市	福建省	24.80
132	辽源市	吉林省	24.74
133	临沂市	山东省	24.72
134	濮阳市	河南省	24.71
135	滁州市	安徽省	24.67
136	徐州市	江苏省	24.64
137	辽阳市	辽宁省	24.56
138	吕梁市	山西省	24.56
139	通化市	吉林省	24.52
140	大同市	山西省	24.32
141	抚顺市	辽宁省	24.24
142	本溪市	辽宁省	24.03
143	十堰市	湖北省	23.99
144	娄底市	湖南省	23.82
145	绵阳市	四川省	23.81
146	盐城市	江苏省	23.79
147	巴彦淖尔市	内蒙古自治区	23.78
148	七台河市	黑龙江省	23.70
149	伊春市	黑龙江省	23.65
150	焦作市	河南省	23.60
151	阳泉市	山西省	23.58
152	襄阳市	湖北省	23.50
153	曲靖市	云南省	23.41
154	莱芜市	山东省	23.34
155	日照市	山东省	23.23
156	莆田市	福建省	23.19
157	萍乡市	江西省	23.19
158	肇庆市	广东省	23.16
159	内江市	四川省	23.14
160	宁德市	福建省	23.05
161	平顶山市	河南省	23.04
162	白银市	甘肃省	23.02
163	玉溪市	云南省	22.99

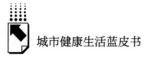

排名	城市	所属省份	得分
164	酒泉市	甘肃省	22.86
165	松原市	吉林省	22.84
166	荆州市	湖北省	22.83
167	邵阳市	湖南省	22.82
168	普洱市	云南省	22.71
169	安阳市	河南省	22.68
170	四平市	吉林省	22.65
171	湛江市	广东省	22.62
172	重庆市	重庆市	22.61
173	临汾市	山西省	22.60
174	德州市	山东省	22.59
175	佳木斯市	黑龙江省	22.56
176	连云港市	江苏省	22.48
177	宝鸡市	陕西省	22.44
178	通辽市	内蒙古自治区	22.38
179	吉安市	江西省	22.31
180	朔州市	山西省	22.22
181	乐山市	四川省	22.21
182	黑河市	黑龙江省	22.20
183	运城市	山西省	22.19
184	承德市	河北省	22.13
185	淮安市	江苏省	22.05
186	玉林市	广西壮族自治区	21.99
187	常德市	湖南省	21.89
188	赣州市	江西省	21.75
189	泸州市	四川省	21.72
190	咸宁市	湖北省	21.70
191	阳江市	广东省	21.68
192	阜新市	辽宁省	21.61
193	赤峰市	内蒙古自治区	21.59
194	许昌市	河南省	21.48
195	汉中市	陕西省	21.41
196	防城港市	广西壮族自治区	21.39
197	朝阳市	辽宁省	21.29
198	双鸭山市	黑龙江省	21.09

排名	城市	所属省份	得分
199	淮北市	安徽省	21.08
200	三门峡市	河南省	21.06
201	吴忠市	宁夏回族自治区	21.04
202	鸡西市	黑龙江省	20.97
203	眉山市	四川省	20.92
204	梧州市	广西壮族自治区	20.91
205	聊城市	山东省	20.90
206	南阳市	河南省	20.86
207	自贡市	四川省	20.85
208	葫芦岛市	辽宁省	20.80
209	忻州市	山西省	20.76
210	汕头市	广东省	20.64
211	宜宾市	四川省	20.57
212	白山市	吉林省	20.54
213	梅州市	广东省	20.45
214	宣城市	安徽省	20.36
215	南平市	福建省	20.33
216	邢台市	河北省	20.31
217	鄂州市	湖北省	20.28
218	孝感市	湖北省	20.10
219	渭南市	陕西省	20.07
220	枣庄市	山东省	20.02
221	鹤壁市	河南省	19.91
222	商洛市	陕西省	19.90
223	淮南市	安徽省	19.89
224	庆阳市	甘肃省	19.88
225	清远市	广东省	19.85
226	雅安市	四川省	19.75
227	白城市	吉林省	19.57
228	驻马店市	河南省	19.57
229	上饶市	江西省	19.51
230	河池市	广西壮族自治区	19.50
231	周口市	河南省	19.44
232	池州市	安徽省	19.33
233	南充市	四川省	19.31

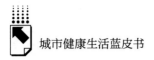

排名	城市	所属省份	得分
234	衡水市	河北省	19.26
235	开封市	河南省	19.22
236	邯郸市	河北省	19.14
237	抚州市	江西省	18.99
238	广安市	四川省	18.88
239	遵义市	贵州省	18.82
240	宜春市	江西省	18.49
241	张掖市	甘肃省	18.44
242	广元市	四川省	18.42
243	益阳市	湖南省	18.38
244	鹤岗市	黑龙江省	18.36
245	铜川市	陕西省	18.31
246	海东市	青海省	18.30
247	漯河市	河南省	18.26
248	崇左市	广西壮族自治区	18.25
249	中卫市	宁夏回族自治区	18.07
250	钦州市	广西壮族自治区	17.93
251	茂名市	广东省	17.89
252	遂宁市	四川省	17.83
253	永州市	湖南省	17.80
254	信阳市	河南省	17.75
255	张家界市	湖南省	17.75
256	齐齐哈尔市	黑龙江省	17.64
257	达州市	四川省	17.62
258	临沧市	云南省	17.60
259	资阳市	四川省	17.42
260	阜阳市	安徽省	17.28
261	汕尾市	广东省	17.25
262	商丘市	河南省	17.20
263	宿迁市	江苏省	17.16
264	安康市	陕西省	17.10
265	保定市	河北省	17.03
266	揭阳市	广东省	17.02
267	张家口市	河北省	16.97
268	保山市	云南省	16.68

续表

排名	城市	所属省份	得分
269	绥化市	黑龙江省	16.60
270	来宾市	广西壮族自治区	16.58
271	潮州市	广东省	16.38
272	菏泽市	山东省	16.11
273	武威市	甘肃省	15.87
274	宿州市	安徽省	15.86
275	贺州市	广西壮族自治区	15.83
276	云浮市	广东省	15.70
277	安顺市	贵州省	15.64
278	贵港市	广西壮族自治区	15.63
279	铜仁市	贵州省	15.54
280	固原市	宁夏回族自治区	15.53
281	巴中市	四川省	15.43
282	六安市	安徽省	15.23
283	天水市	甘肃省	15.15
284	亳州市	安徽省	15.06
285	平凉市	甘肃省	15.04
286	毕节市	贵州省	14.20
287	昭通市	云南省	13.76
288	定西市	甘肃省	13.19
289	陇南市	甘肃省	12.73
平均得分	—	—	22.96

如表6所示，从第51名的晋城市至第289名的陇南市来看，其得分情况以约0.09分的差距呈现缓慢的下降趋势，平均得分为22.96分。第51名晋城市与第289名陇南市的得分差距为20.92分。与健康生活经济保障评价50强城市相对应，健康生活指数得分较低的后50个城市是从第240名的江西省宜春市至排名第289名的陇南市，最高分18.49分，最低分12.73分。可见，健康生活经济保障水平低的城市之间差距并不大。

总体上来看，289个城市的健康生活经济保障评价得分在30分以下的城市数量占到了75%，289个城市的平均得分为26.46分，平均分以上的城市有104个，只占总城市数的36%，而这104个城市中，46%的城市得分集中在

20～30分。由此可以看出低分聚集程度过高，说明应该采取更多积极有效的措施提高居民的经济生活。

（二）城市健康生活经济保障评价的省际分析

表7　我国31个省份城市健康生活经济保障评价平均得分及排名

排名	省份	得分
1	北京	54.96
2	上海	52.69
3	西藏	48.68
4	浙江	39.11
5	新疆	37.36
6	内蒙古	35.21
7	天津	35.03
8	江苏	32.69
9	海南	32.25
10	广东	31.95
11	福建	31.30
12	山东	28.14
13	湖南	26.60
14	辽宁	26.24
15	湖北	25.85
16	青海	25.84
17	山西	25.34
18	江西	24.52
19	吉林	23.59
20	陕西	23.54
21	河北	23.36
22	安徽	22.95
23	黑龙江	22.81
24	云南	22.78
25	重庆	22.61
26	宁夏	22.45
27	河南	22.30
28	广西	22.09
29	四川	21.76
30	甘肃	20.56
31	贵州	20.53
平均得分	—	29.20

为了更加直观、清楚地分析各个省份的健康生活经济保障水平，将表7的评价结果画成条形图，如图2所示。

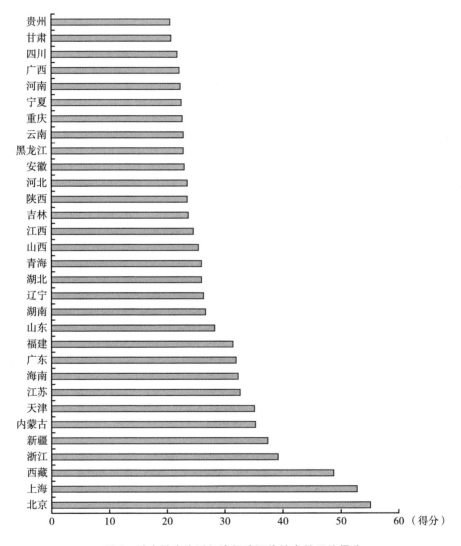

图2 城市健康生活经济保障评价的省份平均得分

将各省份的所有城市的得分加总平均得出该省份的得分，如表7所示。健康生活经济保障评价得分较高的省份为经济发达的省份，多集中在东部沿海地区。全国健康生活经济保障评价的平均分为29.20分，而在平均分以上的省份仅11

个，不到全国所有省份的一半。健康生活经济保障评价得分的高低与我国经济发展程度的高低呈正相关，说明健康生活经济保障与各地区的经济发展水平息息相关。

（三）健康生活经济保障评价的区域分析

将31个省份划分成东部、中部、西部三个区域。中部涵盖了8个省，分别为山西省、吉林省、黑龙江、安徽省、江西省、河南省、湖北省、湖南省。东部涵盖了11个省份，分别是北京市、天津市、河北省、辽宁省、上海市、江苏省、浙江省、福建省、山东省、广东省、海南省。西部涵盖了12个省份，分别为重庆市、四川省、贵州省、云南省、西藏自治区、陕西省、甘肃省、青海省、宁夏回族自治区、新疆维吾尔自治区、广西壮族自治区、内蒙古自治区。从表8可以看出各个区域的平均得分及其排名。

表8　我国东、中、西部地区城市健康生活经济保障评价平均得分及排名

排名	区域	省份	组合得分	平均得分
1	东部	上海市	52.69	35.25
		北京市	54.96	
		浙江省	39.11	
		天津市	35.03	
		广东省	31.95	
		福建省	31.30	
		江苏省	32.69	
		山东省	28.14	
		海南省	32.25	
		辽宁省	26.24	
		河北省	23.36	
2	西部	西藏自治区	48.68	26.95
		新疆维吾尔自治区	37.36	
		内蒙古自治区	35.21	
		陕西省	23.54	
		青海省	25.84	
		重庆市	22.61	
		贵州省	20.53	
		广西壮族自治区	22.09	
		云南省	22.78	
		四川省	21.76	
		宁夏回族自治区	22.45	
		甘肃省	20.56	

续表

排名	区域	省份	组合得分	平均得分
3	中部	湖南省	26.60	24.25
		湖北省	25.85	
		山西省	25.34	
		江西省	24.52	
		安徽省	22.95	
		河南省	22.30	
		黑龙江省	22.81	
		吉林省	23.59	
平均得分	—	—	—	28.82

同样，为了更加清楚地分析我国东部、中部、西部三个区域健康生活经济保障的情况，将表8的评价排名结果画成柱状图，如图3所示。

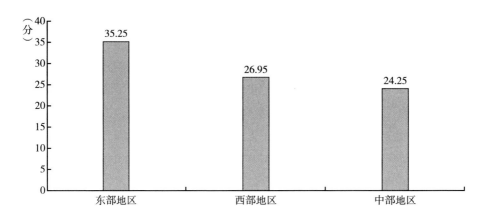

图3 我国东、中、西部地区城市健康生活经济保障评价平均得分情况

从经济保障评价区域得分来看，由高到低分别为东部地区、西部地区和中部地区，其平均分分别为35.25、26.95和24.25。三个地区的平均分为28.82分，只有东部地区在平均分以上，其他两个地区均在平均分以下，但是差距不大。此外，尽管中部地区的经济发展水平高于西部地区，但是西部地区的健康生活经济保障水平却高于中部地区。可见，健康生活经济保障水平受到多重因素的影响，经济发展水平只是其中一个影响因素。虽然中部地区经济保障总量

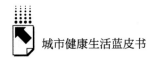
很大但人口总数大，人均经济保障水平不高。因此，对于健康生活经济保障水平而言，应该更加注重落实到城市的每个居民的人均水平。

四 城市健康生活经济保障评价指标深度分析

（一）指标深度分析

1. 经济基础二级指标均值分析

在经济基础的二级指标中，所有城市人均可支配收入均分最高，为51.73分，其次是人均国内生产总值，均分为24.91分，人均储蓄年末余额均分为22.91分，最低的是人均公共财政支出，均分为17.45分。由于我国贫富差距比较大，经济富裕的一类居民会选择再投资而不是储蓄，而绝大部分居民经济条件一般，除了维持日常的生活开支之外，文化、休闲、教育、医疗等支出也在不断增加，这一系列支出的增加使得居民并没有过多的储蓄。虽然我国的GDP总量较大，但是我国人口基数也很大，使得我国人均GDP比较低。从我国财政支出的宏观结构来看，我国的财政支出占我国GDP的比重过低。各项社会公益性支出，如社会保障、医疗卫生、教育支出等方面比重较低。因此虽然人均可支配收入对经济基础得分具有较大的影响，但是，人均储蓄年末余额、人均公共财政支出和人均国内生产总值的均分偏低，拉低了经济基础的得分水平。

2. 生活消费二级指标均值分析

在生活消费的二级指标中，所有城市人均社会消费零售总额的均分为24.52分，在6个指标中最高。人均社会消费零售总额是衡量居民用于日常生活消费支出的指标，它与居民的生活质量息息相关。由于城市居民可支配收入较多，在解决了基本温饱问题之后，居民会通过增加生活消费种类来提高自己的生活质量。人均住房面积与人均社会消费零售总额较为接近，为21.44分。"安居乐业"是中国的一大传统，中国人对房子有特殊的情节。房子是老百姓的依托，有了房子生活就有了最基本的保障。因此，房价的高低并不影响老百姓买房的热情。人均生活用电量，均分为17.70分，相对其他指标得分较高。随着家电种类增多和家电使用时间的延长，居民用电量不断增加。人均生活用

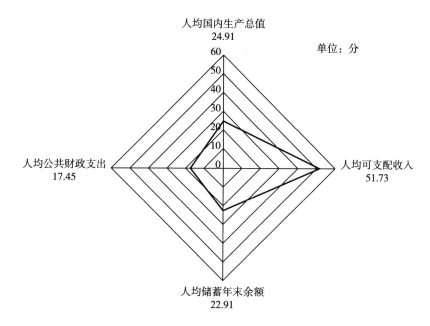

图4 城市健康生活经济保障评价经济基础二级指标均值

水量均分为15.92分，较之生活消费均分略低。由于我国水资源匮乏，一些缺水地区的城市居民甚至面临生活用水的难题，影响了生活质量，我国人均生活用水量处于较低水平。人均液化石油气家庭用量和人均煤气用量的均分亦略低，分别为4.00分和2.32分。伴随着生态环保理念的普及，管道煤气、液化石油气作为清洁能源，开始在城市居民生活中普及，在各种能源消费中占的比例越来越高。但是由于很多旧城区并未接入管道，以及各种电器对燃料的替代，使得居民对于煤气和液化石油气的使用率还不高。

3. 一级指标均值分析

所有城市经济基础均值为34.20分，生活消费均值为17.26分。经济基础的均值比生活消费的均值高，原因是居民的经济基础是居民生活消费的基本条件，只有在有经济基础的条件下，居民才能进行生活消费。因此在权重设置上，经济基础的权重高于生活消费。但是生活消费水平高低，还受到资源充裕程度、物价水平等因素的约束。因此，尽管经济基础的得分较高，但是受到其他因素的影响，我国城市居民生活消费的分值偏低，同时由于较高的权重，使得其对经济保障评价的影响较大。

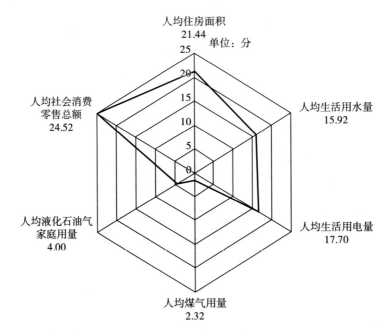

图5　城市健康生活经济保障评价生活消费二级指标均值

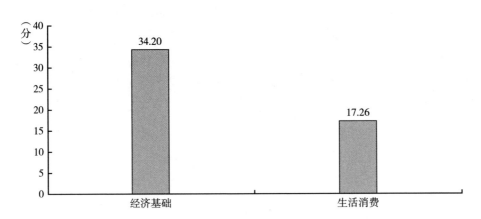

图6　城市健康生活经济保障评价一级指标均值

（二）地区差距分析

根据"二八定律"，为了分析各级指标的地区差距，先将指标从低到高排序，然后计算排名前20%城市的总值占所有指标汇总值的百分比，得到该指标的地区差距系数。该指标越大，说明地区差距越小；反之，指标越小，说明地区差距越大。

表9　城市健康生活经济保障评价一级指标和二级指标的地区差距系数

一级指标	差距系数（%）	二级指标	差距系数（%）
经济基础	16.04	人均国内生产总值	9.85
		人均可支配收入	17.74
		人均储蓄年末余额	9.09
		人均公共财政支出	9.36
生活消费	10.80	人均住房面积	9.51
		人均生活用水量	8.34
		人均生活用电量	10.66
		人均煤气用量	5.14
		人均液化石油气家庭用量	4.73
		人均社会销售零售总额	7.59

如表9所示，我们可以看出，在经济基础项下的4个指标中，人均可支配收入的差距系数最大，为17.74%，地区间的人均可支配收入差距较小，说明近年来我国积极推进收入分配制度改革初见成效，地区收入差距连年缩小，收入分配格局得到进一步改善。人均国内生产总值、人均储蓄年末余额和人均公共财政支出的差距系数分别为9.85%、9.09%和9.36%，显示出三者的地区差距都比较大，说明我国地区经济发展不平衡的现状仍未改变，区域经济发展差距较大。

生活消费项下的6个指标的差距系数都很小，说明这六个指标的地区差距都比较大。其中地区差距最大的是人均液化石油气家庭用量和人均煤气用量，差距系数分别为4.73%和5.14%。由于各个地区的能源分布存在着差异，天然气管道在一些经济较发达的地区开始得到普及，天然气逐渐取代煤气和液化石油气，并且电器的普及率也得到了提升，使得各个地区在煤气和天然气的使用上有较大的差距。人均社会消费零售总额的差距系数是7.59%，地区差距比较大主要是由于地区经济发展水平不同，各地区的物价水平不同、收入差距也较大。人均生活用水量的差距系数为8.34%，地区差距大的原因与各个地区所处之地的水源有很大的关系，我国淡水资源较为匮乏，而且在分布上存在地区差异，虽然有"南水北调"等工程，但只能解决基本的用水问题，因此，水资源丰富的地区的用水量自然与比水资源匮乏的地区多许多。人均住房面积的地区差距也是比较大的，差距系数为9.51%。我国人口众多，但地区分布存在差异，大量人口更愿意涌入经济发达的地区和城市，导致这些地区住房极其紧张，房价较高，而很多二三线城市的房子需求严重不足。人均生活用电量的差距系数为10.66%，虽然地区差距也不小，但是对比其他5个指标的地区差距，其差距算比较小的。电是现代居民生活必不可少的生活必需品，居民用电差距主要来源于电器的使用数量和使用时间，而电器的使用数量和使用时间跟居民的收入水平存在一定的联系。因此，人均生活用电存在地区差距受到了不同地区的居民收入差距的影响。

经济基础差距系数为16.04%，生活消费的差距系数为10.80%，生活消费的地区差距较大。因为，我国地区经济发展水平存在差距。经济增长初期，经济发展速度较快，居民的可支配收入增加速度加快，但是居民消费存在不理性行为，当收入增加时，需求也会增多，生活消费量会出现快速增长，这时，各地区的居民生活消费差距也会拉大。只有当经济发展到一定阶段后，政府采用一系列措施进行调控及居民消费观趋于理性化才会在一定程度上缩小居民消费差距。

（三）健康生活经济保障评价后50名城市分析

对应归总健康生活经济保障评价50强城市各省份所属的城市个数，我们对后50名也做了一个统计，得出柱形分布图，如图7所示。

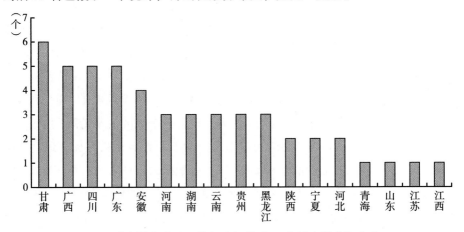

图7　城市健康生活经济保障评价后50名城市的省际分布

在排名位于后50位的城市中，有陇南市、张掖市、平凉市等6个城市辖属甘肃省，平均分为15.07分。广西壮族自治区紧随其后，崇左市、钦州市、贺州市等5个城市排名位于后50名，平均分为16.85分。四川与广西一样，有遂宁市、广元市、资阳市等5个城市排名位于后50名，平均分为17.34分。广东省也有5个城市排名位于后50名，平均分为16.85分。安徽省有4个城市深陷后50名之中，平均分分别为15.86分。河南省、湖南省、云南省、贵州省和黑龙江省各占3个名额，平均分分别为17.74分、17.98分、16.01分、15.13分和17.55分。陕西省、宁夏回族自治区和河北省各有2个城市落后在后50名，平均分分别是17.71分、16.80分和17.00分。最后，青海省、山东省、江西省和江苏省各有1个城市位于后50名之列。最后50名城市最高分为18.49分，最低分为12.73分，50座城市最大相差5.76分，各城市得分差距较小，都集中在10~20的分数段，说明后50名城市的经济保障水平基本雷同，普遍偏低。

表10　城市健康生活评价后50名城市的地区分布

地区分类	省份	城市	平均得分
中部	江西省、河南省、湖南省、黑龙江省、安徽省	宜春、信阳、益阳、鹤岗、阜阳等14个城市	17.26
西部	甘肃省、广西壮族自治区、四川省、云南省、贵州省、陕西省、宁夏回族自治区、青海省	张掖、崇左、广元、临沧、安顺、铜川、中卫、海东等27个城市	16.37
东部	广东省、江苏省、河北省、山东省	茂名、揭阳、宿迁、张家口、菏泽等9个城市	16.83

在健康生活经济保障评价较落后的后50名城市中，有27个位于西部地区，占总数的54%；14个城市位于中部地区，占总数的28%；9个城市位于东部地区，占总数的18%。在后50名的城市中，中部地区的城市平均分最高，为17.26分，东部地区次之，平均分为16.83分，西部地区最低，为16.37分。后50名的健康生活经济保障水平的地区差距相比较50强的差距更小。与50强城市的区域得分相比，位居后50名城市的分区域得分与其相差较远，可见这些地区的城市健康生活经济保障比较落后。

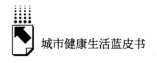

参考文献

[1] 武川正吾、佐藤博树编著《企业保障与社会保障》，中国劳动社会保障出版社，2003，第 34~41 页。

[2] 龚幼龙：《社会医学》（第三版），复旦大学出版社，2009，第 33~41 页。

[3] 李珍：《社会保障理论》，中国劳动社会保障出版社，2007，第 13~19 页。

[4] 钟晓妮、周燕荣：《健康与社会经济发展关系研究》，《研究与探索》2007 第 4 期，第 741~744 页。

[5] 北京大学 CCISSR 课题组：《论个人经济保障体系的建立》，《学习论坛》2004 年第 9 期，第 20~24 页。

[6] 张颢：《经济发展与健康的关系初探》，《经济视角》（中旬）2012 年第 4 期，第 113~115 页。

[7] 刁永柞：《论生活质量》，《经济学家》2003 年第 6 期，第 20~24 期。

[8] 梁志：《"经济增长阶段论"与美国对外开发援助政策》，《美国研究》2009 年第 1 期，第 120~137+5 页。

[9] 陈柳钦：《健康城市：城市发展新追求》，《中国国情国力》2008 年第 4 期，第 20~27 页。

[10] 黄光宇、陈勇：《生态城市概念及其规划设计方法研究》，《城市规划》1997 年第 6 期，第 17~20 页。

[11] 范柏乃：《我国城市居民生活质量评价体系的构建与实际测度》，《浙江大学学报》（人文社会科学版）2006 年第 4 期，第 122~131 页。

[12] 余宏：《上海城市居民生活质量研究》，上海大学博士学位论文，2008，第 11~19 页。

[13] 史舸、吴志强、孙雅楠：《城市规划理论类型划分的研究综述》，《国际城市规划》2009 第 1 期，第 48~55+83 页。

[14] 阮师漫：《国家卫生城市创建综合评价研究》，山东大学硕士学位论文，2015，第 20~24 页。

[15] 武占云、单菁菁、耿亚男：《中国城市健康发展评价》，《区域经济评论》2015 年第 1 期，第 146~152 页。

[16] 许燕、郭俊香、夏时畅、胡伟、陈士华、叶真：《国家卫生城市综合评价指标体系研究》，《浙江预防医学》2016 年第 3 期，第 247~251 页。

[17] Roett M. A. , "Wessel L. Help your patient 'get' what you just said: a health literacy guide," *Journal of Family Practice*, 2012, 61 (4): 19–24.

B.3
城市健康生活公共服务评价

俞立平　张俭琛　罗宇舟 执笔*

摘　要： 公共服务是保障城市居民健康生活的重要条件，其发展水平直接影响城市居民的生存与健康，建立科学合理的评价体系对于促进社会和谐和健康发展具有重要意义。本报告阐述了公共服务的内涵以及公共服务评价的意义，在借鉴国内外现有评价指标的基础上，从社会保障、社会稳定及基础设施三个方面选取 10 个指标，构建了我国城市居民健康生活公共服务评价指标体系，对全国 289 个地级及以上城市公共服务状况进行评价，并对评价结果进行了深度分析。

关键词： 公共服务　健康生活　评价指标

一　城市健康生活公共服务评价的意义

当前，健康中国战略正积极实施，大健康概念正在形成。如何保障和改善民生、使社会保持和谐稳定、公共服务体系充分发挥其效用、满足居民对健康生活的诉求，是一个亟须解决的课题。国内外关于城市公共服务评价的研究很多，但鲜有从居民健康生活角度来进行评价的。又由于各国国情不同，面临的问题不同，对评价体系的要求也不同。因此，建立科学合理、符合我国基本国

---

* 俞立平，博士，浙江工商大学"西湖学者"特聘教授，上海健康医学院客座教授，博士生导师，主要从事统计学、产业经济领域的研究；张俭琛，硕士，上海市戒毒康复中心副主任，上海浦江健康科学研究院副院长，主要从事健康管理研究；罗宇舟，广西高校引进海外高层次人才"百人计划"，国务院经济发展研究中心博士，主要从事机器学习研究。

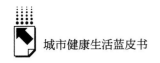
情的公共服务评价体系对于提高我国居民健康生活水平、维护社会和谐稳定以及促进经济健康发展等具有重要的现实意义。

第一，有助于监测和分析公共服务建设中存在的问题，提高资源的配置效率。

在公共服务相关项目的建设中，存在地区间和城乡间公共服务水平发展不平衡、资源环境约束增加、资源配置效率降低等问题，这不仅影响公共服务的可及性，阻碍公共服务水平的提高，还极大地威胁社会稳定。建立科学的公共服务评价体系，可以及时发现问题、优化建设方案、提高资源配置效率，为城市公共服务基础建设和谐有效进行提供支持。

第二，有助于完善公共服务体制机制，提升公共服务质量水平。

由于我国公共服务体系不够完善，缺少可持续的财政支持体制，缺乏规范的政府分工和问责机制，尚未形成区域间和城乡之间资源的公平配置制度等问题，严重影响了公共服务质量，制约了公共服务功能的有效发挥。通过对我国289个地级及以上城市健康生活公共服务的评价，可以找出不同城市及地区的优势和不足，借鉴优势城市的经验，完善政府的公共服务体制，提高居民生活公共服务质量。

第三，有助于提高居民健康生活水平，促进社会和谐。

没有全民健康，就没有全面小康。建设便捷、有效的公共服务体系，是居民健康生活的基本需求。通过城市健康生活公共服务评价，发现城市公共服务建设中的问题，避免资源错配，充分发挥公共服务效用，对于提升整体居民健康生活水平，促进社会和谐以及经济发展具有重要意义。

二 城市健康生活公共服务评价指标体系构建

（一）国内外公共服务的评价指标体系

目前，国内外关于公共服务的研究较多，对于城市健康生活中公共服务的评价来说，其评价指标体系和评价方法具有指导意义。

WHO（世界卫生组织）为了健康城市项目的评估与操作，提出了12个大项300多个小项的健康城市指标参考体系。这12个大项包括人群健康，城市基础设施，环境质量，家居与生活环境，社区作用及行动，生活方式及预防行为，保健、福利以及环境卫生服务，教育与授权，就业及产业，收入及家庭生活支出，地方经济及人口学统计。

2005 年，由北京国际城市发展研究院完成的《中国城市生活质量报告》根据影响城市居民生活的衣、食、住、行、生、老、病、死、安、居、乐、业，构建了"中国城市生活质量指数"，其中公共服务指数包括：人均住房使用面积、交通便利度、社保投入系数、城镇登记失业率、非正常死亡率等核心指数。

2008 年，我国第 10 个一号文件《中共中央国务院关于切实加强农业基础建设进一步促进农业发展农民增收的若干意见》中，明确了农村基本公共服务的内容包括义务教育、医疗服务、低生育、公共文化、社会保障体系、扶贫开发、农村公共交通、农村人居环境等。

2011 年，中国智慧工程研究会在北京发布中国智慧城市（镇）发展指数，首次提出幸福指数、管理指数和社会指数作为衡量中国智慧城市建设标准。2012 年，宁波市智慧城市规划标准发展研究院根据自身的发展特点，从智慧人群、智慧基础设施、智慧治理、智慧民生、智慧经济、智慧环境与智慧规划建设 7 个维度评价智慧城市建设。其中用人代会议提案立案数、政协委员提案立案数、听证会数量、一般公共服务支出（地方财政）、基本养老保险覆盖率、基本医疗保险覆盖率、网上预约挂号医院比例、人均交通卡拥有数量、城市交通诱导系统、公交站牌电子化率等指标来反映与人们衣食住行息息相关的公共服务水平。

2013 年，中国社会科学院发布的《城市蓝皮书·中国城市发展报告No. 11》同样构建了健康城市评价指标体系和评价模型。其指标体系以"健康经济、健康文化、健康社会、健康环境、健康管理"为主体框架构建一套城市健康发展评价指标体系，而健康社会包括生活水平、就业水平、公共服务、社会公正、社会保障等，凸显作为社会经济综合体的城市健康的全部特征。其中公共服务指标包括：城市登记失业率、人均受教育年限、R&D 经费占 GDP 比重、基尼系数、基本养老保险参保率、基本医疗保险参保率、意外事件发生率、刑事案件发生率、GDP/全年行政管理支出等。

2015 年，《中国城市基本公共服务力评价（2015）》是从医疗卫生、住房保障、公共交通、公共安全、社保就业、基础教育、城市环境、文化体育、公职服务等 9 个方面对全国 38 个主要城市的基本公共服务力进行全面的评估和研究，其中采用的公共服务指标有：道路拥挤度、公共交通便利性、公共交通舒适度、打车等待时间、公共交通整体满意度、人身安全、财产安全、食品安全、灾害防护、公共安全满意度、有房情况、保障性住房建设、住房保障整体满意度、幼儿教育、中学教育、基础教育整体满意度、就业服务、社会保障、小微企业扶持、社会保障和就业整体满意度、公职服务等待时间、公职服务服务态度、公职服务服务水平、公职服务服务环境、公职服务电子政务、公职服务整体满意度。

2015 年，《北京健康城市建设研究报告（2015）》中指出居民健康的生活与健康的城市与城乡规划、城市建设、市容环境卫生、环境保护、园林绿化、社会保障、人口均衡发展、城市交通发展、养老问题、医疗卫生、食品安全、精神文明建设、社区建设、全民健身等方面密切相关。其中健康北京"十二五"发展建设规划中期评估报告围绕健康人群、健康环境和健康社会，给出了与居民生活健康相关的 35 项指标，其中公共服务指标有：城镇职工、居民医疗保险参保率，新型农村合作医疗参合率，城乡居民健康档案建档率，重性精神疾病规范管理率，0～6 岁儿童系统管理率，居民基本健康知识知晓率，城镇登记失业率，全市从业人员平均受教育年限，经常参加体育锻炼的人数保持比例，人均体育用地，中心城公共交通出行比例，年万车交通事故死亡率，亿元 GDP 生产安全事故死亡率累计等指标。

2016 年，在上海召开的"第九届全球健康促进大会"达成了《健康城市上海共识》。《共识》进一步细化了健康城市建设中的优先领域，即建立更加公平更可持续的社会保障制度，提高城市贫困人口、贫民窟及非正式住房居民、移民和难民的健康与生活质量，消除各种歧视，消除城市中的传染性疾病，通过城市规划促进可持续的城市交通，实施可持续和安全的食品政策，建立无烟环境等。在卫生城市注重硬件建设的基础上，健康城市更突出软件建设。

2016 年 10 月，联合国第三次住房和城市可持续发展大会强调城市在结束贫困、构建健康包容的社会方面发挥着巨大作用，并达成《新城市议程》。其中与公共服务有关的主要是：城市治理、城市规划与设计、公共空间、就业与生活、基础设施与基本服务设施、交通与机动性、住房、非正规住宅等。

同年，第十一届全球人居环境论坛上，指导和评估可持续城市发展的先进标准《国际绿色范例新城（IGMC）标准 3.0》诞生，升级后的标准基于 10 项原则：绿色、弹性、高效、繁荣、平等、包容、健康、创新、个性及幸福，并通过科学细分的，贯穿经济、社会和环境三大领域的 15 个范畴及上百项技术。主要包括可持续的空间规划与设计、宜居社区、公共空间、绿色建筑、绿色交通和出行、低碳和能源效率、绿色生活、绿色经济、社会包容与公平、城市治理等指标。主要评价体系如表 1 所示。

表 1　国内外机构公共服务评价指标

机构	名称	指标
世界卫生组织	健康城市指标	人群健康,城市基础设施,环境质量,家居与生活环境,社区作用及行动,生活方式及预防行为,保健、福利以及环境卫生服务,教育与授权,就业及产业,收入及家庭生活支出,地方经济及人口学统计
北京国际城市发展研究院	《中国城市生活质量报告》	人均住房使用面积、交通便利度、社保投入系数、城镇登记失业率、非正常死亡率等
中共中央国务院	《中共中央国务院关于切实加强农业基础建设进一步促进农业发展农民增收的若干意见》	义务教育、医疗服务、低生育、公共文化、社会保障体系、扶贫开发、农村公共交通、农村人居环境等
宁波市智慧城市规划标准发展研究院	《宁波市智慧城市规划标准》	人代会议提案立案数、政协委员提案立案数、听证会数量、一般公共服务支出(地方财政)、基本养老保险覆盖率、基本医疗保险覆盖率、网上预约挂号医院比例、人均交通卡拥有数量、城市交通诱导系统、公交站牌电子化率等
中国社会科学院	《城市蓝皮书·中国城市发展报告 No. 11》	城市登记失业率、人均受教育年限、R&D 经费占 GDP 比重、基尼系数、基本养老保险参保率、基本医疗保险参保率、意外事件发生率、刑事案件发生率、GDP/全年行政管理支出等
中国社会科学院	《中国城市基本公共服务力评价(2015)》	道路拥挤度、公共交通便利性、公共交通舒适度、打车等待时间、公共交通整体满意度、人身安全、财产安全、食品安全、灾害防护、公共安全满意度、有房情况、保障性住房建设、住房保障整体满意度、幼儿教育、中学教育、基础教育整体满意度、就业服务、社会保障、小微企业扶持、社会保障和就业整体满意度、公职服务等待时间、公职服务服务态度、公职服务服务水平、公职服务服务环境、公职服务电子政务、公职服务整体满意度

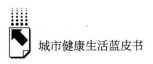

续表

机构	名称	指标
北京健康城市建设联合调查组	《北京健康城市建设研究报告(2015)》	城镇职工,居民医疗保险参保率,新型农村合作医疗参合率,城乡居民健康档案建档率,重性精神疾病规范管理率,0~6岁儿童系统管理率,居民基本健康知识知晓率,城镇登记失业率,全市从业人员平均受教育年限,经常参加体育锻炼的人数保持比例,人均体育用地,中心城公共交通出行比例,年万车交通事故死亡率,亿元GDP生产安全事故死亡率累计等指标
第九届全球健康促进大会	《健康城市上海共识》	建立更加公平更可持续的社会保障制度,提高城市贫困人口、贫民窟及非正式住房居民、移民和难民的健康与生活质量,消除各种歧视,消除城市中的传染性疾病,通过城市规划促进可持续的城市交通,实施可持续和安全的食品政策,建立无烟环境等
联合国第三次住房和城市可持续发展大会	《新城市议程》	城市治理、城市规划与设计、公共空间、就业与生活、基础设施与基本服务设施、交通与机动性、住房、非正规住宅等
第十一届全球人居环境论坛	《国际绿色范例新城(IGMC)标准3.0》	空间规划与设计、宜居社区、公共空间、绿色建筑、绿色交通和出行、低碳和能源效率、绿色生活、绿色经济、社会包容与公平、城市治理等

此外,国内加入健康城市行列的上海、杭州、苏州等城市,根据自身的发展需要,在世界卫生组织制定的健康城市评价体系下,对于自身的健康城市评价指标体系不断地创新和完善。基于国际和国家政策,国内对健康城市和居民健康生活中公共服务的评价指标的研究如表2所示。

表2 国内学者采用的公共服务评价指标

作者	名称	指标
周志田、王海燕等	《中国适宜人居城市研究与评价》(2004)	职工人均工资、城乡二元结构系数、失业率、人均保障总额、人均铺装道路面积、人均邮电业务总量、千人拥有电话数

作者	名称	指标
谢剑锋	《苏州市健康城市指标体系研究》（2005）	医疗保险覆盖率、城镇登记失业率、住宅成套率、区域供水普及率、饮用水水质符合国家饮用水卫生标准比例、健康住宅试点户数、城市污水集中处理率、普及二类以上公厕比例、公交站点平均覆盖率、公交出行比例、公交运营线路、万人拥有公交车辆、人均道路面积、养老保险覆盖率、工伤保险覆盖率、城市居民最低生活保障线、特困人群医疗救助比例、就业残疾人数占应就业残疾人数比例、犯罪率、万车交通事故死亡率、公共场所消防设施达标率、居住区安全监控比例、酒后驾车比例、健康社区数
周向红	《加拿大健康城市实践及其启示》（2006）	居民有健康保险比率、住在不适宜居住环境的比率、流动人口的人数、失业率、收入低于国民平均所得的比率、残疾人口就业率、社会公正
范柏乃	《我国城市居民生活质量评价体系的构建与实际测度》（2006）	医疗保险覆盖率、每万人拥有移动电话数、每万人拥有电脑数、生活设施满意度、刑事案件发案率、社会治安满意度、失业保险覆盖率、职工养老保险覆盖率、社会保障满意度
陈昌盛、蔡跃洲	《中国政府公共服务：体制变迁与地区综合评估》（2007）	基本的公共教育、公共卫生、社会保障、基础设施、公共安全
余宏	《上海城市居民生活质量研究》（2007）	在岗职工平均工资、就业率、人均承保额、人均拥有铺装道路面积、万人平均实有出租车、人均客运量、单位面积货运总量、单位面积固定资产投资总额、单位面积地产开发投资额
于海宁、成刚等	《我国健康城市建设指标体系比较分析》（2012）	基本医疗保险参保率、食品质量抽检合格率、人群吸烟率、城市公共交通出行比例、城镇登记失业率、万车交通事故死亡率、亿元GDP生产安全事故死亡率
杨敏	《城市宜居性研究与评价——以许昌市为例》（2012）	城市养老保险覆盖率、城市医疗保险覆盖率、城市失业保险覆盖率、火灾事故次数、交通事故次数、刑事案件次数、城市就业率、人均平均工资社会救济补助比重
李香者	《城乡公共服务一体化问题研究》（2012）	医疗保险、退休养老保险、失业保险、工伤保险、女职工生育险、最低生活保障、救灾救济、扶贫开发、公共就业、义务教育和公共卫生

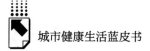

续表

作者	名称	指标
任晓辉、朱为群	《新型城镇化基本公共服务支出责任的界定》(2015)	一般政府行政管理、法律司法、就业和创业服务、就业援助、职业技能培训和技能鉴定、劳动关系协调、劳动保障监察、劳动人事争议调解仲裁、社会保险(基本养老、医疗、失业、工伤和生育)、社会救助(最低生活保障、自然灾害救助、医疗救助、流浪乞讨人员和未成年人救助)、社会福利(孤儿养育、基本殡葬服务、基本养老服务)、优质安抚、残疾人基本公共服务、廉租住房、公共租赁住房、棚户区改造、社会福利设施、市政设施(城镇道路及照明、桥涵、排水等)、公用设施(公共客运交通等)、自然安全(防汛、防震、防台风、防空等防灾设施,气象基本公共服务)、消防安全、食品消费安全、生产安全及社会治安
武占云、单菁菁等	《中国城市健康发展评价》(2015)	生活水平、就业水平(城市登记失业率)、公共服务、社会公正和社会保障、万人拥有医生数、万人拥有病床数、人均受教育年限、万人在校大学生数、R&D 经费占 GDP 比重、基尼系数、基本养老保险参保率、基本医疗保险参保率
徐俊兵、宋生瑛等	《福建县域基本公共服务均等化研究——基于泰尔指数法》(2016)	普通初中师生比、普通小学师生比、每万人拥有医疗机构床位数、每万人拥有卫生机构人员数、参加城乡居民养老保险人数、参加基本医疗保险人数、各种社会福利收养性单位数、各种社会福利手养性单位床位数、公路累计通车里程、固定电话用户
常忠哲、丁文广	《区域差异对民政基本公共服务均等化的影响研究》(2016)	非农业人口比重、大专以上人口占比、人均GDP、地方财政收入、地方财政自给率、第三产业比重、贫困发生率、千人社会服务业增加值、城镇居民人均可支配收入、农村居民人均纯收入、城镇居民人均消费支出、农村居民人均消费支出、社会捐赠额、社会福利支出、平均低保标准、千人卫技人员数、百万人社工助工师、千老年人养老床位数、民非和基金会占比
陈岱琪、孙思浓等	《基于 YAAHP 软件构建量化社会保障评价指标体系》(2016)	社会保险覆盖率、社会保险基金收入、社会保险机构配置、社会救助比例、社会救助基金收入、社会优抚比例、社会优抚基金收入、社会福利比例、社会福利机构、社会福利基金收入

作者	名称	指标
严雅娜、张山	《社会保障地区差距测度和影响因素的实证分析》(2016)	社会保障支出占预算内支出比重、社会保障支出占GDP比重、城镇养老保险参保率、城镇医疗保险参保率、工伤保险参保率、生育保险参保率、失业保险参保率、人均城镇基本养老保险支出、人均城镇基本医疗保险支出、人均工伤保险支出、人均失业保险支出、人均失业保险支出、优抚对象支出水平、城镇居民最低生活保障支出、农村居民最低生活保障支出

从以上的研究可以看出，由于城市发展水平、关注视角不同及其他多方面的因素，公共服务评价的指标体系也不同，评价方法和结果存在较大差异。从总体上来看，公共服务评价体系是不断变化发展和完善的体系。

（二）健康生活公共服务评价指标体系构成

"人民健康是民族昌盛和国家富强的重要标志"。党的十九大报告提出"实施健康中国战略"，要完善国民健康政策，为人民群众提供全方位全周期健康服务。这一系列的政策导向表明了国家以人为本的社会事业发展理念，也将为推动居民健康生活所需要的公共服务建设发展提供前所未有的动力和保障。本报告根据对居民健康生活的影响作用，并借鉴国内外关于公共服务评价指标的研究，建立一个由3个一级指标和10个二级指标构成的城市健康生活公共服务评价指标体系，各项指标解释如下。

1. 社会保障

社会保障以满足社会成员的基本物质生活为目标，保障其生活水平与经济发展水平相适应，是社会成员生存发展的最基本条件。社会保障制度是指国家（或地区）对国民收入的再分配，给予生活困难的社会成员物质帮助，以保障其基本生活条件的制度和措施。

社会保障体系的建设是全球现存问题最多、难度最大、压力最突出的公共服务领域之一。依据国际劳工组织《2014年全球社会保护报告》，当前，全世界仅有27%的人口拥有较为完备的社会保障，约39%的人口没有医疗保障，近49%达到退休年龄的人口没有退休金，有72%的劳动者无法享有法律规定的失业保险保障，有60.6%的劳动人口未能拥有工伤保险保障，有48%的老年人口无法享有养老金。可见，低水平的社会保障力是人类健康生活水平整体提高的重要障碍。

2. 社会稳定

稳定是一切社会活动的基石。社会稳定既是重要的社会问题，也是重要的政治问题，不仅关系到个体的安居乐业，而且关系到整个国家和社会的安定发展。没有社会的稳定，就意味着社会发展的中断，人们的生活要陷入苦难的状态之中。贫困普遍存在、贫富差距明显加大、就业压力不断增加、社会安全网薄弱、社会焦虑等问题普遍存在，这一系列问题对社会的稳定造成了很多不利影响，严重影响居民健康生活水平的提高。为了适应居民的基本生活需求和生活水平的不断提高，必须要有效地维护社会稳定，尽可能地实现充分就业，形成一个公正健康的社会分配结构。

3. 基础设施

基础设施是社会生产和居民生活赖以生存的物质条件，是用于保障国家（或地区）社会经济活动正常进行的公共服务系统。

基础设施一般包括人们日常生活所涉及的市政公用工程设施和公共生活服务设施等。这些基础设施是国民经济赖以发展的基础。在现代社会中，经济发展越快，对基础设施的要求越高；人们越关注健康，对基础设施的要求也越高；完善的基础设施可以加速社会经济活动，促进其空间布局形态演变和推动居民健康生活的提高。然而一项完善的基础设施在建立的过程中往往需较长时间和巨额投资。基于此对远离城市的重大项目和基地建设，更需优先发展基础设施，以便项目建成后人们尽快享受其效益。

公共服务在人类发展中起着非常关键的作用。接受教育、医疗、就业、社保、基础设施等公共服务是所有居民的基本权利，这一点不仅得到广泛的认同，同时，国家法律也有明确的规定。公共服务可以提高人的行动能力及综合素质，对改善生存状态、扩展发展机会、摆脱贫困、加快社会的发展等都产生积极的影响。

对于10个二级指标解释如下：

（1）城市养老保险覆盖率：指城市参加养老保险的人数与城市总人口的

比值（单位:%）。

（2）城市医疗保险覆盖率：指城市参加医疗保险的职工人数与城市总人口的比值（单位:%）。

（3）城市失业保险覆盖率：指参加城市失业保险的职工人数与城市总人口的比值（单位:%）。

（4）城市登记失业率：指城市登记失业人数占就业人数和失业人数之和的比重（单位:%）。

（5）在岗人均平均工资：指平均每一个在岗职工的工资数（单位：元）。

（6）人均拥有铺装道路面积：指平均每个城市居民拥有的道路总面积（单位：平方米）。

（7）城市维护建设资金占GDP比重：指用于城市维护建设中的资金总额与GDP总值的比值（单位:%）。

（8）每万人建成区面积：指建成区总面积与总人口的比重（单位：平方公里/万人）。

（9）每万人拥有公共汽车量：指在某一个城市内每一万人平均拥有的公交车数量（单位：辆/万人）。

（10）每万人地铁里程：指在某一个城市内每一万人平均拥有的地铁里程（单位：公里/万人）。

公共服务作为一级指标，社会保障、社会稳定和基础设施作为3个一级指标，再加上以上10个二级指标。按照一、二级指标进行汇总，建立城市健康生活公共服务评价指标体系。各指标权重采用专家会议法确定，邀请了相关领域的20多名专家，第一轮打分后将权重均值反馈后进行第二轮打分，如此经过三轮后权重趋于稳定。指标体系如表3所示。

表3　城市健康生活公共服务评价指标体系

一级指标	权重	二级指标	权重
A 社会保障	0.471	A1 城市养老保险覆盖率	0.335
		A2 城市医疗保险覆盖率	0.393
		A3 城市失业保险覆盖率	0.272

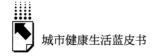

一级指标	权重	二级指标	权重
B 社会稳定	0.286	B1 城市登记失业率	0.448
		B3 在岗人均平均工资	0.552
C 基础设施	0.243	C1 人均拥有铺装道路面积	0.224
		C2 城市维护建设资金占 GDP 比重	0.259
		C3 每万人拥有公共汽车量	0.235
		C4 每万人地铁里程	0.141
		C5 每万人建成区面积	0.141

（三）评价指标体系数据来源

本书选取了中国大陆 289 个地级及以上城市作为研究对象，基本涵盖了全国的所有城市，根据表 3 所列的指标体系，选取中国 289 个地级及以上城市相关的公共服务评价数据，原始数据来源于 2017 年《中国城市统计年鉴》，各个城市统计公报、统计年鉴等。

三 城市健康生活公共服务评价结果

（一）城市健康生活公共服务评价城市排名

根据公共服务指标评价体系，评价公共服务的一级指标有社会保障、社会稳定和基础设施。二级指标有城市养老保险覆盖率、城市医疗保险覆盖率、城市失业保险覆盖率、城市登记失业率、在岗人均工资、人均拥有铺装道路面积、城市维护建设资金占 GDP 比重、每万人建成区面积、每万人拥有公共汽车量、每万人地铁里程这 10 个指标。

为了进一步分析中国城市公共服务发展情况及差距，我们对大陆 289 个地级及以上城市（除去三沙市）进行健康生活公共服务综合评价，根据评价结果进行所属省份、地区省际、区域间分析。根据 289 个地级以上城市健康生活公共服务评价的得分及排名，将其分为健康生活公共服务评价 50 强城市及其他城市，具体情况如表 4、表 6 所示。

表4　城市健康生活公共服务评价50强城市

排名	城市	所属省份	得分
1	深圳市	广东省	79.05
2	东莞市	广东省	74.30
3	北京市	北京市	50.02
4	上海市	上海市	43.24
5	江门市	广东省	42.41
6	珠海市	广东省	41.90
7	厦门市	福建省	41.80
8	惠州市	广东省	41.42
9	苏州市	江苏省	40.92
10	杭州市	浙江省	39.97
11	宁波市	浙江省	39.73
12	中山市	广东省	38.78
13	无锡市	江苏省	37.62
14	广州市	广东省	37.24
15	佛山市	广东省	37.10
16	南京市	江苏省	37.00
17	河源市	广东省	36.48
18	克拉玛依	新疆维吾尔自治区	36.31
19	温州市	浙江省	35.04
20	合肥市	安徽省	34.98
21	青岛市	山东省	34.30
22	天津市	天津市	34.21
23	福州市	福建省	33.98
24	鄂尔多斯市	内蒙古自治区	33.26
25	长沙市	湖南省	32.95
26	贵阳市	贵州省	32.85
27	武汉市	湖北省	32.72
28	嘉兴市	浙江省	32.58
29	廊坊市	河北省	32.26
30	大连市	辽宁省	32.09
31	济南市	山东省	32.01
32	南通市	江苏省	31.60
33	舟山市	浙江省	31.58
34	昆明市	云南省	31.44

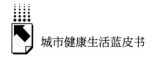

续表

排名	城市	所属省份	得分
35	丽水市	浙江省	31.38
36	金华市	浙江省	31.32
37	铁岭市	辽宁省	31.31
38	晋城市	山西省	31.04
39	常州市	江苏省	30.86
40	镇江市	江苏省	30.73
41	威海市	山东省	30.59
42	郑州市	河南省	30.57
43	衢州市	浙江省	30.51
44	东营市	山东省	30.27
45	三明市	福建省	30.16
46	拉萨市	西藏自治区	29.62
47	乌鲁木齐市	新疆维吾尔自治区	29.58
48	柳州市	广西壮族自治区	29.33
49	南宁市	广西壮族自治区	29.32
50	九江市	江西省	29.30
平均得分	—	—	36.18

从评价结果来看,排名前50的城市健康生活公共服务评价的平均得分为36.18分,而仅有18个城市的健康生活公共服务得分超过平均得分,所占比例为36%。其中得分大于60分的,只有深圳市和东莞市。从具体的数据来看,排在前5位的城市分别为深圳市、东莞市、北京市、上海市和江门市,其得分依次为79.05分、74.30分、50.02分、43.24分和42.41分。健康生活公共服务水平较高的城市相互之间存在的差距较大,如东莞市与深圳市之间相差4.75分,而北京市与东莞市之间的得分相差24.28分,存在较显著的断层。最后一名的九江市与第一名的深圳市相差49.75分,但其他城市得分分布变化较为均匀。可见,在50强城市中,健康生活公共服务水平存在地区差异。

在健康生活公共服务评价50强城市中,50个城市共分布在22个省份中,其中有36个城市位于东部地区,占比72%。由此看出50强城市中,有一半以上城市是位于经济稍发达的东部地区。其中有深圳市、东莞市、江门市、广州市、珠海市等9个城市属于广东省,占比为18%,平均得分为47.63分,比

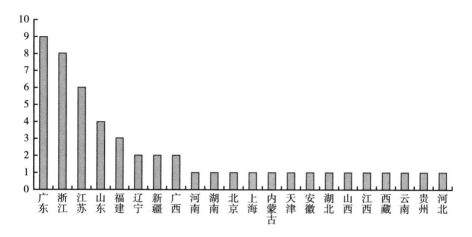

图1　城市健康生活公共服务评价50强城市的省份分布

50强城市的平均得分高出11.45分。其次是浙江省，有杭州市、宁波市、绍兴市、嘉兴市、温州市和舟山市等共8个城市位于50强，占比为16%，平均得分为34.01分，比50强城市平均得分低2.17分。江苏省有南京市、苏州市、无锡市等6个城市进入50强城市，平均得分为34.79分，比50强城市的平均得分低1.39分。山东省有4个城市位于50强之列，平均得分为31.79分，低于城市平均分4.39分。福建省有3个城市位于50强，平均分为35.31分。辽宁省、新疆维吾尔自治区、广西壮族自治区各有2个城市进入50强城市，平均得分为31.70分、32.95分和29.33分。此外，河南省、湖南省、内蒙古自治区、安徽省、湖北省、江西省、山西省、云南省、贵州省、河北省和西藏自治区均有1个城市进入50强，北京市、上海市和天津市也在50强之列。其余吉林省、黑龙江省、海南省、重庆市、四川省、青海省、陕西省、宁夏回族自治区、甘肃省共8个省份均未有城市进入。总体来看，广东省的城市健康生活公共服务水平相对较高，进入城市数量最多，而且仅有广东省的平均得分高于50强城市的平均得分，其余省份平均得分均低于平均水平，这说明我国城市健康生活公共服务水平整体较低，提升和发展潜力较大。

为了进一步分析我国城市健康生活公共服务水平情况，把31个省份划分为东部、中部和西部三个地区。其中：东部地区包括北京、天津、河北、辽宁、上海、江苏、浙江、福建、山东、广东和海南共11个省份；中部地区包括山西、吉林、黑龙江、安徽、江西、河南、湖北、湖南共8个省级行政区；西部地区包括四川、重庆、贵州、云南、西藏、陕西、甘肃、青海、宁夏、新疆、广西、内蒙古共12个省级行政区。

表5 城市健康生活公共服务评价50强城市的地区分布

地区分类	主要省份	代表城市	平均得分
东部	广东、北京、上海、天津、福建、浙江、辽宁、江苏、山东、河北	深圳、东莞、北京、中山、上海、广州、厦门、宁波、珠海、大连等36个城市	37.94
中部	河南、安徽、湖北、山西、湖南、江西	开封、郑州、武汉、晋城、合肥、株洲、武汉6个城市	31.93
西部	内蒙古、新疆、云南、广西、宁夏、贵州	克拉玛依、昆明、柳州、鄂尔多斯、银川、贵阳、乌鲁木齐8个城市	31.46

从区域角度来看，在城市健康生活公共服务评价排名前50位的城市中，位于东部的城市有36个，所占比例为72%，这36个城市的平均得分为37.94分，高于前50位城市的平均得分。位于中部地区的城市有6个，占比为12%，平均得分为31.93分，比50强城市的平均得分低3.76分，比东部地区低4.25分。而位于西部地区的城市有8个，占比为16%，平均得分为31.46分，比50强城市平均分低4.72分，比东部地区低6.48分，比中部地区低0.47分。其中，健康生活公共服务水平居于东部地区首位的是深圳市，居于中部地区首位的是合肥市，居于西部地区首位的是克拉玛依市。由分析结果看出，我国城市健康生活公共服务水平发展存在地区差异，东部地区水平最高，其次是中部和西部地区，中部和西部地区水平较为接近，但整体发展水平较低。

表6 城市健康生活公共服务评价其他城市

排名	城市	所属省份	得分
51	梅州市	广东省	29.20
52	成都市	四川省	29.01
53	沈阳市	辽宁省	28.74
54	滁州市	安徽省	28.73
55	绍兴市	浙江省	28.71
56	烟台市	山东省	28.69

排名	城市	所属省份	得分
57	临汾市	山西省	28.67
58	嘉峪关市	甘肃省	28.67
59	株洲市	湖南省	28.61
60	漳州市	福建省	28.60
61	湖州市	浙江省	28.49
62	芜湖市	安徽省	28.46
63	上饶市	江西省	28.40
64	衡阳市	湖南省	28.39
65	台州市	浙江省	28.18
66	连云港市	江苏省	28.16
67	兰州市	甘肃省	28.15
68	邢台市	河北省	28.04
69	三亚市	海南省	28.02
70	长春市	吉林省	28.01
71	泉州市	福建省	27.83
72	宣城市	安徽省	27.70
73	德阳市	四川省	27.56
74	南昌市	江西省	27.56
75	黄石市	湖北省	27.49
76	乌海市	内蒙古自治区	27.48
77	泰安市	山东省	27.46
78	榆林市	陕西省	27.33
79	银川市	宁夏回族自治区	27.28
80	营口市	辽宁省	27.28
81	沧州市	河北省	27.01
82	西宁市	青海省	26.96
83	泰州市	江苏省	26.94
84	韶关市	广东省	26.87
85	鹰潭市	江西省	26.87
86	汉中市	陕西省	26.80
87	鞍山市	辽宁省	26.80
88	黄山市	安徽省	26.77
89	扬州市	江苏省	26.77
90	潍坊市	山东省	26.74
91	承德市	河北省	26.66

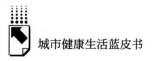
续表

排名	城市	所属省份	得分
92	清远市	广东省	26.65
93	徐州市	江苏省	26.65
94	淄博市	山东省	26.61
95	肇庆市	广东省	26.55
96	秦皇岛市	河北省	26.54
97	本溪市	辽宁省	26.54
98	海口市	海南省	26.50
99	平顶山市	河南省	26.49
100	重庆市	重庆市	26.49
101	郴州市	湖南省	26.33
102	临沂市	山东省	26.28
103	长治市	山西省	26.27
104	济宁市	山东省	26.23
105	宁德市	福建省	26.21
106	哈尔滨市	黑龙江省	26.17
107	阳泉市	山西省	26.13
108	金昌市	甘肃省	25.98
109	桂林市	广西壮族自治区	25.94
110	滨州市	山东省	25.92
111	铜陵市	安徽省	25.82
112	呼伦贝尔市	内蒙古自治区	25.78
113	洛阳市	河南省	25.72
114	湛江市	广东省	25.67
115	吉安市	江西省	25.62
116	四平市	吉林省	25.62
117	西安市	陕西省	25.57
118	松原市	吉林省	25.56
119	丽江市	云南省	25.55
120	丹东市	辽宁省	25.52
121	盐城市	江苏省	25.42
122	宜昌市	湖北省	25.39
123	抚顺市	辽宁省	25.35
124	邵阳市	湖南省	25.32
125	宜宾市	四川省	25.29
126	湘潭市	湖南省	25.29

续表

排名	城市	所属省份	得分
127	赣州市	江西省	25.23
128	泸州市	四川省	25.15
129	安庆市	安徽省	25.15
130	唐山市	河北省	25.12
131	黑河市	黑龙江省	25.11
132	莱芜市	山东省	25.10
133	遵义市	贵州省	25.09
134	广元市	四川省	25.04
135	绵阳市	四川省	25.04
136	通化市	吉林省	24.97
137	聊城市	山东省	24.96
138	龙岩市	福建省	24.83
139	荆门市	湖北省	24.82
140	日照市	山东省	24.75
141	咸阳市	陕西省	24.71
142	白银市	甘肃省	24.70
143	梧州市	广西壮族自治区	24.63
144	三门峡市	河南省	24.59
145	吴忠市	宁夏回族自治区	24.55
146	固原市	宁夏回族自治区	24.54
147	淮南市	安徽省	24.50
148	辽阳市	辽宁省	24.48
149	太原市	山西省	24.48
150	保定市	河北省	24.43
151	中卫市	宁夏回族自治区	24.42
152	景德镇市	江西省	24.41
153	汕尾市	广东省	24.40
154	宝鸡市	陕西省	24.40
155	玉林市	广西壮族自治区	24.40
156	淮安市	江苏省	24.35
157	眉山市	四川省	24.31
158	渭南市	陕西省	24.30
159	汕头市	广东省	24.28
160	娄底市	湖南省	24.28
161	南平市	福建省	24.27

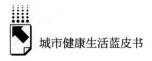

续表

排名	城市	所属省份	得分
162	昭通市	云南省	24.27
163	襄阳市	湖北省	24.21
164	蚌埠市	安徽省	24.18
165	荆州市	湖北省	24.13
166	齐齐哈尔市	黑龙江省	24.06
167	呼和浩特市	内蒙古自治区	24.06
168	常德市	湖南省	24.05
169	宿迁市	江苏省	23.99
170	雅安市	四川省	23.93
171	六盘水市	贵州省	23.92
172	崇左市	广西壮族自治区	23.92
173	吉林市	吉林省	23.89
174	铜仁市	贵州省	23.89
175	北海市	广西壮族自治区	23.83
176	鹤壁市	河南省	23.79
177	防城港市	广西壮族自治区	23.79
178	马鞍山市	安徽省	23.70
179	枣庄市	山东省	23.69
180	黄冈市	湖北省	23.64
181	晋中市	山西省	23.61
182	运城市	山西省	23.60
183	德州市	山东省	23.59
184	普洱市	云南省	23.58
185	钦州市	广西壮族自治区	23.55
186	朔州市	山西省	23.53
187	新乡市	河南省	23.50
188	云浮市	广东省	23.49
189	百色市	广西壮族自治区	23.48
190	驻马店市	河南省	23.47
191	大同市	山西省	23.44
192	安顺市	贵州省	23.42
193	盘锦市	辽宁省	23.36
194	周口市	河南省	23.30
195	阜新市	辽宁省	23.29
196	锦州市	辽宁省	23.28

排名	城市	所属省份	得分
197	衡水市	河北省	23.26
198	南阳市	河南省	23.24
199	阜阳市	安徽省	23.24
200	安康市	陕西省	23.21
201	白城市	吉林省	23.21
202	菏泽市	山东省	23.16
203	大庆市	黑龙江省	23.16
204	包头市	内蒙古自治区	23.10
205	南充市	四川省	23.08
206	新余市	江西省	23.07
207	赤峰市	内蒙古自治区	23.06
208	开封市	河南省	23.05
209	永州市	湖南省	22.97
210	淮北市	安徽省	22.92
211	安阳市	河南省	22.89
212	贺州市	广西壮族自治区	22.88
213	阳江市	广东省	22.84
214	牡丹江市	黑龙江省	22.84
215	亳州市	安徽省	22.79
216	宜春市	江西省	22.79
217	玉溪市	云南省	22.76
218	延安市	陕西省	22.74
219	临沧市	云南省	22.71
220	孝感市	湖北省	22.71
221	萍乡市	江西省	22.70
222	自贡市	四川省	22.64
223	庆阳市	甘肃省	22.62
224	河池市	广西壮族自治区	22.60
225	鸡西市	黑龙江省	22.56
226	贵港市	广西壮族自治区	22.56
227	信阳市	河南省	22.56
228	潮州市	广东省	22.56
229	莆田市	福建省	22.53
230	内江市	四川省	22.48
231	来宾市	广西壮族自治区	22.47

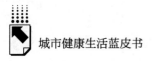
续表

排名	城市	所属省份	得分
232	七台河市	黑龙江省	22.42
233	资阳市	四川省	22.40
234	濮阳市	河南省	22.36
235	乐山市	四川省	22.35
236	铜川市	陕西省	22.35
237	毕节市	贵州省	22.33
238	巴彦淖尔市	内蒙古自治区	22.24
239	张家口市	河北省	22.24
240	咸宁市	湖北省	22.24
241	宿州市	安徽省	22.22
242	双鸭山市	黑龙江省	22.22
243	通辽市	内蒙古自治区	22.12
244	抚州市	江西省	22.11
245	攀枝花市	四川省	22.04
246	益阳市	湖南省	21.91
247	六安市	安徽省	21.79
248	随州市	湖北省	21.67
249	池州市	安徽省	21.59
250	漯河市	河南省	21.57
251	广安市	四川省	21.52
252	岳阳市	湖南省	21.50
253	定西市	甘肃省	21.40
254	鄂州市	湖北省	21.39
255	揭阳市	广东省	21.39
256	酒泉市	甘肃省	21.36
257	许昌市	河南省	21.36
258	达州市	四川省	21.34
259	邯郸市	河北省	21.22
260	朝阳市	辽宁省	21.00
261	陇南市	甘肃省	20.97
262	石家庄市	河北省	20.96
263	辽源市	吉林省	20.91
264	保山市	云南省	20.87
265	海东市	青海省	20.84
266	忻州市	山西省	20.80

排名	城市	所属省份	得分
267	武威市	甘肃省	20.70
268	曲靖市	云南省	20.67
269	商丘市	河南省	20.64
270	焦作市	河南省	20.58
271	商洛市	陕西省	20.54
272	遂宁市	四川省	20.47
273	绥化市	黑龙江省	20.36
274	天水市	甘肃省	20.36
275	平凉市	甘肃省	20.24
276	巴中市	四川省	20.22
277	伊春市	黑龙江省	19.86
278	鹤岗市	黑龙江省	19.86
279	张家界市	湖南省	19.83
280	吕梁市	山西省	19.83
281	十堰市	湖北省	19.79
282	白山市	吉林省	19.47
283	佳木斯市	黑龙江省	19.03
284	乌兰察布市	内蒙古自治区	18.89
285	张掖市	甘肃省	17.99
286	怀化市	湖南省	17.27
287	石嘴山市	宁夏回族自治区	17.02
288	葫芦岛市	辽宁省	16.81
289	茂名市	广东省	12.27
平均得分	—	—	24.04

从其他城市的得分情况看，从 51 名的梅州市到第 289 名的茂名市，共计 239 个城市，平均得分为 24.04 分。有 118 个城市高于平均得分，占比为 49.37%。这反映出我国城市健康生活公共服务水平整体较低。但在这 239 个城市中，顺序相邻不同城市之间的健康生活公共服务水平差距不大。

从总体的评价结果来看，289 个地级及以上城市健康生活公共服务评价的平均得分为 26.14 分，有 106 个城市的健康生活公共服务评价的得分高于平均得分，占比为 36.68%。只有深圳市和东莞市这两个城市得分达到 60 分以上，占比仅为 0.69%。有 267 个城市的健康生活公共服务的得分处于 20~40 分，占比高达 92.39%。13 个城市的得分在 20 分以下，占比为 4.50%。由此可看出，我国城市健康生活公共服务水平仍然存在较大的提升空间。此外，健康生活公共服务水平较高的城市相互之间存在的差距较大，如东莞市与深圳市之间相差 4.75 分，而北京市与东莞市之间的得分相差 24.28 分，存在较大的差距。处在最后的茂名市与处在首位的深圳市则相差 66.78 分。而健康生活公共服务处于一般水平的城市之间的差距则相对较小。可见，我国城市健康生活公共服务发展存在两极分化，健康生活公共服务水平较高的城市与健康生活公共服务水平较低的城市间差距较大。同时，这也表明我国城市健康生活公共服务水平存在很大的提升空间。

（二）城市健康生活公共服务评价省际分析

为了更进一步分析我国的健康生活公共服务的水平，以 289 个地级以上城市所在省份为地区划分依据，对我国 31 个省份 289 个地级及以上城市的健康生活公共服务评价进行省际比较。我们将同一省份的各城市的健康生活公共服务评价得分相加求平均值，以此来表示各省份的城市健康生活公共服务水平，各地区的得分及排名如表 7 所示。

表7　我国31个省份城市健康生活公共服务评价平均得分及排名

排名	省份	得分
1	北京	50.02
2	上海	43.24
3	天津	34.21
4	广东	34.04
5	新疆	32.95
6	浙江	32.50
7	江苏	30.08
8	西藏	29.62
9	福建	28.91
10	海南	27.26
11	山东	27.08
12	重庆	26.49
13	辽宁	25.42
14	安徽	25.28
15	江西	25.28
16	贵州	25.25

排名	省份	得分
17	河北	25.25
18	山西	24.67
19	湖南	24.52
20	广西	24.48
21	内蒙古	24.44
22	陕西	24.20
23	湖北	24.18
24	云南	23.98
25	吉林	23.96
26	青海	23.90
27	宁夏	23.56
28	四川	23.55
29	河南	23.51
30	甘肃	22.76
31	黑龙江	22.30
平均得分	—	27.64

为了更直观地分析我国各省份的健康生活公共服务水平，根据表7的评价得分，绘出31个省份的公共服务平均得分条形图，如图2所示。

由表7评价得分看出，31个省份平均得分为27.64分，大于平均分的地区有9个，占比为29.03%。有22个地区得分低于平均水平，占比为70.97%。这说明了我国健康生活公共服务水平普遍较低。排名前4位的地区为北京市、上海市、天津市和广东省，得分分别为50.02分、43.24分、34.21分和34.04分。其中上海市与北京市得分相差为6.78分，天津市与上海市相差9.03分，广东省与天津市相差0.17分。由此可见，健康生活水平较高的地区之间的公共服务水平差距较大。得分排名后四位的是四川省、河南省、甘肃省和黑龙江省，得分分别为23.55分、23.51分、22.76分和22.30分，而较低健康生活公共服务水平的地区相差不多。但得分最低地区黑龙江省与最高地区相北京市相差27.72分，这反映出我国城市健康生活公共服务水平发展不平衡，存在较大的提升空间。图2中，也更直观地反映出我国健康生活公共服务发展不均衡的特点。

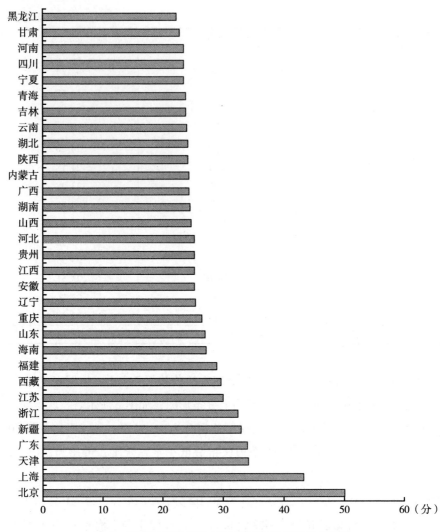

图2 城市健康生活公共服务评价的省份平均得分

（三）城市健康生活公共服务评价区域分析

为了分析我国公共服务的整体水平，把31个省份划成东部、中部和西部三个区域进行比较。其中：东部地区包括北京、天津、河北、辽宁、上海、江苏、浙江、福建、山东、广东和海南共11个省份；中部地区包括山西、吉林、黑龙江、安徽、江西、河南、湖北、湖南共8个省份；西部地区包括四川、重

庆、贵州、云南、西藏、陕西、甘肃、青海、宁夏、新疆、广西、内蒙古共
12 个省份。同样，根据 31 个省份所属区域，计算各个区域健康生活公共服务
指标的平均得分，进行比较。三个区域得分排名如表 8 所示。

表 8　我国东、中、西部地区城市健康生活公共服务评价平均得分及排名

排名	区域	省份	得分	平均得分
1	东部	北京市	50.02	32.55
		天津市	34.21	
		河北省	25.25	
		上海市	43.24	
		江苏省	30.08	
		浙江省	32.50	
		福建省	28.91	
		山东省	27.08	
		广东省	34.04	
		海南省	27.26	
		辽宁省	25.42	
2	西部	内蒙古自治区	24.44	25.43
		广西壮族自治区	24.48	
		重庆市	26.49	
		四川省	23.55	
		贵州省	25.25	
		云南省	23.98	
		西藏自治区	29.62	
		陕西省	24.20	
		甘肃省	22.76	
		青海省	23.90	
		宁夏回族自治区	23.56	
		新疆维吾尔自治区	32.95	
3	中部	吉林省	23.96	24.21
		黑龙江省	22.30	
		山西省	24.67	
		安徽省	25.28	
		江西省	25.28	
		河南省	23.51	
		湖北省	24.18	
		湖南省	24.52	
平均得分	—	—	—	27.40

为了更为直观地看出各地区公共服务评价的得分情况，我们绘制如图3所示柱状图。

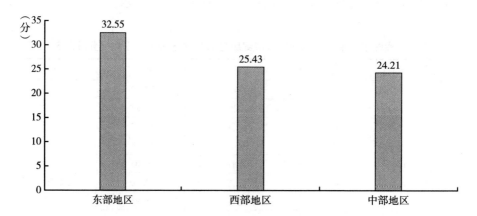

图3 我国东、中、西部地区城市健康生活公共服务评价平均得分情况

由表8得分可以看出，三个区域的公共服务水平的平均得分为27.40分。三个区域的排名由高到低为东部、西部和中部地区，得分分别为32.55分、25.43分和24.21分。总体来看，这三个区域除了东部健康生活的公共服务水平发展态势较好外，其他两个区域相互之间差距不大。

四 健康生活公共服务评价指标深度分析

（一）指标深度分析

上节我们从各个城市、省际和区域层面上对健康生活公共服务水平进行了比较分析，结果显示我国健康生活公共服务水平整体发展较低，不同省份之间、区域之间发展不平衡。为了挖掘我国城市健康生活公共服务发展中存在的深层问题，我们对于公共服务的各项指标进行深度的比较分析。对我国289个地级及以上城市的健康生活公共服务评价中包括的社会保障、社会稳定、基础设施以及其包括的次级指标进行标准化，再计算出289个城市的平均得分，分别用雷达图进行分析，分析结果如下。

1. 社会保障二级指标均值分析

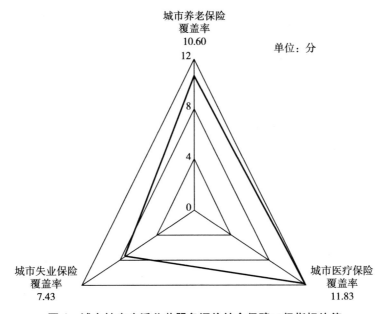

图4　城市健康生活公共服务评价社会保障二级指标均值

由图4可以看出，健康生活公共服务评价的社会保障指标中，得分最高的是城市医疗保险覆盖率，平均得分为11.83。其次是城市养老保险覆盖率，平均得分为10.60，最低的是城市失业保险覆盖率，平均得分为7.43。而城市医疗保险覆盖率、城市养老保险覆盖率和城市失业保险覆盖率的权重分别为0.393、0.335和0.272。可见社会保障中每个指标所占权重相差不多，每个指标的平均得分都较低，导致健康生活公共服务评价的社会保障指标综合得分较低，其值为10.22。

2. 社会稳定二级指标均值分析

由图5可知，健康生活公共服务评价的社会稳定指标中，平均得分较高的是城市登记失业率，其均值为82.36。其次是在岗人均平均工资，为49.80。城市登记失业率、在岗人均平均工资的权重分别为0.448和0.552。由于在岗人均平均工资在其中所占比重最大，对健康生活公共服务评价的社会稳定指标的综合得分影响最大，其平均得分又较低，对社会稳定的综合得分影响也较大，社会稳定指标的综合得分为64.39。

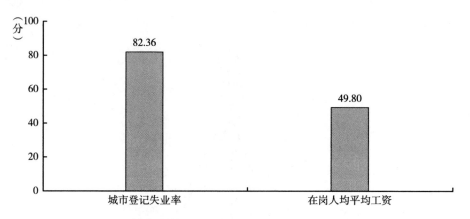

图5　城市健康生活公共服务评价社会稳定二级指标均值

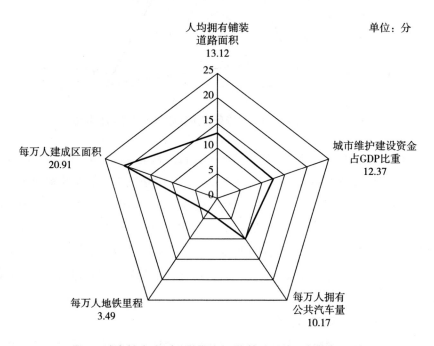

图6　城市健康生活公共服务评价基础设施二级指标均值

3. 基础设施二级指标均值分析

由图6可以看出，健康生活公共服务评价的基础设施共包括5个指标。其中每万人建成区面积平均得分最高，为20.91；其次是人均拥有铺装道路面积，为13.12；城市维护资金占GDP比重的平均得分为12.37；每万人拥有公共汽车量的平均得分为 10.17；而每万人地铁里程的平均得分为最低，分值为 3.49。

每万人建成区面积和每万人地铁里程在基础设施中的权重分别为 0.141 和 0.141，权重相同，而平均得分每万人地铁里程要远低于每万人建成区面积，这样每万人地铁里程对基础设施的得分影响较大，从而很大程度地降低基础设施的得分。在 5 个指标中城市维护资金占 GDP 比重的权重是最大的，为 0.259，其均值为 12.37 分，相对较低，这较大地影响基础设施的得分，导致基础设施的综合得分只有 11.97 分。

4. 一级指标均值分析

这里涉及的一级指标主要有社会保障、社会稳定和基础设施 3 个指标，对这 3 个指标所包括的各子指标进行标准化并根据权重计算出综合得分，再对 289 个地级以上城市求取平均得分。

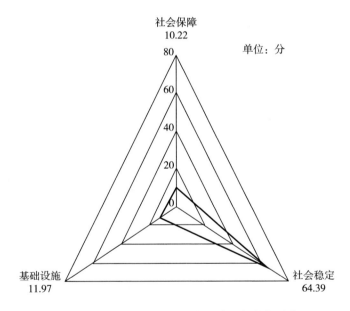

图 7 城市健康生活公共服务评价一级指标均值

由图 7 可以得出，社会稳定的平均得分为 64.39 分，基础设施和社会保障的均值分别为 11.97 分和 10.22 分，其中社会稳定的均值最高，但是我国目前经济发展水平不高，发展也较为不平衡、贫困较为普遍、贫富差距较大、就业压力较大，这些问题都严重威胁着社会稳定，影响居民健康生活水平的提高。

此外，社会稳定在健康生活公共服务中的权重较大，对健康生活公共服务评价有较大影响。社会保障的平均得分最低，而社会保障是社会成员生存发展的最基本的依赖，其在健康生活公共服务中所占权重最大，为 0.471，因此对健康生活公共服务评价的总得分的影响最大，使得公共服务评价综合得分仅有 26.14 分，处于较低的水平。

（二）地区差距分析

为了分析各级指标的地区差距，根据二八定律，先将指标从低到高排序，然后计算前 20% 城市的总值占所有指标汇总值的百分比，逐一进行分析，比值越大，表明地区差距越小。

表 9　城市健康生活公共服务评价指标差距系数

一级指标	差距系数（%）	二级指标	差距系数（%）
A 社会保障	4.78	A1 城市养老保险覆盖率	4.70
		A2 城市医疗保险覆盖率	4.13
		A3 城市失业保险覆盖率	3.56
B 社会稳定	16.27	B1 城市登记失业率	14.27
		B2 在岗人均平均工资	15.72
C 基础设施	9.26	C1 人均拥有铺装道路面积	7.75
		C2 城市维护建设资金占 GDP 比重	2.39
		C3 每万人拥有公共汽车量	6.45
		C4 每万人地铁里程	0.00
		C5 每万人建成区面积	9.63

如表 9 所示，在社会保障指标中，城市养老保险覆盖率的差距系数为 4.70%，差距系数最大。其次是城市医疗保险覆盖率，差距系数为 4.13%。差距系数最小的是城市失业保险覆盖率，为 3.56%。由于指标得分排序为从低到高，因此前 20% 的城市即前 58 位的城市得分是较低城市得分。说明差距系数越大，反映的地区差距越小。所以在 3 个指标中城市养老保险覆盖率的地区差距最小，城市医疗保险覆盖率次之，城市失业保险覆盖率的地区差距最大，但 3 个指标的差距系数均在 10% 以内，可见社会保障中各个指标的地区差距是较大的。

在社会稳定指标中，在岗人均平均工资的差距系数最大，差距系数为15.72%，其次是城市登记失业率，为14.27%。由此得出，在社会稳定的2个指标中，在岗人均平均工资的地区差距最小，城市登记失业率地区差距相对较大，2个指标的差距系数均在10%以上，表明地区之间的差距相对社会保障中的各项指标的差距有所减小。

在基础设施的5个指标中，差距系数最大的是每万人建成区面积，为9.63%。其次是人均拥有铺装道路面积，差距系数为7.75%。位居第三的是每万人拥有公共汽车量，差距系数为6.45%。第四位是差距系数为2.39%的城市维护建设资金占GDP比重，差距系数最小的是每万人地铁里程，差距系数为0。由此可见，在基础设施指标中，地区差距最小的是每万人建成区面积，其次是人均拥有铺装道路面积，再次是每万人拥有公共汽车辆，然后是城市维护建设资金占GDP比重，地区差距最大的是每万人地铁里程。由于城市经济发展水平、城市拥挤程度以及城市地质等因素会影响地铁的建设，导致我国拥有地铁的城市多是经济发达、人口拥挤的大城市，而中小城市由于经济发展水平不高，人口拥挤度较低，这就导致绝大部分中小城市没有地铁建设，所以每万人地铁里程存在较大差距。此外，基础设施中的4个指标的地区差异系数均在10%以下，可见我国城市健康生活公共服务基础设施中各个指标的地区差距较大。

在健康生活公共服务评价包括的3个二级指标中，即社会保障、社会稳定和基础设施。社会保障的差距系数为4.78%，社会稳定的差距系数为16.27%，基础设施的系数为9.26%。因此，地区差距最大的是社会保障，其次是基础设施，地区差距最小的是社会稳定。由于我国是一个多民族的国家，而且地区经济发展不均衡，这对社会保障造成很大影响，同时导致社会保障存在较大的地区差距。虽然3个指标的地区差距系数存在差异，但3个指标的差距系数均在20%以内，整体来看3个指标的地区差距是较大的。

（三）城市健康生活公共服务评价后50名城市分析

与健康生活公共服务评价的50强城市相对应，对健康生活公共服务评价得分排名的后50名城市进行分析。包括从第240名的咸宁市到第289名的茂名市，这50个城市的健康生活公共服务水平的平均得分为20.46分。其中有33个城市高于平均得分，所占比例为66%，17个城市的得分低于平均得分。

在 50 个城市中，除了排名最后的茂名市与第 1 位的咸宁市存在 9.97 分的较大差距外，其他城市的得分相差不大。由此可见，健康生活公共服务发展较为落后的城市间整体发展水平差距较小。而在 50 强的城市中，健康生活公共服务水平较高的城市之间就存在较大差距，最高水平城市与最低水平城市差距更大，存在两极分化现象。

在健康生活公共服务评价后 50 名城市中，如图 8 所示，50 个城市共分布在 18 个省份中。其中有 15 个省份位于中部和西部地区，占比为 83.3%，可见后 50 名城市中大多分布在经济欠发达的中、西部地区，与前 50 强城市大多分布在东部经济稍发达地区形成鲜明对比。同时也反映出，健康生活公共服务水平与经济发展程度有一定的关联，经济较高地区的公共服务水平相对较好；经济较落后的地区，健康生活公共服务水平也相对较低。其中定西市、酒泉市、陇南市等 7 个城市辖属于甘肃省，占比为 14%，平均得分为 20.43 分，比后 50 名城市的平均得分低 0.03 分。其次四川省有攀枝花市、广安市、达州市等 5 个城市位于后 50 名城市中，占后 50 名城市总数的 10%，平均得分为 21.12 分，高于平均得分 0.66 分。黑龙江省也有 5 个城市位于后 50 名，平均得分为 20.27 分，低于平均分 0.19 分。湖南省、河南省和湖北省均有 4 个城市处于后 50 名城市中，平均得分分别为 20.13 分、21.04 分和 21.27 分，湖南省平均得分低于后 50 名的平均分 0.33 分，河南省和湖北省的平均分则高于平均分 0.58 分和 0.81 分。安徽省有 3 个城市位于后 50 名城市中，平均得分为 21.87 分，高于平均分 1.41 分。

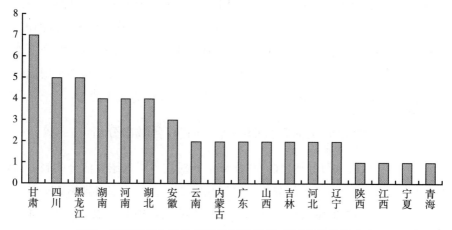

图 8　城市健康生活公共服务评价后 50 名城市的省份分布

云南省、内蒙古自治区、广东省、山西省、吉林省、河北省及辽宁省均有2个城市位于后50名之中，陕西省、江西省、宁夏回族自治区以及青海省分别有1个城市处于后50名中，其余北京市、天津市、上海市、江苏省、浙江省、福建省、山东省、海南省、贵州省、重庆市、西藏自治区、新疆维吾尔自治区、广西壮族自治区共13个省份未有城市位于其中。可见，后50名城市的健康生活公共服务水平相互之间差距不大，但总体水平较低，具有较大的发展空间。

表10　城市健康生活公共服务评价后50名城市地区分布

地区分类	省份	城市	平均得分
东部	河北、广东、辽宁	邯郸、石家庄、茂名、揭阳6个城市	18.94
中部	湖南、河南、安徽、湖北、山西、黑龙江、吉林、江西	益阳、宿州、咸宁、商丘、怀化等25个城市	20.79
西部	四川、甘肃、云南、内蒙古、陕西、宁夏、青海	酒泉、天水、广安、六盘水等19个城市	20.50

可以看出，在健康生活公共服务评价较为落后的后50名城市中，有25个城市位于中部，占比为50%，19个城市位于西部地区，占比为38%，只有6个城市位于东部，占比12%。东部地区虽然后50名城市数量最少，但均分只有18.94分，低于西部地区和中部地区1.56分和1.85分。在西部地区的21个城市中，有7个城市辖属于甘肃省，5个城市辖属于四川省。中、东、西部地区城市居民健康生活公共服务发展相对滞后，尚不能满足居民对健康生活的需求。

参考文献

[1] 任晓辉、朱为群：《新型城镇化基本公共服务支出责任的界定》，《财政研究》2015年第10期，第2~8页。

[2] 周志田、王海燕、杨多贵：《中国适宜人居城市研究与评价》，《资源与环境》2004年第1期，第29~32页。

[3] 谢剑峰：《苏州市健康城市指标体系研究》，苏州大学硕士学位论文，2005，第

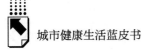

17~20 页。

［4］ 周向红：《加拿大健康城市实践及其启示》，《公共管理学报》2006 年第 3 期，第 68~73＋111 页。

［5］ 范柏乃：《我国城市居民生活质量评价体系的构建与实际测度》，《浙江大学学报》（人文社会科学版）2006 年第 4 期，第 122~131 页。

［6］ 陈昌盛、蔡跃洲：《中国政府公共服务：基本价值取向与综合绩效评估》，《财政研究》2007 年第 6 期，第 20~24 页。

［7］ 余宏：《上海城市居民生活质量研究》，上海大学博士学位论文，2008，第 11~20 页。

［8］ 于海宁、成刚、徐进、王海鹏、常捷、孟庆跃：《我国健康城市建设指标体系比较分析》，《中国卫生政策研究》2012 年第 12 期，第 30~33 页。

［9］ 杨敏：《城市宜居性研究与评价》，重庆师范大学硕士学位论文，2012，第 17~27 页。

［10］ 李香者：《城乡公共服务一体化问题研究》，河北农业大学博士学位论文，2012，第 117~120 页。

［11］ 武占云、单菁菁、耿亚男：《中国城市健康发展评价》，《区域经济评论》2015 年第 1 期，第 146~152 页。

［12］ 吴忠民：《社会稳定：中国改革和发展的必要前提》，《科学社会主义》2003 年第 1 期，第 13~18 页。

［13］ 徐俊兵、宋瑛、罗昌财：《福建县域基本公共服务均等化研究——基于泰尔指数法》，《泉州师范学院学报》2016 年第 6 期，第 102~106 页。

［14］ 常忠哲、丁文广：《区域差异对民政基本公共服务均等化的影响研究——基于省际数据的实证分析》，《桂海论丛》2016 年第 2 期，第 63~69 页。

［15］ 严雅娜、张山：《社会保障地区差距测度和影响因素的实证分析——基于2004~2013 年省级面板数据》，《经济问题》2016 年第 10 期，第 114~120 页。

［16］ 陈岱琪、孙思浓、王连民：《基于 YAAHP 软件构建量化社会保障评价指标体系》，《黑龙江科技信息》2016 年第 20 期，第 62~69 页。

［17］ Edward Burnett Tylor. *The Origins of Culture*, New York：harper and row, 1958 (05)：12-20.

［18］ Hammerly Hector. *Synthesis in Second Language Teaching*, Blaine Simon Fraser University, 1982 (03)：11-22.

B.4
城市健康生活环境评价

汪 泉 执笔*

摘　要： 城市环境与居民的健康生活质量息息相关，基于城市居民视
角科学评价城市环境状况对于提高居民健康生活水平具有重
要意义。本报告阐述了城市环境的概念、重要性以及城市环
境评价的意义，在借鉴国内外现有评价指标的基础上，从城
市生态环境质量、城市污染治理状况及城市环境基础设施三
个方面选取 8 个指标，构建了我国城市居民健康生活环境评
价指标体系，对全国 289 个地级及以上城市环境健康状况进
行评价，并对评价结果进行了深度分析。

关键词： 城市环境　健康生活　评价指标

一　城市健康生活环境评价的意义

现如今国内外关于城市环境健康评价的研究不少，而从居民角度出发的环
境健康评价并不多，本书的评价立足于居民展开。在研究对象上，包括了全国
289 个地级及以上城市，在研究方法上运用多种评价方法进行评价，在发现城
市建设中存在的问题从而加强环境基础设施建设、为城市制定相关环境政策提
供参考依据、提升居民生活工作舒适度、维护社会稳定方面具有一定的意义。

第一，有助于加强环境保护基础设施建设。环境保护基础设施伴随城市而
生，与城市发展相辅相成、相互促进，是城市发展的基础和必备条件，也是一

---

* 汪泉，硕士，江汉大学文理学院经济学院教师，主要从事健康经济领域的研究。

个城市发展的能量之源，为城市各方面的发展增添后劲，如果建设滞后，将成为制约发展的一个关键因素。现代发展过度追求城市发展速度，而忽略了居民生活环境的好坏，这是现代城市发展的通病。通过对城市环境健康的评价，可以发现每个城市在发展过程中忽略掉的重要东西，可以在环境评价的基础上，对城市环境的承受能力做一个初步的估算，在城市建设中参考估算结果，采取有效的控制措施和解决方法，将城市建设中对环境的影响降到最低，在城市的承受范围内推进城市的发展。加强环境保护基础设施建设是时代的要求和环保工作进步的象征，是为了适应城市现代化发展和可持续发展的需要。环保基础设施的建设能够美化环境，增强城市的集聚和辐射效应，保障了城市的投资环境，从而提升城市的运行效率，从各方面来为居民创造一个更加适宜的生活和工作环境。

第二，为城市制定相关环境政策和环境保护措施提供参考依据。环境政策和环境保护措施是提供给环境管理系统的行动准则，它的制定是个考量面巨大的工作，也是耗费政府人力、物力、财力的重要方面。通过对 289 个地级及以上城市的环境健康评价，可以对比出各个城市的优势和不足。50 强城市的环境数据和环境发展水平可以为其他城市政府制定相关环境政策提供大量数据上的支持以及理论上的依据，在一定程度上可以减少相关工作量以及提高政府工作效率，更快更好地改善城市生活环境。

第三，提高居民工作生活舒适度，维护社会稳定。舒适的生活环境不应该仅仅包括经济上的满足，更包括人们身体和心理的舒适。环境卫生学和环境心理学理论正是说明了良好的环境对居民健康生活的重要性。稳定的社会也不应该仅仅包括经济的高速发展，还应包括人与自然的和谐相处，只有在良好的环境中人们才能生活舒适，积极工作。通过城市环境健康评价，发现城市发展中存在的环境问题，为进一步建设城市提供依据，为居民创造更加美好的环境，这对于维护社会稳定具有重要意义。

二 评价指标体系构建与数据选取

（一）城市健康生活环境评价体系

近些年以来，对人居环境评价指标体系和方法的研究越来越多，机构组织、专家学者等对此的研究成果丰富，但目前还没有形成一个固定统一的标准。根据大量的文献查询结果，对已有的研究成果进行汇总，我们选取的具有代表性的评价指标体系有以下几种（见表1）。

（1）WHO（世界卫生组织）健康城市指标体系中环境评价指标包括空气污染、水质、生活垃圾处理率、绿地面积、工业废气点处理、运动休闲设施、行人专用区、自行车道、公共交通可及性、公共交通覆盖范围、生活空间。

（2）国家卫生城市评价指标体系里环境水平评价指标包括生活垃圾无害化处理率、生活污水集中处理率、建成区绿化覆盖率、城中村环境综合整治、水质、"四害"密度、城市道路亮化率。

（3）住建部中国人居环境奖参考指标体系包括13个定量指标和32个定性指标。其中定量指标包括：城市人均住宅建筑面积、城市燃气普及率、采暖地区集中供热普及率、城市供水普及率、城市污水集中处理率、城市污水处理回用率、城市人均拥有道路面积、城市万人拥有公共交通车辆、城市绿化覆盖率、城市绿地率、城市人均公共绿地面积、城市中心区人均公共绿地面积、城市垃圾粪便无害化处理率。

（4）北京国际城市发展研究院中国城市生活质量评价体系在2005年对100个城市的生活质量进行评价，正式编制了"中国城市生活质量（CQOL）指数"，从衣、食、住、行、生、老、病、死、安、居、乐、业12个方面构建出相对全面的生活质量评价体系，对全国287个地级及以上城市的居民收入、消费结构、居住质量、交通状况、教育投入、社会保障、医疗卫生、生命健康、公共安全、人居环境、文化休闲、就业概率等12项评估子系统进行了量化分析。其中人居环境子系统选用人均绿地面积和生活垃圾无害化处理率为核心指标。

（5）中国社科院发布的《中国城市基本公共服务评价2018》，关于城市环境健康这一块内容，选用了5个二级指标，包括财政收入、大气环境、水环境、市容环境、满意度。其中大气环境包括可吸入颗粒物日均值、空气质量适宜指数、问卷形式的空气质量调查表；水环境包括城镇生活污水处理率、工业废水排放达标率；市容环境包括工业固体废物综合利用率、人均绿地面积、生活垃圾无害化处理率以及街道景观的问卷调查；满意度调查常用问卷的方式进行。

（6）中国社科院发布的《城市蓝皮书·中国城市发展报告 NO.11》，健康环境这部分内容选用了环境质量、生态绿地、资源利用这三个二级指标。其中环境质量包括空气质量（API）达到和优于二级天数、城镇生活污水集中处理率、工业废水排放达标率，生态绿地包括人均公共绿地面积、建成区绿化覆盖率，资源利用包括生活垃圾无害化处理率、工业固体废物综合利用率。

（7）全国爱卫会委托中国健康教育中心、复旦大学、中国社会科学院 3 家单位，在多次征求全国爱卫会成员单位及有关部门、各地爱卫办及各领域专家的意见和建议的基础上，研究制定了《全国健康城市评价指标体系（2018版）》，其中，健康环境部分选取了 4 个二级指标和 10 个三级指标。其中二级指标包括空气质量、水质、垃圾废物处理和其他相关环境，三级指标包括环境空气质量优良天数占比、重度及以上污染天数、生活饮用水水质达标率、集中式饮用水水源地安全保障达标率、生活垃圾无害化处理率、公共厕所设置密度、无害化卫生厕所普及率（农村）、人均公园绿地面积、病媒生物密度控制水平和国家卫生县城（乡镇）占比。

表 1　国内外机构环境健康评价指标

机构	名称	指标
世界卫生组织	健康城市指标	空气污染、水质、生活垃圾处理率、绿地面积、工业废气点处理、运动休闲设施、行人专用区、自行车道、公共交通可及性、公共交通覆盖范围、生活空间
全国爱国卫生运动委员会	国家卫生城市评价指标	生活垃圾无害化处理率、生活污水集中处理率、建成区绿化覆盖率、城中村环境综合整治、水质、"四害"密度、城市道路亮化率
住建部	《关于修订人居环境奖申报和评选办法的通知》	城市人均住宅建筑面积、城市燃气普及率、采暖地区集中供热普及率、城市供水普及率、城市污水集中处理率、城市污水处理回用率、城市人均拥有道路面积、城市万人拥有公共交通车辆、城市绿化覆盖率、城市绿地率、城市人均公共绿地面积、城市中心区人均公共绿地面积、城市垃圾粪便无害化处理率
北京国际城市发展研究院	中国城市生活质量指数	人均绿地面积、生活垃圾无害化处理率

机构	名称	指标
中国社科院	《中国城市基本公共服务评价2018》	可吸入颗粒物日均值、空气质量适宜指数、问卷形式的空气质量调查表,城镇生活污水处理率、工业废水排放达标率、工业固体废物综合利用率、人均绿地面积、生活垃圾无害化处理率、街道景观的问卷调查、满意度调查
中国社科院	《城市蓝皮书·中国城市发展报告NO.11》	空气质量(API)达到和优于二级天数、城镇生活污水集中处理率、工业废水排放达标率、人均公共绿地面积、建成区绿化覆盖率、生活垃圾无害化处理率、工业固体废物综合利用率
全国爱国卫生运动委员会	《全国健康城市评价指标体系(2018版)》	环境空气质量优良天数占比、重度及以上污染天数、生活饮用水水质达标率、集中式饮用水水源地安全保障达标率、生活垃圾无害化处理率、公共厕所设置密度、无害化卫生厕所普及率(农村)、人均公园绿地面积、病媒生物密度控制水平和国家卫生县城(乡镇)占比

我国学者具有代表性的研究成果绘制如表2所示。

表2 国内学者采用的环境健康评价指标

作者	论文	指标
宁越敏、查志强	《大都市人居环境评价和优化研究——以上海市为例》(1999)	总悬浮微粒、SO_2浓度、城市污水处理率、工业废水处理率、绿化覆盖率、人均公共绿地面积、环保资金占GDP比重
刘颂、刘滨谊	《城市人居环境可持续发展评价指标体系研究》(1999)	人均公共绿地、绿地覆盖率、地表水有机污染物平均值、大气SO_2浓度、噪声达标覆盖率、生活垃圾无害化处理率、城市生活污水处理率
李雪铭、姜斌	《城市人居环境可持续发展评价研究——以大连市为例》(2002)	人均公共绿地面积、污水处理率、区域环境噪声平均值
叶长盛、董玉祥	《广州市人居环境可持续发展水平综合评价》(2003)	建成区绿地覆盖率、市区人均公共绿地、市区烟尘控制区覆盖率、噪声控制区覆盖率、工业废水处理率、工业废渣综合利用率、工业废气处理率

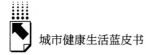

续表

作者	论文	指标
周媛	《长春市城市遥感评价研究》(2004)	土地利用变化速度、森林覆盖率、林地面积比例,人工环境包括二氧化硫含量、总悬浮颗粒含量、一氧化碳含量、氮化物含量,城市人口比例、人口自然增长率、农民人均收入、科技进步贡献率、专业技术人才比例
周志田	《中国适宜人居城市研究与评价》(2004)	人均园林绿地面积、绿化覆盖率、城市生态盈余
胡武贤、杨万柱	《中等城市人居环境评价研究——以常德市为例》(2004)	建成区绿色覆盖率、人均公共绿地面积、道路清扫保洁面积、污水处理率、生活垃圾无害化处理率、工业废渣综合利用率、工业废水排放达标率、空气中 TSP 量、空气中 SO_2 含量、空气中 NO_2 含量
贾向琳	《居住区生态环境评价指标体系研究》(2007)	空气污染指数、饮用水水质、地表水水质、昼夜声环境、日照时数、人均绿地面积,人工建设系统指标包括土地、能源、水设施、交通、通信
曹新向、苗长虹	《休闲城市评价指标体系及其实证研究》(2010)	城市气候环境舒适度、城市大气环境质量优良率、城市环境噪声达标率覆盖率、城市生活垃圾无害化处理率、城市工业废水排放达标率、城市人均公共绿地面积、建成区绿化覆盖率
高航、李雪铭	《休闲城市人居环境评价研究》(2013)	人均公共绿地面积、建成区绿化覆盖率、空气质量达到二级以上天数占全年比重、人均居住面积、城市建设用地占市区面积比重
胡炜	《城市环境健康风险因素指标体系研究》(2014)	全年空气质量良好天数的比率、大气 TSP 平均值、城市水域功能区水质达标率、生活垃圾分类处理率、垃圾日常日清率、道路清扫保洁率、城市生活污水集中处理率、城市环境噪声平均值、交通干线噪声平均值、区域内工业固体废物综合利用率、区域内工业废水处理率、危险物处置率、汽车尾气达标排放率、人均公共绿地面积
刘承水	《基于二维向量结构指标体系的北京城市评价》(2016)	全年空气质量优良天数占比、二氧化硫浓度、二氧化氮浓度、可吸入颗粒物浓度、主要污染物排放总量削减比率、集中式饮用水源地水质达标率、城市水环境功能区水质达标率、区域环境噪声平均值、噪声达标率覆盖率、城市人均绿地面积、绿地率、林荫路推广率、城市人均公园绿地面积、万人拥有城市公园指数、绿化覆盖面积中乔灌木所占比例、公园绿地服务半径覆盖率、公园绿地规范化率、公园绿地养护达标率、生活垃圾无害化处理率

作者	论文	指标
龙瀛、李苗裔、李晶	《基于新数据的中国人居环境质量监测：指标体系与典型案例》(2018)	城市建成区绿化覆盖率、人均公园绿地面积、城市建成区绿地率、城市建成区公园绿地供需比、城市建成区公园绿地标准服务半径覆盖率、城市街道绿化率、PM2.5超标天数、人口暴露风险及敏感人群比例、垃圾填埋场影响范围覆盖率、垃圾填埋场影响敏感人群比例、垃圾填埋场影响敏感单位比例

（二）城市健康生活环境评价指标体系构成

人要生存，需要呼吸空气，喝洁净的水，吃安全的食物，与外界进行物质和能量的交换，所以人类一刻也离不了这些赖以生存的要素。影响环境健康的因素有很多种，一方面是城市发展初期原有的环境条件，另一方面是城市发展过程中逐渐形成的环境条件。这两者共同作用，构成我们现有的生活环境。良好的自然以及人工环境是我们健康生存的保障。根据对居民健康生活的影响作用和数据的可获得性，借鉴国内外关于环境健康评价指标的研究，建立一个由3个一级指标和8个二级指标构成的城市健康生活环境评价指标体系，各项指标解释如下。

1. 城市生态环境质量

城市生态环境是指在原来自然环境的基础上，经过后期的改造，加入了人工环境之后形成的人类生存和发展的环境。城市生态环境质量是健康环境的一个重要部分，它也是促进居民身心健康，陶冶道德情操，保障城市安全的一个重要因素。园林绿地和公园是城市生态环境最为重要的一部分。另外，市容市貌也是城市生态环境的重要表现。我们从这两方面来论述城市生态环境质量对居民健康生活的重要影响。

其一，园林绿地和公园吸收有害物质、净化土壤、水和空气，保护城市环境。绿色植物不仅可以吸收土壤中的某些有害物质，吸附空气中的某些有害气体和粉尘，还可以吸收空气中的二氧化碳，向空气中释放氧气。因此，绿色植物对空气、水、土壤中污染物的清理作用是非常重要的。其二，园林绿地和公园可以调节和改善小气候。园林绿地和公园植物可以蒸腾水分、吸收热量、遮蔽阳光、产生荫凉的环境。通过叶片的蒸腾作用产生增温和降温效应，缓解干岛和热岛效应。正是这个原因，炎热的夏季，我们在森林、公园或者绿地行走时，会感觉比较凉爽。另外园林绿地和公园还可以减排增汇、节能降耗和涵养水源、防风固沙等，为我们营造出一个城市的宜居环境，居民在这样的环境中会身心愉悦，提升生活和工作质量。其三，园林绿地和公园可以美化环境。城市园林绿地建设以保护生态、提高居民生活质量为出发点，来维护和保持城市的生态平衡，形成城中有园，园中有城的景致，适应了城市的需要，顺应了当代人的需求，提升居民幸福指数，达到人居和谐。

市容环境是城市形象的基础表现，它一定程度上代表了城市的整体外观形象，反映了城市的经济发展水平，是城市发展繁荣的基础。它也是营造居民健康生活的一个重要方面。其一，市容环境与居民生活习惯息息相关。良好的市容环境可以为居民提供一个适宜的生活和工作环境，生活在良好市容环境里的居民会更加注重自己的素质，与城市格调相一致，所以良好的市容环境可以间接提升城市居民素养，使城市居民更健康地生活。其二，良好的市容环境可以增强城市竞争力。市容环境是一个城市的形象表征，良好的市容环境可以为城市增彩，从而进一步优化城市居民的生活，提升城市的整体竞争力。良好的市容环境是城市经济社会发展不可或缺的重要支撑和基础条件，也是创造适宜居民的生活和工作环境的基本前提。

2. 城市污染治理状况

污染治理是健康环境的一个部分，也是直接影响居民健康生活的一个重要因素。城市良好的污染治理系统是保障居民健康生活的基础，相反的，如果没有一个可靠的污染治理系统，我们呼吸着有毒的气体，喝着不洁净的水，生命安全也无法得到保障。从大的方面来说，我们面临的环境问题主要包括大气、水、土壤、噪声的污染以及辐射。

其一，大气环境与人体健康关系密切。在第九届中国环境与健康宣传周的2016国家环境与健康研讨会上，北京大学公共卫生学院研究员吴少伟在会上说，研究发现，空气污染短期（几天）内会导致人的血压升高、心率异常，发生急性心梗、中风等急性心血管疾病，还有因心血管疾病入院，甚至死亡等；长期处于空气污染中，会导致心血管疾病发病，甚至死亡。城市发展到现在的程度，完全洁净的大气环境是不存在的，当大气环境中污染物的浓度不是很高时，一般情况下不会对人体造成突发的伤害，但长时间处于这种大气污染的环境中，也会对身体造成不可逆转的伤害。比如，医学上的大量资料都显示，大部分的慢性呼吸系统疾病都与大气环境的污染有密切关系，浓度不高的大气污染物也会对支气管产生刺激作用，使呼吸道的抵抗力降低，使人体呼吸能力减弱，最终引发各种呼吸道疾病。数据显示，近年来，我国城市居民肺癌的发病率较前几年有明显的增加，且城市居民发病率高于郊区居民的发病率。这些都是大气污染长时间作用于人体造成的。另外在某些特殊的情况下，比如化工厂在生产的过程中发生有害气体泄漏事故，会使周围大气环境中有害气体的浓度迅速上升，当人们吸入有毒气体浓度较高的空气时，就会引起急性中毒，轻则需要在医院进行救治，重则危及生命。我们的生活一刻也离不开空气，对于城市健康来说，大气污染治理刻不容缓。

其二，水环境对人体健康至关重要。我国是人口大国，人口密集，工业快速发展，每天都有无法估量的生活废水和工业废水产生，造成河流的污染。有数据显示，国内大部分的河段不能给人们提供饮用水。除了废水之外，居民生活和工业生产产生越来越多的生产废料，这些废料被随意排入水体中，会使水体受到污染。农业用水污染会造成土壤质量下降，产出农作物有害物质积累，进而对人体造成伤害；工业水质污染后会增加处理成本，使工业企业效率降低，影响城市经济发展，进而影响居民生活质量；生活污水的任意排放，会导致水体富营养化，一方面影响城市供水，另一方面造成藻类大量繁殖，形成藻类毒素，造成城市居民流行病的爆发。水是我们赖以生存的源泉，没有洁净的水就谈不上健康的生活，水污染治理也是城市健康建设的重要方面。

其三，土壤环境与人体健康密不可分。有句古话"万物土中生"，土壤为人类提供粮食，是人类生产和生活中不可替代的自然资源，人类的生存和健康依附于土壤的质量。20世纪中叶以来，一方面由于人口的迅速增长，粮食的需求量越来越大，也造成了对土壤的开发强度不断增强，农药和化肥等各种化工制品投入增加；另一方面，工业的迅速发展，污水、固体废弃物排放量也急剧增加，导致土壤的污染也越来越严重。土壤污染是指由于生产活动产生的有毒、有害物质进入土壤，当这些有害物质达到一定的浓度，超过了土壤的承受能力，会导致土壤性质恶化，从而对农作物和人体造成伤害的一种现象。我们日常生活吃的食物，包括蔬菜、水果等大部分都是依靠土壤种植出来的，若土壤遭到污染，轻则导致农作物减产，重则农产品品质降低，积累毒素，食用后对人体造成伤害。此外，土壤和水、大气等密切相关，土壤的污染会导致地下水和地表水污染、影响大气环境质量，进而危害人体健康。土壤污染治理也应成为城市健康建设的重点。

其四，声环境与人体健康息息相关。耳朵是声音的接收器，人类的生活和工作环境中充斥着各种各样的声音，有些是美妙的音乐声，能够舒缓人体的神经，使人们感到愉悦，有的是机器的轰鸣声、人群的嘈杂声，使人们感到厌烦和沮丧，更大强度的声音还可能造成听觉神经或者人体其他器官的受损。《心理学前沿》上提到，纤维肌痛症患者听十分钟喜欢的音乐，每分钟少于120节拍，就能减少疼痛感。也有研究表明，特定的古典音乐能够促进人体多巴胺分泌，使人产生愉悦感。好的声音能够舒缓心理，带来健康。在高速发展的现代社会，噪声更是充斥着我们的生活，一般强度的噪声会影响人们的睡眠质量，即使是在睡眠状态，也会对听觉产生刺激，从而出现多梦、容易惊醒、疲惫等睡眠质量下降的现象。睡眠质量下降会直接影响我们的工作学习效率；还会分散人的注意力，使人们反应变得迟钝，容易产生疲劳，特别是在需要高度集中精神注意力的岗位，如果遭受噪声影响，差错率上升，产生的后果可能是致命的；噪声还会混淆人的听觉，比如公路上的车辆行驶信号遭受混淆，以致造成严重的事故。强度大的噪声会直接损害人体的听力，严重的会导致听力的不可逆丧失；还会刺激肾上腺激素的分泌，造成心脏血管类疾病。除了这些身体上的伤害，噪声也会对心理造成影响，易使人产生暴躁情绪。噪声对人体的伤害不容忽视，为了营造良好的生活环境，城市健康建设应加强噪声污染的治理。

3. 城市环境基础设施

城市环境基础设施主要指城市排水系统。城市排水系统是城市公用设施的一部分，是用来处理城市产生的污水和排放雨水的工程设施系统。城市排水系统通常包括排水管道和污水处理两部分，并实现污水和雨水的分流。城市生产生活产生的污水经由排水管道收集后，经过处理符合排放标准后，排入河流或者进行回收利用；雨水直接排入管道后，就近排入河流。一个城市排水系统的任务就是处理好城市的污水，保证雨水通畅地排出去，达到保护环境、方便出行的目的。

2015年，中国社会科学院发布的《中国城市竞争力报告 No. 13》里有专家提到"考虑到很多城市都比较注重地面的环境情况，对于地下工程可能出现很多漏洞"，课题组特意选取排水管道密度这一关键指标衡量宜居城市竞争力。近年来，我国北京、深圳、武汉、杭州等多个城市出现雨涝灾害，给工厂的生产、市民的出行等带来了极大的不利，究其原因，除了在我国城镇化发展过程中，改变了地区的原有自然生态调节能力，还有就是各城市排水基础设施存在不足，雨水排泄不及时。在环境保护方面，城市排水工程能够处理污水，减少危害，排泄雨水，减少道路积水，从而达到保护环境的作用。在经济角度，减少污染，保护环境是经济建设不可或缺的条件。水是生命之源，是非常宝贵的自然资源，我们生产生活的任何环节都离不开水，污水的妥善处理、回收利用，雨水的及时排泄利用也是保障经济正常运行的必要条件之一。此外，污水本身也具有经济价值，排放的工业废水中会含有很有价值的金属或者原料，对污水的处理也关乎一个企业的运行成本，找到新的排污方法会降低一个企业的生产成本，从而推动企业的发展，带来经济效益。城市排水基础设施是城市环境表现的一个重要方面，要提高城市环境质量，加强城市排水基础设施势在必行。

8个三级指标解释如下：

（1）建成区绿化覆盖率。它是城市内绿化总面积占城市建成区面积的比值。

（2）人均园林绿地面积。它是城市每万人拥有的公园绿地面积。

（3）工业固体废物处置利用率。它是工业固体废物的处置利用量占工业固体废物量总量的百分比值。

（4）城市污水处理率。它是经污水处理厂处理的城市污水量占城市排放污水总量的百分比值。

（5）生活垃圾处理率。它是经处理的城市生活垃圾量占城市生活垃圾总量的百分比值。

（6）二氧化硫排放量。它是排放的二氧化硫量与市区面积的比值。

（7）工业粉尘处理率。它是工业粉尘处理量与工业粉尘排放总量的比值。

（8）每万人拥有排水管道长度。它是城市每万人拥有排水管道长度。

环境健康评价的指标体系包括城市生态环境质量、城市污染治理状况和城市环境基础设施 3 个二级指标以及建成区绿化覆盖率、人均园林绿地面积、工业固体废物处置利用率、城市污水处理率、生活垃圾处理率、二氧化硫排放量、工业粉尘处理率和每万人拥有排水管道长度 8 个三级指标，汇总如表 3 所示。

表 3　城市健康生活环境评价指标体系

一级指标	权重	二级指标	权重
城市生态环境质量	0.427	建成区绿化覆盖率(%)	0.475
		人均园林绿地面积(平方米)	0.525
城市污染治理状况	0.324	工业固体废物处置利用率(%)	0.208
		城市污水处理率(%)	0.112
		生活垃圾处理率(%)	0.293
		二氧化硫排放量(吨/平方公里)	0.152
		工业粉尘处理率(%)	0.235
城市环境基础设施	0.249	每万人拥有排水管道长度(米)	1.000

（三）评价指标体系数据来源

本报告选取中国大陆 289 个地级及以上城市为研究对象，基本涵盖了全国所有城市。根据表 3 所列的指标体系，选取中国大陆 289 个地级及以上城市相关的环境评价数据，原始数据来源于 2017 年《中国城市统计年鉴》，各个城市统计公报、统计年鉴等。部分年份个别指标缺乏，根据以往数据所占比重对相关数据进行了估算。

三　城市健康生活环境评价结果

（一）城市健康生活环境评价城市排名

我们根据 289 个地级及以上城市的健康生活指数综合得分及排名，将其分为健康生活环境评价 50 强城市及其他城市，具体情况如表 4、表 6 所示。

表 4   城市健康生活环境评价 50 强城市

排名	城市	所属省份	得分
1	鄂尔多斯市	内蒙古自治区	86.49
2	东莞市	广东省	70.99
3	深圳市	广东省	70.59
4	无锡市	江苏省	67.20
5	珠海市	广东省	64.31
6	北京市	北京市	62.16
7	威海市	山东省	62.10
8	丽江市	云南省	60.37
9	嘉峪关市	甘肃省	60.23
10	广州市	广东省	59.82
11	银川市	宁夏回族自治区	59.05
12	合肥市	安徽省	58.71
13	惠州市	广东省	58.50
14	湖州市	浙江省	58.39
15	铜陵市	安徽省	57.88
16	青岛市	山东省	57.59
17	景德镇市	江西省	57.46
18	滁州市	安徽省	57.37
19	乌兰察布市	内蒙古自治区	57.35
20	烟台市	山东省	57.24
21	南通市	江苏省	57.05
22	苏州市	江苏省	56.98
23	三亚市	海南省	56.64
24	武汉市	湖北省	56.62
25	宁波市	浙江省	56.24
26	镇江市	江苏省	56.10
27	九江市	江西省	56.07
28	马鞍山市	安徽省	56.01
29	东营市	山东省	55.97
30	福州市	福建省	55.45
31	常州市	江苏省	55.44
32	芜湖市	安徽省	55.07
33	克拉玛依市	新疆维吾尔自治区	55.06
34	安庆市	安徽省	55.00

排名	城市	所属省份	得分
35	泰安市	山东省	54.78
36	呼和浩特市	内蒙古自治区	54.75
37	厦门市	福建省	54.60
38	德州市	山东省	54.50
39	江门市	广东省	54.32
40	柳州市	广西壮族自治区	54.31
41	温州市	浙江省	54.18
42	泉州市	福建省	54.14
43	丽水市	浙江省	54.14
44	金华市	浙江省	54.05
45	新余市	江西省	53.99
46	上海市	上海市	53.99
47	吉安市	江西省	53.94
48	黄山市	安徽省	53.79
49	日照市	山东省	53.78
50	湛江市	广东省	53.77
平均得分	—	—	57.89

从表 4 可以看出，排名前 50 的城市的健康生活指数平均得分为 57.89 分，50 个城市里有 14 个城市的健康生活指数达到平均分，剩余的 36 个城市得分均低于平均分，其中最高得分是鄂尔多斯市 86.49 分，最低得分是湛江市 53.77 分，相差 32.72 分，由此我们可以得出，排名前 50 的城市环境评价得分差距相对较大。而从得分层次上来看，80 分以上的城市只有鄂尔多斯市，70~80 分的城市有东莞、深圳两个城市，第一名与第三名相差 15.9 分。60~70 分的城市有无锡市、珠海市、北京市、威海市、丽江市和峡谷关市，排在第一名的鄂尔多斯市与第九名的嘉峪关市相差 26.26 分，说明排名靠前的城市环境健康方面的差距相对较大。而剩余的低于 60 分的 41 座城市最高分为广州市 59.82 分，最低分湛江市 53.77 分，极差为 6.05 分，差距相对较小。

为了更直观地看出环境健康发展水平 50 强城市的省际特点，我们绘制如图 1 所示的柱状图。

从图 1 中我们可以看出，50 强城市数并列第 1 名有三个省，分别为安徽省、广东省和山东省，50 强城市里均占据 7 个，各占据总数的 14%。其中安

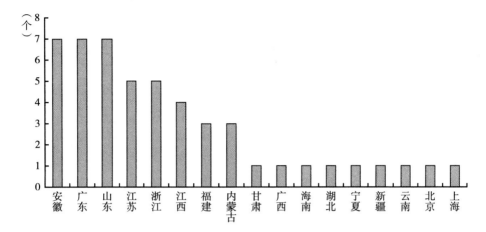

图1 城市健康生活环境评价50强城市的省份分布

徽省有16个市，50强的城市占据安徽省总市数的43.75%；山东省有17个市，50强的城市占据山东省总市数的41.2%；而广东省有21个市，50强的城市占据广东省总市数的33.3%，相比较安徽省和山东省有所差距。由此我们可以得出，安徽省和山东整体环境质量较高，且城市发展较为均衡，广东省紧追其后。其次，江苏省和浙江省并列第4位，50强城市里各占据5个，各占据总数的10%，接着是江西省占据4个，福建省和内蒙古各占据3个，其余甘肃、广西、海南、湖北、宁夏、新疆和云南各占据一个，此外，北京和上海也位于50强之中。而山西、河南、青海、陕西、四川等15个省份没有城市在50强之列。

为了进一步了解环境发展水平50强城市的地区分布特点，我们绘制表格如表5所示。

表5 城市健康生活环境评价50强城市的地区分布

地区分类	主要省份	代表城市	平均得分
西部	云南、宁夏、内蒙古、新疆、甘肃、广西	鄂尔多斯、呼和浩特、乌兰察布、嘉峪关、银川、丽江、克拉玛依、柳州8个城市	60.95
东部	山东、广东、江苏、浙江、福建、海南、北京、上海	青岛、深圳、无锡、湖州、厦门、柳州、三亚等30个城市	57.83
中部	安徽、江西、湖北	合肥、黄山、景德镇、九江、武汉等12个城市	55.99

从地区分类来看，在城市健康生活环境评价排名前 50 位的城市中，位于西部地区的城市有 8 个，占总数的 16%，鄂尔多斯居于西部地区首位，8 个城市的平均得分为 60.95 分，高于前 50 位城市的平均得分的 57.89 分。位于东部地区的城市有 30 个，占据总数的 60%，这一方面反映了东部地区总体的环境水平，另一方面也和东部地区包含的城市数量紧密相关。东莞市得分居于首位，30 个城市平均得分 57.83 分，略低于前 50 位城市的平均得分。位于中部地区的城市有 12 个，占据总数的 24%，合肥市得分居于首位，12 个城市的平均得分为 55.99 分，低于前 50 位城市的平均得分。西部地区与东部地区相差 4.05 分，东部地区与中部地区相差 1.84 分，地区间极差为 4.96 分，相对来说各地区环境方面有一定的差距。就 50 强城市所属地区之间环境发展水平而言，西部地区平均得分最高，东部地区次之，中部地区得分最低。

除 50 强之外的城市排名如表 6 所示。

表 6　城市健康生活环境评价其他城市

排名	城市	所属省份	得分
51	南京市	江苏省	53.70
52	漳州市	福建省	53.70
53	株洲市	湖南省	53.53
54	大庆市	黑龙江省	53.52
55	潍坊市	山东省	53.42
56	嘉兴市	浙江省	53.40
57	成都市	四川省	53.39
58	台州市	浙江省	53.27
59	淄博市	山东省	53.23
60	绍兴市	浙江省	53.19
61	临沂市	山东省	52.96
62	济宁市	山东省	52.93
63	莱芜市	山东省	52.82
64	乌海市	内蒙古自治区	52.76
65	杭州市	浙江省	52.76
66	扬州市	江苏省	52.66
67	河源市	广东省	52.60
68	晋中市	山西省	52.58
69	舟山市	浙江省	52.47
70	包头市	内蒙古自治区	52.44

续表

排名	城市	所属省份	得分
71	郑州市	河南省	52.40
72	潮州市	广东省	52.28
73	秦皇岛市	河北省	52.24
74	聊城市	山东省	52.14
75	黄石市	湖北省	52.13
76	榆林市	陕西省	52.07
77	湘潭市	湖南省	51.95
78	天津市	天津市	51.95
79	蚌埠市	安徽省	51.94
80	通辽市	内蒙古自治区	51.90
81	淮北市	安徽省	51.89
82	三明市	福建省	51.86
83	衢州市	浙江省	51.83
84	巴彦淖尔市	内蒙古自治区	51.79
85	南昌市	江西省	51.70
86	济南市	山东省	51.64
87	大连市	辽宁省	51.59
88	北海市	广西壮族自治区	51.50
89	松原市	吉林省	51.48
90	石家庄市	河北省	51.47
91	张掖市	甘肃省	51.42
92	鹰潭市	江西省	51.42
93	绵阳市	四川省	51.29
94	承德市	河北省	50.89
95	阜新市	辽宁省	50.88
96	乌鲁木齐市	新疆维吾尔自治区	50.88
97	西宁市	青海省	50.86
98	长春市	吉林省	50.79
99	铜川市	陕西省	50.78
100	池州市	安徽省	50.71
101	徐州市	江苏省	50.71
102	廊坊市	河北省	50.62
103	海口市	海南省	50.57
104	咸宁市	湖北省	50.50
105	长沙市	湖南省	50.48

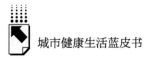
续表

排名	城市	所属省份	得分
106	泰州市	江苏省	50.26
107	西安市	陕西省	50.24
108	石嘴山市	宁夏回族自治区	50.23
109	娄底市	湖南省	50.19
110	漯河市	河南省	50.16
111	平凉市	甘肃省	50.15
112	周口市	河南省	50.13
113	常德市	湖南省	50.13
114	盐城市	江苏省	50.12
115	邯郸市	河北省	50.09
116	黑河市	黑龙江省	50.07
117	七台河市	黑龙江省	50.07
118	普洱市	云南省	50.02
119	张家界市	湖南省	49.91
120	昆明市	云南省	49.89
121	驻马店市	河南省	49.87
122	盘锦市	辽宁省	49.87
123	连云港市	江苏省	49.80
124	枣庄市	山东省	49.76
125	宿迁市	江苏省	49.69
126	鹤壁市	河南省	49.69
127	韶关市	广东省	49.69
128	平顶山市	河南省	49.65
129	荆门市	湖北省	49.59
130	沈阳市	辽宁省	49.59
131	邢台市	河北省	49.59
132	太原市	山西省	49.56
133	南宁市	广西壮族自治区	49.56
134	汕头市	广东省	49.47
135	滨州市	山东省	49.42
136	梅州市	广东省	49.40
137	濮阳市	河南省	49.38
138	郴州市	湖南省	49.28
139	重庆市	重庆市	49.25
140	抚州市	江西省	49.23

排名	城市	所属省份	得分
141	佛山市	广东省	49.22
142	岳阳市	湖南省	49.09
143	泸州市	四川省	49.07
144	宣城市	安徽省	48.99
145	焦作市	河南省	48.97
146	桂林市	广西壮族自治区	48.90
147	铁岭市	辽宁省	48.80
148	遂宁市	四川省	48.77
149	佳木斯市	黑龙江省	48.73
150	双鸭山市	黑龙江省	48.68
151	阳江市	广东省	48.64
152	安阳市	河南省	48.63
153	淮安市	江苏省	48.61
154	邵阳市	湖南省	48.58
155	本溪市	辽宁省	48.57
156	通化市	吉林省	48.45
157	中山市	广东省	48.43
158	怀化市	湖南省	48.42
159	贵阳市	贵州省	48.22
160	南平市	福建省	48.11
161	莆田市	福建省	48.07
162	新乡市	河南省	48.05
163	益阳市	湖南省	47.95
164	吕梁市	山西省	47.90
165	广元市	四川省	47.78
166	德阳市	四川省	47.75
167	梧州市	广西壮族自治区	47.74
168	锦州市	辽宁省	47.72
169	十堰市	湖北省	47.71
170	南充市	四川省	47.69
171	临沧市	云南省	47.57
172	赣州市	江西省	47.55
173	洛阳市	河南省	47.51
174	保定市	河北省	47.48
175	沧州市	河北省	47.48

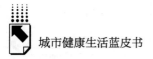
续表

排名	城市	所属省份	得分
176	崇左市	广西壮族自治区	47.42
177	商丘市	河南省	47.40
178	龙岩市	福建省	47.39
179	辽源市	吉林省	47.39
180	宁德市	福建省	47.39
181	永州市	湖南省	47.33
182	安顺市	贵州省	47.11
183	亳州市	安徽省	47.11
184	淮南市	安徽省	47.09
185	张家口市	河北省	46.95
186	宜昌市	湖北省	46.91
187	延安市	陕西省	46.87
188	赤峰市	内蒙古自治区	46.81
189	钦州市	广西壮族自治区	46.79
190	玉林市	广西壮族自治区	46.79
191	萍乡市	江西省	46.73
192	忻州市	山西省	46.71
193	百色市	广西壮族自治区	46.66
194	宿州市	安徽省	46.66
195	曲靖市	云南省	46.65
196	三门峡市	河南省	46.65
197	吴忠市	宁夏回族自治区	46.62
198	辽阳市	辽宁省	46.62
199	防城港市	广西壮族自治区	46.60
200	金昌市	甘肃省	46.59
201	丹东市	辽宁省	46.56
202	衡阳市	湖南省	46.50
203	拉萨市	西藏自治区	46.46
204	大同市	山西省	46.45
205	哈尔滨市	黑龙江省	46.45
206	伊春市	黑龙江省	46.45
207	来宾市	广西壮族自治区	46.42
208	固原市	宁夏回族自治区	46.33
209	开封市	河南省	46.29
210	朝阳市	辽宁省	46.28

排名	城市	所属省份	得分
211	抚顺市	辽宁省	46.27
212	许昌市	河南省	46.24
213	河池市	广西壮族自治区	46.22
214	酒泉市	甘肃省	46.17
215	六盘水市	贵州省	46.13
216	晋城市	山西省	46.09
217	南阳市	河南省	46.06
218	宝鸡市	陕西省	46.04
219	菏泽市	山东省	45.87
220	自贡市	四川省	45.85
221	随州市	湖北省	45.76
222	宜宾市	四川省	45.76
223	咸阳市	陕西省	45.71
224	鸡西市	黑龙江省	45.67
225	雅安市	四川省	45.61
226	葫芦岛市	辽宁省	45.58
227	遵义市	贵州省	45.48
228	黄冈市	湖北省	45.42
229	朔州市	山西省	45.37
230	眉山市	四川省	45.27
231	鄂州市	湖北省	45.26
232	广安市	四川省	45.26
233	肇庆市	广东省	45.23
234	长治市	山西省	45.18
235	阜阳市	安徽省	45.18
236	资阳市	四川省	45.14
237	信阳市	河南省	45.06
238	内江市	四川省	45.02
239	白银市	甘肃省	45.00
240	安康市	陕西省	44.98
241	茂名市	广东省	44.96
242	汉中市	陕西省	44.94
243	白城市	吉林省	44.87
244	齐齐哈尔市	黑龙江省	44.87
245	清远市	广东省	44.78

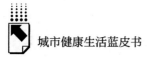
续表

排名	城市	所属省份	得分
246	唐山市	河北省	44.75
247	玉溪市	云南省	44.70
248	巴中市	四川省	44.66
249	临汾市	山西省	44.61
250	衡水市	河北省	44.50
251	攀枝花市	四川省	44.47
252	汕尾市	广东省	44.43
253	鹤岗市	黑龙江省	44.42
254	宜春市	江西省	44.30
255	营口市	辽宁省	44.08
256	荆州市	湖北省	44.06
257	鞍山市	辽宁省	43.98
258	六安市	安徽省	43.84
259	兰州市	甘肃省	43.78
260	运城市	山西省	43.67
261	呼伦贝尔市	内蒙古自治区	43.11
262	乐山市	四川省	42.95
263	天水市	甘肃省	42.68
264	中卫市	宁夏回族自治区	42.56
265	渭南市	陕西省	42.51
266	吉林市	吉林省	42.50
267	襄阳市	湖北省	42.49
268	白山市	吉林省	42.28
269	绥化市	黑龙江省	42.19
270	牡丹江市	黑龙江省	42.05
271	武威市	甘肃省	42.05
272	孝感市	湖北省	42.01
273	铜仁市	贵州省	41.96
274	云浮市	广东省	41.79
275	上饶市	江西省	41.61
276	庆阳市	甘肃省	41.52
277	阳泉市	山西省	41.17
278	四平市	吉林省	40.56
279	保山市	云南省	40.02
280	定西市	甘肃省	39.49

排名	城市	所属省份	得分
281	揭阳市	广东省	39.46
282	贵港市	广西壮族自治区	39.16
283	贺州市	广西壮族自治区	38.74
284	达州市	四川省	38.00
285	海东市	青海省	37.81
286	商洛市	陕西省	37.59
287	毕节市	贵州省	35.99
288	昭通市	云南省	34.69
289	陇南市	甘肃省	24.68
平均得分	—	—	47.50

从表 6 可以看出，余下的 239 座城市的健康生活指数平均得分为 47.50 分，239 个城市里有 123 个城市的健康生活指数达到平均分，剩余的 116 个城市得分均低于平均分，其中最高得分南京市得分 53.70 分，最低得分陇南市 24.68 分，相差 29.02 分，239 座城市平均相差 0.12 分，由此我们可以得出，排名在第 51 到第 289 名的城市分数差距相对较小。从分数分布情况来看，50 分以上的城市有 68 个，占总数的 28.5%。40 分到 50 分的城市有 161 个，占总数的 67.4%。40 分以下的城市有 10 个，占总数的 4.2%。可以看出剩余 239 座城市分数大多集中在 40~60 分，239 座城市平均分也在 40~60 分，说明除小部分城市外，大部分城市之间差距相对较小。

（二）城市健康生活环境评价的省际分析

表 7　我国 31 个省份城市健康生活环境评价平均得分及排名

排名	省份	得分
1	北京市	62.16
2	内蒙古自治区	55.27
3	浙江省	53.99
4	上海市	53.99
5	江苏省	53.72
6	海南省	53.61

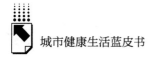
续表

排名	省份	得分
7	山东省	53.54
8	新疆维吾尔自治区	52.97
9	广东省	52.03
10	天津市	51.95
11	安徽省	51.70
12	福建省	51.19
13	江西省	50.36
14	湖南省	49.49
15	重庆市	49.25
16	宁夏回族自治区	48.96
17	河北省	48.73
18	河南省	48.36
19	辽宁省	47.60
20	湖北省	47.37
21	黑龙江省	46.93
22	广西壮族自治区	46.92
23	云南省	46.74
24	西藏自治区	46.46
25	四川省	46.32
26	山西省	46.30
27	陕西省	46.17
28	吉林省	46.04
29	甘肃省	44.48
30	青海省	44.34
31	贵州省	44.15
平均得分	—	49.71

　　为了更为直观的观察各省份的得分状况，我们绘制条形图如图2所示。

　　根据表7我们发现省份排名与城市排名存在明显差异，50强城市里占比比较有优势的山东省、广东省和安徽省分别排在第7位、第9位和第11位，说明这些省各市之间环境健康发展水平较为不均衡，而50强城市占比并列第4位的浙江省和江苏省排在第3位和第5位，说明浙江省和江苏省各市之间环境健康发展差距相对较小，较为均衡。排在第1位的北京市得分为62.16分，最低分贵州省是44.15分，极差为18.01分，相差较大，说明各个省份之间环境发展水平差距较大。31个省份得分50分以上占据13个，50分以下占据18

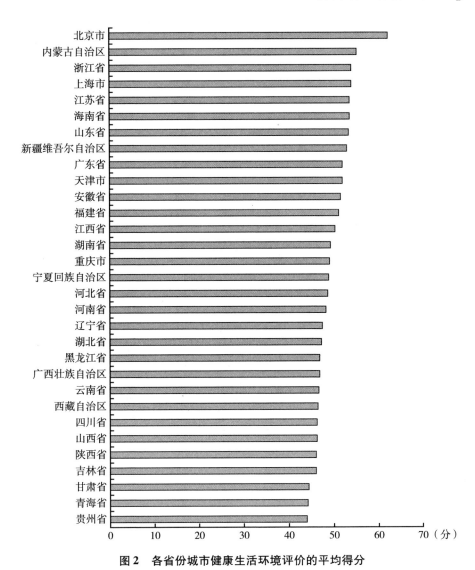

图2 各省份城市健康生活环境评价的平均得分

个, 平均得分为 49.71 分。总体环境发展水平一般, 都需要进一步整治治理, 营造良好的生活环境。

(三) 健康生活环境评价的区域分析

按照各省份所处的区域, 本部分将我国 31 个省份划分为了三大区域, 分别为东部地区、中部地区、西部地区。根据这 31 个省份的所属区域, 计算各个区域健康生活环境评价的平均得分，并进行排序，三大区域健康生活环境评价平均得分及排名如表8所示。

表8　我国东、中、西部地区城市健康生活环境评价平均得分及排名

排名	区域	地区	组合得分	平均得分
1	东部地区	北京	62.16	52.96
		山东	53.54	
		上海	53.99	
		江苏	53.72	
		浙江	53.99	
		广东	52.03	
		福建	51.19	
		海南	53.61	
		天津	51.95	
		河北	48.73	
		辽宁	47.60	
2	中部地区	安徽	51.70	48.31
		江西	50.36	
		黑龙江	46.93	
		河南	48.36	
		湖南	49.49	
		山西	46.30	
		湖北	47.37	
		吉林	46.04	
3	西部地区	内蒙古	55.27	47.67
		新疆	52.97	
		重庆	49.25	
		宁夏	48.96	
		四川	46.32	
		广西	46.92	
		陕西	46.17	
		云南	46.74	
		青海	44.34	
		贵州	44.15	
		甘肃	44.48	
		西藏	46.46	
平均得分	—	—	—	49.65

为了更为直观地看出各地区的环境评价得分情况,我们绘制柱状图如图3所示。

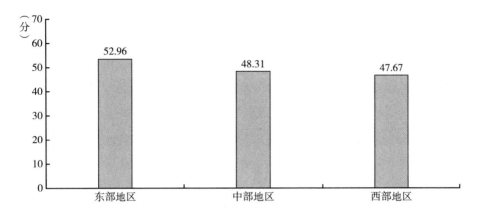

图3 我国东、中、西部地区城市健康生活环境评价平均得分情况

由表8可以看出东部地区排名第1,中部地区第2,西部地区排名最后,东部地区与西部地区极差为5.29分,而东部地区和中部地区相差4.65分,中部地区与西部地区相差0.64分。中部地区与西部地区相差较小,东部地区得分较高。总体看来,说明环境状况与经济发展水平密切相关,但三个地区的环境状况相差并不是很大,说明经济发展水平不是影响环境状况的唯一因素,还与人口、地理环境等密切相关。

四 健康生活环境评价深度分析

(一)指标深度分析

为了更充分地了解城市环境发展水平的各个影响因素,我们对一二级指标进行深度分析,首先对二级指标进行深度分析。

1. 城市生态环境质量二级指标均值分析

我们利用289个地级以上城市的建成区绿化覆盖率和人均园林绿地面积的均值,绘制柱状图如图4所示。

从图4可以明显地看出,建成区绿化覆盖率平均得分为63.75分,人均园

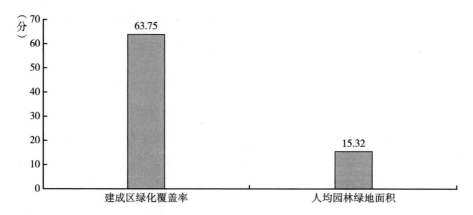

图4 健康生活城市生态环境质量各项二级指标均值

林绿地面积平均得分为 15.32 分，两个二级指标的得分都较低，而城市生态环境质量的权重为 0.427，其中建成区绿化覆盖率权重为 0.475，人均园林绿地面积权重为 0.525，二级指标里人均园林绿地面积所占权重最大，而人均园林绿地面积的得分又很低，所以，可以很明显地看出，人均园林绿地面积得分拉低了整个环境评价的得分。由此可以看出环境发展过程中存在的问题，在城市的发展建设过程中，过分追求城市的发展速度，忽略了应该创造宜居城市的本质要求。加强对园林绿地的建设，是提升城市环境质量的关键，也是提升城市居民幸福指数的重要方面。

2. 城市污染治理状况二级指标均值分析

城市污染治理状况有五个指标，分别为城市污水处理率、生活垃圾处理率、工业固体废物处置利用率、工业粉尘处理率和二氧化硫排放量，利用 289 个地级及以上城市的各个二级指标的均值，绘制雷达图如图 5 所示。

由图 5 我们可以看出，雷达图的各个指标分布较为均衡，最低为工业固体废物综合利用率得分 79.42 分，最高是工业粉尘处理率达到 98.23 分。二氧化硫排放量以及生活垃圾处理率在 90 分以上，分别为 95.91 分和 94.84 分，城市污水处理率为 88.88 分。总体上，城市在污染治理方面已经达到相当好的水平。结合前面所列权重，生活垃圾处理率和工业粉尘处理率的权重分别为 0.293 和 0.235，所占权重在城市污染治理方面居于前两位，两者得分也在二级指标中居于前列，对整体环境得分具有提升作用。结合我国环境现状，可以

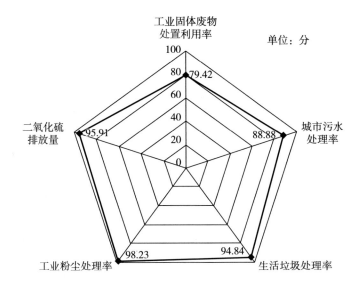

图5 健康生活城市污染治理状况各项二级指标均值

看出，虽然我国环境问题依然相当严重，但在环境治理方面已经有了很大的提升，各种污染物废弃物得到了处理，也反映出居民对于环境保护和治理的意识在不断加强。

3. 一级指标均值分析

我们利用289个地级及以上城市的城市生态环境质量、城市污染治理状况以及城市环境基础设施三个一级指标的平均得分绘制雷达图如图6所示。

由图6我们可以看出城市生态环境质量得分为38.32分，城市污染治理状况得分为91.92分，城市环境基础设施得分为12.64分。城市污染治理状况明显好于城市生态环境质量和城市环境基础设施。城市环境发展在这三方面表现不均衡，对提升城市整体环境水平不利。要想使城市的环境水平得到提高，要各个方面兼顾，除了要保护好城市生态环境，增加绿化面积；还要加强城市污染治理，营造良好宜居环境以及在排水设施方面进行加强。从图中可以看出，我国环境问题依然相当严峻，特别是在生态环境的建设保护和城市环境基础设施方面，我们不能为了城市的快速发展而牺牲掉市民享有宜居环境的权利。加强城市生态环境的建设和保护是提升城市整体环境发展水平的关键。

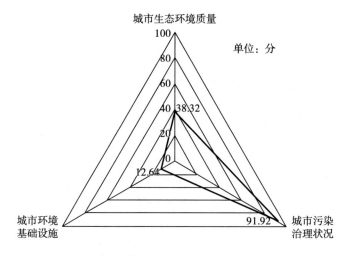

图6 城市健康生活环境评价一级指标均值

（二）地区差异分析

根据二八定律，为了分析各级指标的地区差距，先将指标从低到高排序，然后计算前20%城市的总值占所有指标汇总值的百分比，得到该指标的地区差距系数。该指标越大，说明地区差距越小，反之，指标越小，说明地区差距越大。

表9 城市健康生活环境评价一级指标和二级指标的地区差距系数

一级指标	差距系数（%）	二级指标	差距系数（%）
城市生态 环境质量	14.23	建成区绿化覆盖率	14.91
		人均园林绿地面积	8.13
城市污染 治理状况	17.99	工业固体废物处置利用率	10.87
		城市污水处理率	16.58
		生活垃圾处理率	16.68
		二氧化硫排放量	18.17
		工业粉尘处理率	19.34
城市环境基础设施	6.56	每万人拥有排水管道长度	6.56

从表9可以看出，城市生态环境质量的两个指标，建成区绿化覆盖率差距系数为14.91%，人均园林绿地面积差异系数为8.13%，说明各城市人均园林

绿地面积的差距较大，建成区绿化覆盖率差距相对较小。城市污染治理状况的5个指标中，差距系数最大的为工业固体废物处置利用率10.87%，二氧化硫排放量差距系数最小，为18.17%，总体看来，城市污染治理状况的各个指标差距系数相差并不大，并且差距系数也比较大，也是说明城市污染治理方面各个城市的发展较为均衡，这也与前面二级指标的深度分析结果一致。总体上，城市在污染治理方面已经达到相当好的水平，各个城市的发展也较为均衡。城市环境基础设施方面差距系数为6.56%，差距系数比较小，这也说明各个城市的城市环境基础设施差距较大，说明在城市环境基础设施方面各个城市的发展较不均衡。

（三）健康生活环境评价后50名城市分析

对应归总健康生活环境评价50强城市的省际分析，我们对后50名也做了一个归总，绘制柱状图如图7所示。

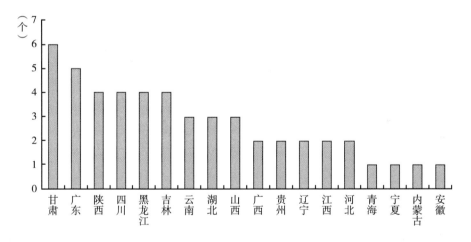

图7　城市健康生活环境评价后50名城市的省际分布

从图中我们可以看出，排在第1位的为甘肃，后50名城市里甘肃占据6个，占据了总数的12%，而甘肃有12个市，后50名的城市占据甘肃总市数的50%，由此我们可以得出，甘肃整体环境质量较差。其次，广东第2位，后50名城市里占据5个，占据总数的10%。陕西、四川、吉林和黑龙江各占据4个，接着是山西、湖北和云南各占据3个，广西、贵州、辽宁、江西和河北各占据 2 个，其余安徽、内蒙古、宁夏和青海各占据 1 个。而北京、天津、上海、江苏、浙江、湖南、河南等 13 个省份未有城市在后 50 名之列。为了进一步了解环境发展水平后 50 名城市的地区分布特点，我们绘制表格如表 10 所示。

表 10　城市健康生活环境评价后 50 名城市的地区分布

地区分类	主要省份	代表城市	平均得分
东部	广东、辽宁、河北	揭阳、清远、鞍山和营口等 9 个城市	43.64
中部	山西、湖北、安徽、江西、黑龙江、吉林	临汾、白山、齐齐哈尔、上饶、襄阳等 17 个城市	43.03
西部	四川、宁夏、甘肃、陕西、贵州、云南、内蒙古、青海、广西	保山、攀枝花、天水、海东、渭南、铜仁等 24 个城市	40.54

从地区分类来看，在城市健康生活环境评价排名后 50 位的城市中，位于东部地区的城市有 9 个，占总数的 18%，平均得分为 43.64 分。位于中部地区的城市有 17 个，占据总数的 34%，平均得分为 43.03 分。位于东部地区的城市有 24 个，占据总数的 48%，平均得分 40.54 分。由前 50 强得知，广东省前 50 强占据 7 个，说明广东省各个城市之间环境健康发展水平并不均衡。中部地区与东部地区相差 0.61 分，西部地区与中部地区相差 2.49 分，地区间极差为 3.1 分，相对 50 强城市的地区间得分差距来说，中部、东部地区和西部地区后 50 名的得分差异较小。与前面排名 50 强的地区分析结果相对照，我们发现西部地区 50 强平均分最高，而后 50 名平均分最低，说明西部地区的环境发展水平最不均衡。中部地区 50 强平均分最低，后 50 名处于中间水平，东部地区 50 强处于中间水平，后 50 名平均分最高，说明西部地区和东部地区的环境发展水平较为均衡。

从整体的评价结果来看，289 个地级及以上城市健康生活环境健康评价的平均得分为 49.30 分，其中最高为鄂尔多斯市的 86.49 分，最低为陇南市，得分 24.68 分，两者相差 61.81 分，极差很大，说明不同发展水平的城市间环境发展水平也相差很大。289 个城市中 80 分以上的有 1 个，70 分到

80 分的有 2 个，60 分到 70 分的有 6 个，50 分到 60 分的有 109 个，40 分到 50 分的有 161 个，40 分以下的有 10 个。93.43% 的城市得分集中在 40 ~ 60 分，说明环境总体上发展较为均衡。另外，80 分以上的只有鄂尔多斯市，高分城市很少，说明各个城市在环境这一方面还有很大的提升空间。

参考文献

［1］ 建设部：《关于修订人居环境奖申报和评选办法的通知》（2006 年 05 月 8 日）［EB/OL］．［2007 - 8 - 25］．http://www.gov.cn/。

［2］ 北京城市发展研究院：《中国城市生活质量评价体系》，《城市》2007 年第 8 期，第 23 ~ 35 页。

［3］ 胡武贤等：《中等城市人居环境评价研究——以常德市为例》，《现代城市研究》2004 年第 4 期，第 32 ~ 42 页。

［4］ 刘颂等：《城市人居环境可持续发展评价指标体系研究》，《城市规划汇刊》1999 年第 5 期，第 11 ~ 23 页。

［5］ 宁越敏等：《大都市人居环境评价和优化研究——以上海市为例》，《城市规划》1999 年第 6 期，第 56 ~ 68 页。

［6］ 李雪铭等：《城市人居环境可持续发展评价研究——以大连市为例》，《资源环境》2002 年第 6 期，第 84 ~ 90 页。

［7］ 叶长盛等：《广州市人居环境可持续发展水平综合评价》，《热带地理》2003 年第 1 期，第 84 ~ 90 页。

［8］ 柳丹、叶正钱等：《环境健康学概论》，北京大学出版社，2012，第 18 ~ 25 页。

［9］ 刘承水、王强、周秀玲：《基于二维向量结构指标体系的北京城市环境评价》，《城市发展研究》，2016 年第 3 期，第 38 ~ 42 + 110 页。

［10］ 孙斌栋、阎宏、张婷麟：《社区建成环境对健康的影响——基于居民个体超重的实证研究》，《地理学报》2016 年第 10 期，第 1721 ~ 1730 页。

［11］ 罗德启：《健康人居环境的营造》，《建筑学报》2004 年第 4 期，第 5 ~ 8 页。

B.5
城市健康生活文化评价

冷松 兰国凯 陈泓执笔*

摘　要： 随着城市居民物质生活的极大丰富，基于精神满足的文化
生活逐渐成为居民健康生活的重要标志，科学评价城市居
民文化生活状况对于提高城市居民健康生活质量具有重要
意义。本报告阐述了城市文化的概念、重要性及文化评价
的意义，在借鉴国内外现有评价指标的基础上，从文化投
入、教育水平及文化设施3个方面选取7个指标，构建了
我国城市居民健康生活文化评价指标体系，对全国289个
地级及以上城市居民文化健康状况进行评价，并对评价结
果进行了深度分析。

关键词： 城市文化　健康生活　评价指标

一　城市健康生活文化评价意义

本报告通过对城市文化健康影响因素的研究，坚持定性分析与定量分析相
结合的研究方法，构建城市文化健康评价指标体系。在研究对象上，选择了全
国289个地级及以上市，从而使得范围更加广，分析的结果更加全面。在评价
方法上，运用多种评价方法对城市文化健康进行评价，力求使分析结果更加客
观准确。这对于进一步推进城市文化健康的理论研究、完善城市文化健康的评

---

* 冷松，硕士，扬州教育学院国际交流学院副教授，主要从事健康经济与金融领域的研究；兰
国凯，宁波大学金融学专业硕士研究生；陈泓，硕士，上海健康医学院发展规划处副处长，
主要从事健康教育研究。

价指标体系、提高城市文化建设投入的决策效率、避免社会资源的浪费具有一定的意义。

第一，明确城市文化建设定位，创建文化生活氛围。

现如今，一些城市只重视城市建设的物质层面，将城市的主要功能定在产品生产、流通的消费城市、生产城市这一传统的模式上，片面追求"大工程""大项目"，忽略了城市精神文化存在的现实。这实际上是重经济发展，轻文化建设，表现出对城市文化认识的不足和对城市发展方向的迷茫。本书通过对各个城市文化健康的全面分析，有助于帮助各城市更加明确自己的发展定位，明确建设城市文化健康的重点任务，从而给居民提供一个精神与物质都丰富发展的城市生活环境。

第二，比较城市文化建设差距，借鉴文化发展优势。

每个城市的发展水平不同，通过利用各城市真实的数据和有效的评价方法和工具，可以对各个城市的文化健康情况进行评价。城市文化健康评价的结果可以使每个城市认识到自身与其他城市之间的差距，并能够促使各城市积极寻找差距产生的原因，为城市调整自身文化发展策略提供参考，进而为本城市居民创造出更好的文化生活氛围，满足居民对文化生活的需求。

第三，解决城市文化发展困境，丰富健康文化生活。

城市文化健康评价是检测各个城市文化发展状况的检测器，可以为城市制定有针对性的监管政策提供理论依据。通过对各个城市文化的评价，可以有效地反映各城市文化发展情况，以利于决策者及时发现文化建设与发展中存在的问题，并进行针对性的政策调整，提高各个城市的文化发展水平，丰富居民的文化生活，进而全面提高全社会人民的整体文化健康水平。

第四，优化文化资源配置，促进和谐文化发展。

城市文化的建设对维护城市的和谐与稳定具有重要的作用。通过研究中国城市文化健康及其主要影响因素，可以为我国城市文化的发展指明方向，有针对性地提出文化健康发展的对策，避免建设重复的文化基础设施，避免资源经费的浪费，使城市的文化发展向着更合理的方向进行，推进城市的现代化建设，使城市居民可获得充足的文化设施，提高文化生活质量。

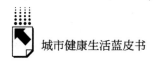

二 评价指标体系构建与数据选取

（一）国内外文化评价指标体系

在物质资料相对充裕的时代，人们开始越来越注重精神上的追求。世界卫生组织所公布的"健康城市标准"中，明确提出应该把提供各种娱乐和休闲活动场所，以方便市民之间的沟通和联系；保护文化遗产并尊重所有居民的不同文化习俗和生活特征作为建设健康城市的努力方向和衡量指标，这也正是评价城市文化健康的重要指标。另外，联合国人类发展指数中包括知识（成人文盲率和人均受教育年限）；亚洲开发银行指标里有受教育年限、不同阶段入学率和成人文盲率，这些指标因素都能直接反映出一个城市的文化发展水平和居民的受教育程度。

《城市居民生活质量评价指标体系的构建》在评价城市居民生活质量时，便选有教育和文娱休闲两个衡量指标。其中教育主要包括在校率、每万人拥有在校大学生数和成人识字率；文娱休闲则包括人均文化事业费、人均文化娱乐支出、每万人拥有体育场面积、每百万人拥有公园数和人均报刊数。

《中国大城市社会发展综合评价指标体系研究》课题组在选取评价指标时，关于文化健康评价的有：人均受教育年限、人均教育经费、每万人拥有大专以上学历人数、中级以上科技人员占科技人员总数的比重、在校中小学生体育锻炼达标率、公共图书馆人均图书拥有量、报纸人均发行量和人均文化娱乐旅游消费支出。

国内学者中，范柏乃认为，城市居民的生活质量评价应该从经济学、社会学和心理学三个层面展开。其中，社会学评价指标主要反映经济发展给社会带来的影响，侧重于社会进步层面上的生活质量评价，如教育、健康、文化休闲等。其在评价中国城市居民文化生活质量时，选用了人均文化费用支出、人均旅游费用支出、人均报刊份数、每周休闲时间、每万人拥有公园数和文化休闲满意度作为评价的指标。

郑胜华和刘嘉龙指出城市文化影响力是指休闲文化对人们的影响程度以及人们对休闲文化的接受程度。城市文化影响力是一种潜在的影响力，但是可以在人们对休闲的追求中表现出来，影响力越强说明城市休闲越深入人心，它在人们心中的魅力就越大。因此作者选用了城市休闲理念识别度来衡量城市文化影响力，其中休闲设施和休闲资源是评价城市休闲发展能力的指标，休闲设施包括每十万人图书馆藏书量、每十万人影剧院数量、每十万人博物馆数量、每十万人超市数量、每十万人百货商场数量、每十万人休闲吧数量和每十万人美容美发场所数，休闲资源则包括国家历史文化名城、国家重点风景名胜区和城市旅游景点个数。

侯惠勤、辛向阳和易定宏在《中国城市基本公共服务力评价》中有两个指标是涉及文化健康评价内容的，分别是基础教育和文化体育。基础教育中选用了财政投入、幼儿教育、小学教育和中学教育作为评价指标，财政投入又包括财政投入占 GDP 比重和人均财政投入，幼儿教育选用生师比，中小学教育则分别选用中小学生师比和每千中小学生拥有中小学数；文化体育则主要是选取场馆设施和社区文体活动两个指标，并分别在最后对城市居民做了一个满意度的问卷调查，以得出更好的评价结果。

武占云、单菁菁和耿亚男在《中国城市健康发展评价》中则选用了文化设施和文化支出作为评价城市文化健康水平的指标。其中，文化设施主要包括了万人公共图书馆藏书，万人拥有剧场、影剧院数，网络普及率。文化支出则用文娱消费支出占总支出比重表示。潘家华、魏后凯在《中国城市发展报告》一书中也选用了同样的评价指标。

张亮、赵雪雁在《安徽城市居民生活质量评价及其空间格局分析》中把影响城市居民生活质量的因素分为经济方面、环境方面和社会方面三部分，社会方面又包括居住统计、基础设施、教育文化和医疗健康卫生，教育文化则主要选取每万人在校大学生人数和每百人公共图书馆藏书数作为评价指标。国内学者采用的指标体系见表1。

《中国健康城市评价框架及 2015 年度测评结果》一书中则选用了城区每平方公里剧场与影剧院数、每千人公共图书馆图书总藏量、每千人博物馆数和网络普及率作为城市文化健康的评价指标。其中，城区每平方公里剧场与影剧院数、每千人公共图书馆图书总藏量、每千人博物馆数反映的是人们休闲娱乐的客观条件，是硬件水平；网络普及率，间接反映人们利用新手段获取健康知识和影响健康决策的渠道。

表1 国内学者采用的文化健康评价指标体系

作者	论著	指标
范柏乃	《我国城市居民生活质量评价体系的构建与实际测度》(2006)	人均文化费用支出、人均旅游费用支出、人均报刊份数、每周休闲时间、每万人拥有公园数、文化休闲满意度
郑胜华、刘嘉龙	《城市休闲发展评估指标体系研究》(2006)	每十万人图书馆藏书量、每十万人影剧院数量、每十万人博物馆数量、每十万人超市数量、每十万人百货商场数量、每十万人休闲吧数量、每十万人美容美发场所数、国家历史文化名城、国家重点风景名胜区、城市旅游景点个数
侯惠勤、辛向阳、易定宏	《中国城市基本公共服务力评价》(2012)	财政投入、幼儿教育、小学教育、中学教育、场馆设施、社区文体活动
武占云、单菁菁、耿亚男	《中国城市健康发展评价》(2014)	万人公共图书馆藏书,万人拥有剧场、影剧院数,网络普及率,文娱消费支出占总支出比重
张亮、赵雪雁	《安徽城市居民生活质量评价及其空间格局分析》(2014)	每万人在校大学生人数、每百人公共图书馆藏书数
潘家华、魏后凯	《中国城市发展报告》(2014)	万人公共图书馆藏书,万人拥有剧场、影剧院数,网络普及率,文娱消费支出占总支出比重

(二)城市健康生活文化评价指标

城市文化是一个系统,概括来说,它包括人和环境两个子系统。要使城市文化系统整体保持稳定和向前发展,必须协调好这两个子系统的关系。影响城市文化健康水平的因素有很多,其中既有外部因素也有内部因素。一方面城市自身的文化基础设施建设和人文资源是影响城市文化健康水平的主要因素,另一方面城市所处的政策环境、地理位置、信息化水平、自身的经济发展水平、教育水平和经费投入等也是影响城市文化健康的重要因素。由此可见,城市文化健康指标体系是由一系列相互联系、相互影响、相互作用、不可或缺的影响要素构成的有机整体。

在构建城市文化健康评价指标体系之前,需要对影响城市文化健康的因素进行分析。

1. 文化投入

文化投入对城市健康的重要作用越来越被人们所熟知，据了解，近年来，在相关政策的推动下，各级财政对文化的投入有了很大增长，但是基数仍然偏小。文化投入费的年平均增长率低于同期财政支出增长率，与其他社会事业费增长速度相比更是有很大的差距。文化建设投入的不足对各城市居民的生活质量有很大的影响。文化投入的主要内容有科技经费投入、教育经费投入等。在以知识与信息为基础的知识经济时代，科技进步与科技创新越来越成为一国或地区保持经济可持续发展的决定性力量。科技经费投入作为科技创新、科技进步的重要支撑条件，已经得到了各国各地方政府的高度重视。而创新的根本条件在于人，加强政府对研究与开发活动的引导，增加政府科技经费投入可以为人们充分发挥自主创新能力提供有效的经济支撑，充分激发人们的创新潜力。而创新的成果服务于社会所有人，从而最终能提升人们的生活质量。

另外，教育经费投入不足，会导致人们的教育资源短缺，影响城市居民文化生活质量，制约我国教育事业的发展。近几年，国家加大了对义务教育经费的投入，但总体水平还是较低。全国很多学校教学楼和宿舍的数量仍然紧张，普通初中进行大班教学的比例偏高。很多中小学的教学设备都没有达到国家规定的基本标准。随着教育的普及，高中的教育在近年来发展得比较快，但因为没有相应的经费投入来分担高中教育的成本，所以，许多地方政府的经费投入只够保障教职工的基本工资。提高教育经费的投入水平，对于"实现更高水平的教育、形成全民共享的公平教育、提供更加充裕的优质教育"，将起到至关重要的作用，同时也将对促进城市文化的发展有着重要的作用。

2. 教育水平

在21世纪的今天，教育水平是衡量一个城市居民素养和发展水平的重要因素，更是衡量一个国家是否强大的最重要依据。教育是民族振兴、社会进步的基石，是提高人民群众素质、促进人全面发展的根本途径，是中华民族最根本的事业。现如今，人才竞争成为提高国家在国际竞争中的核心动力，教育成为国家竞争力的基础。在人类社会的不断发展过程中，教育的地位和作用显得越来越重要。教育兴，则民族兴；教育强，则国家强。我们国家现代化建设的不断推进、中华民族伟大复兴梦的实现，归根结底取决于教育。同样，城市居民素养的提升也离不开教育，城市文化的建设更离不开教育，一个城市教育水平的高低会影响其文化建设。通过对城市的教育水平进行排名，可以促使各个城市之间相互借鉴和学习，从而提升教育质量，为居民提供良好的教育资源。

文化是城市的明信片，文化氛围是城市健康氛围的重要组成部分，教育是影响城市文化水平的直接因素。一个充满文化气息的城市，必须有一个与当地发展相适应的教育体系，如果说中小学阶段的基础教育主要是为了提高城市居民的基本道德素质和文化知识，那么，高等教育则是为了培养城市居民的高端素养、进一步提升他们的知识和能力，同时作为平台，它还具有吸引技术人才，培育高端人才和促进人才创新的功能。因此，评价教育水平的最直接标准便是城市人口中大学生人数的占比。根据大学生在中国各城市中的分布，计算各城市大学生人数占城市总人口的比重，可以大概反映出一个城市高等教育水平在全国城市中所处的位置。大学生人数占城市人口的比重越高，说明城市居民接受的教育越多，城市居民的文化素养越高，城市的教育水平也就越高。

3. 文化设施

文化基础设施，是指由各级政府或者社会力量投资建设的，并由文化主管部门控制的，对公众开放用于举办文化活动的场所。文化设施是文化服务体系建设的基础平台和首要任务，是展示文化建设成果、开展群众文化活动的重要阵地。文化基础设施主要包括城镇影剧院、博物馆、图书馆、群艺馆、文化馆和文化站等。

文化基础设施，是熔铸人民的生命力、创造力和凝聚力的必要载体，在一定程度上体现了一个城市文化建设的水平。同时，文化基础设施建设是一个地区、一个城市文明程度的重要体现，是体现城市文化底蕴的靓丽名片；是发展文化事业和文化产业的重要保障和平台，是构建公共文化服务体系的重要支柱；也是建设城市形象、提高城市品位、提高城市竞争力、增强文化软实力的重要手段。文化基础设施的建设不仅仅有利于民生，而且极大地提高了群众的文化生活水平，有效完善了城市公共服务职能，提升了城市的文化品位。加快建立覆盖全市的文化基础设施，是维护好和发展好人民群众基本文化权益的主要途径，对于促进国民的全面发展、提高广大干部群众的思想道德和文化素质具有重要的意义。

没有好的图书馆，怎么让老百姓看书？没有好的大剧院、大戏院，怎么让世界级的芭蕾舞剧、歌剧或交响乐团来演出？没有互联网、手机，怎么让人们跟上高速发展的信息时代？怎么让人们及时接收最新的信息？从以上描述中不难看出，衡量文化设施的标准有很多，本报告则选择了四个具有代表性的指标来对文化设施进行评价，分别为城市图书馆的藏书数、剧场和影剧院数、城市互联网的用户数、电话年末用户数。

健康的生活方式需要健康的文化理念去引导，要学会主动拒绝不健康的文化知识，进而推动政府部门走可持续发展道路。城市人均科技经费支出、人均教育经费支出则反映了各城市政府对文化投入的程度；万人拥有大学生人数则反映出了城市的教育水平；城市每万人拥有的剧场与影剧院数、人均公共图书馆藏书数，反映的是文化基础设施的可获得性；万人拥有国际互联网用户数、人均拥有电话数，反映了人们利用网络获取知识的情况。各项指标的具体解释如下：

（1）人均科技经费支出。它等于各城市总的科技经费支出除以城市总人口数。

（2）人均教育经费支出。它是各城市的总教育经费支出除以城市总人口数。

（3）万人拥有大学生人数。它是指一万城市人口中大学生所含的人数。

（4）人均公共图书馆藏书数。它等于公共图书馆图书总藏量除以城市总人口数。

（5）万人拥有剧场与影剧院数。它是以剧场与影剧院数除以城市的总人口数再乘以 10000 计算得出。

（6）万人拥有国际互联网用户数。它等于国际互联网用户数除以城市总人口数再乘以 10000 计算得出。

（7）人均电话年末用户数。它等于电话年末用户数除以城市总人口数。

将以上 7 个指标，按照一、二级指标进行汇总，建立城市文化健康评价指标体系，如表 2 所示。

表 2　城市健康生活文化评价指标体系

一级指标	权重	二级指标	权重
A 文化投入	0.371	A1 人均科技经费支出	0.540
		A2 人均教育经费支出	0.460
B 教育水平	0.350	B1 万人拥有大学生人数	1.000
C 文化设施	0.279	C1 人均公共图书馆藏书数	0.130
		C2 万人拥有剧场与影剧院数	0.170
		C3 万人拥有国际互联网用户数	0.320
		C4 人均电话年末用户数	0.380

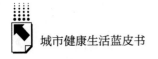

（三）评价指标数据来源

本书选取了全国 289 个地级及以上城市作为研究对象，基本涵盖了全国的所有城市，根据表 2 所列的指标体系，选取 2017 年中国 289 个地级及以上城市相关的文化健康评价数据。原始数据来源于 2017 年《中国城市统计年鉴》，各个城市统计公报、统计年鉴等。

三 城市健康生活文化评价结果

（一）健康生活文化城市排名

我们根据 289 个地级及以上城市的健康生活文化指数综合得分及排名，将其分为健康生活文化评价 50 强城市及其他城市两个部分进行具体的分析，同时，比较了不同城市、不同省份及不同区域的差别。50 强城市的具体情况如表 3 所示。

表 3 城市健康生活文化评价 50 强城市得分及排名

排名	城市	所属省份	得分
1	深圳市	广东省	55.11
2	郑州市	河南省	43.17
3	沧州市	河北省	42.24
4	南昌市	江西省	42.04
5	合肥市	安徽省	40.31
6	福州市	福建省	39.57
7	桂林市	广西壮族自治区	39.13
8	呼和浩特市	内蒙古自治区	39.11
9	珠海市	广东省	38.65
10	武汉市	湖北省	38.14
11	黄冈市	湖北省	37.25
12	长沙市	湖南省	37.24
13	漳州市	福建省	35.81
14	昆明市	云南省	35.65
15	济南市	山东省	35.33
16	东莞市	广东省	35.32

续表

排名	城市	所属省份	得分
17	九江市	江西省	35.11
18	新乡市	河南省	34.90
19	广州市	广东省	34.79
20	泉州市	福建省	32.86
21	南京市	江苏省	32.76
22	湘潭市	湖南省	32.73
23	芜湖市	安徽省	32.47
24	三明市	福建省	32.22
25	丽水市	浙江省	32.12
26	太原市	山西省	31.80
27	衡阳市	湖南省	31.34
28	百色市	广西壮族自治区	30.82
29	吕梁市	山西省	30.02
30	廊坊市	河北省	29.10
31	德阳市	四川省	29.02
32	青岛市	山东省	28.55
33	北京市	北京市	28.54
34	杭州市	浙江省	28.37
35	怀化市	湖南省	27.84
36	烟台市	山东省	27.60
37	嘉兴市	浙江省	26.90
38	鄂尔多斯市	内蒙古自治区	26.75
39	镇江市	江苏省	26.31
40	温州市	浙江省	26.23
41	河源市	广东省	26.12
42	黑河市	黑龙江省	26.03
43	秦皇岛市	河北省	25.92
44	哈尔滨市	黑龙江省	25.92
45	厦门市	福建省	25.79
46	上海市	上海市	25.38
47	荆州市	湖北省	25.23
48	苏州市	江苏省	24.94
49	周口市	河南省	24.90
50	大连市	辽宁省	24.88
平均得分	—	—	32.37

从评价结果来看，排名前 50 的城市的健康生活文化指数平均得分为 32.37 分，排在首位的为深圳市，其得分为 55.11 分，最后一位则为大连市，得分为 24.88 分，健康生活文化得分最高的城市和得分最低的城市之间相差 30.23 分，差值较大，可以看出文化发展水平高的城市之间存在较大差距。其中，仅有 23 个城市的健康生活文化指数超过平均得分，占总数的 46%。从具体排名来看，排名前 5 位的城市分别为深圳市、郑州市、沧州市、南昌市和合肥市，其得分依次为 55.11 分、43.17 分、42.24 分、42.04 分、40.31 分。健康生活文化水平较高的城市相互之间存在的差距较大，如深圳市与郑州市之间的得分相差 11.94 分，而沧州市与南昌市则存在 0.20 分的差值，存在较明显的断层。而从第 6 名的福州市开始至第 50 名的大连市，每两个城市之间的得分差值保持在 1~2 分，得分分布相对较均匀。

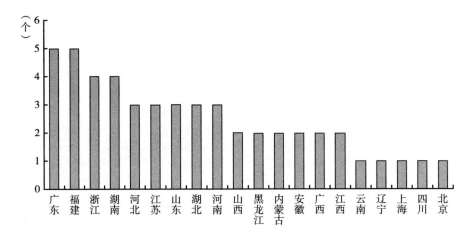

图 1　城市健康生活文化评价 50 强城市的省份分布

从健康生活文化评价 50 强城市的省份分布来看，广东省和福建省拥有的位列 50 强的城市数量最多，其中广东省包括深圳市、珠海市、东莞市、广州市、河源市共 5 个城市，福建省包括福州市、漳州市、泉州市、三明市和厦门市共 5 个城市，其中广东省排名最靠前的是位居第 1 的深圳市，福建省排名最靠前的是位居第 6 位的福州市，可见，广东省和福建省整体的文化建设水平相对较高。其次为浙江省和湖南省各拥有 4 个位列 50 强的城市，其中排名最靠前的是丽水市和长沙市；再次是河北省、江苏省、山东省、湖北省和河南省分别有 3 个位居 50 强的城市，其中河北省中排名最靠前的是排名第 3 的沧州市，江苏省中排名最靠前的是排名第 21 的南京市，山东省中排名最靠前的是排名第 15 的济南市，湖北省中排名最靠前的是排名第 10 的武汉市，河南省中排名最靠前的是排名第 2 的郑州市；山西、黑龙江、内蒙古、安徽、广西和江西省共 6 个省份，各占 2 个名额；云南、辽宁、上海、四川、北京共 5 个省份，各占 1 个名额。而天津市、重庆市、吉林省和青海省 11 个省份未在前 50 强城市中占有名额。

表 4　城市健康生活文化评价 50 强城市的地区分布

地区分类	主要省份	代表城市	平均得分
东部	广东省、北京市、福建省、浙江省、上海市、江苏省、山东省、河北省、辽宁省	深圳、北京、厦门、杭州、上海、南京、济南、秦皇岛等 26 个城市	31.59
中部	湖北省、安徽省、湖南省、山西省、河南省、江西省、黑龙江省	长沙、合肥、武汉、郑州、沧州、南昌、九江、哈尔滨等 18 个城市	33.14
西部	内蒙古自治区、广西壮族自治区、云南省、四川省	呼和浩特、桂林、昆明、德阳等 6 个城市	33.41

从区域角度分析，在城市健康生活文化健康指数综合排名前 50 位的城市中，位于东部地区的城市有 26 个，占总数的 52%，这 26 个城市的健康生活文化指数平均得分为 31.59 分，低于前 50 位城市的平均得分。位于中、西部地区的城市分别有 18 个和 6 个，中西部整体占总数的 48%，位于这两个区域的城市的健康生活文化指数平均得分分别为 33.14 分和 33.41 分，均高于前 50 位城市的平均得分。其中，排名第 1 的深圳的健康生活文化综合得分位居东部地区首位，排名第 2 的郑州市的健康生活文化综合得分位居中部地区首位，排名第 7 的桂林市的健康生活文化指数则位居西部地区首位，深圳的得分较郑州高出 11.94 分，较桂林高出 15.98 分，西部与中部的平均得分差值为 0.27 分，西部与东部的平均得分差值为 1.82 分，而东部和中部的平均得分差值为 1.55 分。因此，从健康生活文化评价 50 强城市的区域分布来看，我国城市的健康生活文化发展存在地区差异，西部的平均发展水平较好，而中、东部地区则相对落后于西部地区，还需要继续努力提高文化建设水平。

表5 城市健康生活文化评价其他城市得分及排名

排名	城市	所属省份	得分
51	南宁市	广西壮族自治区	24.87
52	三亚市	海南省	24.68
53	承德市	河北省	24.59
54	克拉玛依	新疆维吾尔自治区	24.53
55	宁波市	浙江省	24.32
56	长春市	吉林省	24.27
57	株洲市	湖南省	24.26
58	金华市	浙江省	23.86
59	赣州市	江西省	23.69
60	运城市	山西省	23.65
61	乌兰察布市	内蒙古自治区	23.28
62	马鞍山市	安徽省	22.98
63	石家庄市	河北省	22.90
64	滁州市	安徽省	22.39
65	普洱市	云南省	22.24
66	潍坊市	山东省	21.94
67	成都市	四川省	21.73
68	泰安市	山东省	21.61
69	邢台市	河北省	21.53
70	锦州市	辽宁省	21.31
71	天津市	天津市	21.17
72	柳州市	广西壮族自治区	21.10
73	吉安市	江西省	21.07
74	四平市	吉林省	21.02
75	安阳市	河南省	20.96
76	娄底市	湖南省	20.89
77	中山市	广东省	20.87
78	惠州市	广东省	20.20
79	呼伦贝尔市	内蒙古自治区	20.11
80	韶关市	广东省	20.04
81	景德镇市	江西省	20.01
82	焦作市	河南省	19.92

排名	城市	所属省份	得分
83	海口市	海南省	19.87
84	丽江市	云南省	19.80
85	上饶市	江西省	19.71
86	安庆市	安徽省	19.62
87	绵阳市	四川省	19.59
88	无锡市	江苏省	19.51
89	保定市	河北省	19.39
90	洛阳市	河南省	18.99
91	湛江市	广东省	18.98
92	宜昌市	湖北省	18.96
93	雅安市	四川省	18.40
94	濮阳市	河南省	18.35
95	南通市	江苏省	18.29
96	威海市	山东省	18.12
97	崇左市	广西壮族自治区	18.09
98	长治市	山西省	17.97
99	临汾市	山西省	17.76
100	包头市	内蒙古自治区	17.72
101	沈阳市	辽宁省	17.66
102	铜陵市	安徽省	17.57
103	滨州市	山东省	17.36
104	绍兴市	浙江省	17.26
105	肇庆市	广东省	17.19
106	北海市	广西壮族自治区	17.04
107	舟山市	浙江省	16.96
108	平顶山市	河南省	16.76
109	晋城市	山西省	16.75
110	鹰潭市	江西省	16.64
111	邵阳市	湖南省	16.53
112	江门市	广东省	16.35
113	郴州市	湖南省	16.16
114	常州市	江苏省	16.13
115	晋中市	山西省	15.98
116	蚌埠市	安徽省	15.94
117	吉林市	吉林省	15.92

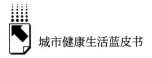
续表

排名	城市	所属省份	得分
118	黄山市	安徽省	15.91
119	驻马店市	河南省	15.82
120	岳阳市	湖南省	15.77
121	黄石市	湖北省	15.73
122	通辽市	内蒙古自治区	15.69
123	孝感市	湖北省	15.65
124	宁德市	福建省	15.58
125	河池市	广西壮族自治区	15.45
126	通化市	吉林省	15.30
127	铁岭市	辽宁省	15.17
128	台州市	浙江省	15.15
129	三门峡市	河南省	15.09
130	大庆市	黑龙江省	15.01
131	曲靖市	云南省	14.83
132	拉萨市	西藏自治区	14.79
133	泰州市	江苏省	14.77
134	临沧市	云南省	14.70
135	徐州市	江苏省	14.67
136	开封市	河南省	14.66
137	信阳市	河南省	14.65
138	湖州市	浙江省	14.61
139	牡丹江市	黑龙江省	14.55
140	白城市	吉林省	14.44
141	梅州市	广东省	14.43
142	阜新市	辽宁省	14.32
143	攀枝花市	四川省	14.26
144	玉林市	广西壮族自治区	14.24
145	玉溪市	云南省	14.24
146	忻州市	山西省	14.18
147	南阳市	河南省	14.13
148	榆林市	陕西省	14.11
149	商丘市	河南省	13.93
150	聊城市	山东省	13.87
151	新余市	江西省	13.80
152	齐齐哈尔市	黑龙江省	13.66

续表

排名	城市	所属省份	得分
153	十堰市	湖北省	13.57
154	唐山市	河北省	13.41
155	淄博市	山东省	13.40
156	佳木斯市	黑龙江省	13.38
157	银川市	宁夏回族自治区	13.36
158	常德市	湖南省	13.35
159	德州市	山东省	13.35
160	济宁市	山东省	13.33
161	兰州市	甘肃省	13.30
162	盐城市	江苏省	13.28
163	南平市	福建省	13.25
164	扬州市	江苏省	13.13
165	佛山市	广东省	13.13
166	东营市	山东省	13.00
167	乌鲁木齐市	新疆维吾尔自治区	12.64
168	临沂市	山东省	12.62
169	遵义市	贵州省	12.50
170	南充市	四川省	12.41
171	咸宁市	湖北省	12.39
172	贵阳市	贵州省	12.22
173	荆门市	湖北省	12.22
174	衡水市	河北省	12.17
175	六盘水市	贵州省	12.09
176	乐山市	四川省	11.84
177	云浮市	广东省	11.66
178	泸州市	四川省	11.66
179	淮北市	安徽省	11.58
180	宜春市	江西省	11.57
181	咸阳市	陕西省	11.53
182	贵港市	广西壮族自治区	11.42
183	丹东市	辽宁省	11.30
184	淮南市	安徽省	11.24
185	宜宾市	四川省	11.21
186	庆阳市	甘肃省	11.13
187	梧州市	广西壮族自治区	11.11

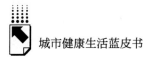
续表

排名	城市	所属省份	得分
188	铜仁市	贵州省	11.10
189	巴彦淖尔市	内蒙古自治区	11.07
190	延安市	陕西省	11.05
191	许昌市	河南省	11.03
192	西安市	陕西省	11.02
193	乌海市	内蒙古自治区	11.00
194	双鸭山市	黑龙江省	10.98
195	本溪市	辽宁省	10.95
196	龙岩市	福建省	10.93
197	池州市	安徽省	10.92
198	衢州市	浙江省	10.78
199	汕尾市	广东省	10.60
200	襄阳市	湖北省	10.57
201	日照市	山东省	10.39
202	渭南市	陕西省	10.39
203	赤峰市	内蒙古自治区	10.33
204	定西市	甘肃省	10.13
205	酒泉市	甘肃省	10.09
206	松原市	吉林省	10.03
207	张家界市	湖南省	9.97
208	重庆市	重庆市	9.94
209	营口市	辽宁省	9.89
210	永州市	湖南省	9.85
211	鹤壁市	河南省	9.84
212	汉中市	陕西省	9.78
213	鞍山市	辽宁省	9.74
214	西宁市	青海省	9.59
215	清远市	广东省	9.58
216	连云港市	江苏省	9.55
217	朝阳市	辽宁省	9.55
218	菏泽市	山东省	9.34
219	海东市	青海省	9.32
220	毕节市	贵州省	9.31
221	益阳市	湖南省	9.25
222	广元市	四川省	9.19

续表

排名	城市	所属省份	得分
223	莆田市	福建省	8.88
224	朔州市	山西省	8.85
225	宝鸡市	陕西省	8.84
226	阳泉市	山西省	8.81
227	抚州市	江西省	8.79
228	大同市	山西省	8.78
229	张家口市	河北省	8.75
230	辽阳市	辽宁省	8.68
231	抚顺市	辽宁省	8.62
232	白银市	甘肃省	8.61
233	眉山市	四川省	8.61
234	随州市	湖北省	8.51
235	钦州市	广西壮族自治区	8.47
236	淮安市	江苏省	8.36
237	辽源市	吉林省	8.27
238	自贡市	四川省	8.24
239	嘉峪关市	甘肃省	8.21
240	中卫市	宁夏回族自治区	8.20
241	张掖市	甘肃省	8.19
242	萍乡市	江西省	8.19
243	平凉市	甘肃省	8.15
244	石嘴山市	宁夏回族自治区	8.13
245	宿迁市	江苏省	8.06
246	吴忠市	宁夏回族自治区	8.05
247	天水市	甘肃省	7.81
248	邯郸市	河北省	7.60
249	昭通市	云南省	7.58
250	阜阳市	安徽省	7.56
251	鄂州市	湖北省	7.55
252	枣庄市	山东省	7.47
253	内江市	四川省	7.45
254	陇南市	甘肃省	7.37
255	宿州市	安徽省	7.35
256	六安市	安徽省	7.34
257	商洛市	陕西省	7.27

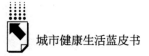

续表

排名	城市	所属省份	得分
258	茂名市	广东省	7.26
259	漯河市	河南省	7.04
260	保山市	云南省	6.97
261	达州市	四川省	6.83
262	阳江市	广东省	6.77
263	安顺市	贵州省	6.66
264	武威市	甘肃省	6.56
265	宣城市	安徽省	6.45
266	固原市	宁夏回族自治区	6.43
267	葫芦岛市	辽宁省	6.36
268	安康市	陕西省	6.29
269	白山市	吉林省	6.25
270	贺州市	广西壮族自治区	6.18
271	莱芜市	山东省	6.18
272	潮州市	广东省	6.13
273	盘锦市	辽宁省	6.11
274	绥化市	黑龙江省	6.04
275	鸡西市	黑龙江省	5.98
276	亳州市	安徽省	5.97
277	广安市	四川省	5.83
278	七台河市	黑龙江省	5.77
279	防城港市	广西壮族自治区	5.72
280	金昌市	甘肃省	5.72
281	揭阳市	广东省	5.65
282	汕头市	广东省	5.22
283	铜川市	陕西省	5.07
284	遂宁市	四川省	5.05
285	鹤岗市	黑龙江省	4.92
286	巴中市	四川省	4.92
287	资阳市	四川省	4.89
288	来宾市	广西壮族自治区	4.58
289	伊春市	黑龙江省	3.83
平均得分	—	—	13.05

从第 51 名的南宁市至第 289 名的伊春市，平均得分为 13.05 分，且各城市得分下降趋势较为缓慢，不同城市之间的健康生活文化的发展水平差距较小。从整体的评价结果来看，289 个地级城市健康生活文化评价的平均得分为 16.39 分，其中最高为深圳市的 55.11 分，其次是郑州市的 43.17 分，两者得分相差 11.94 分，差值较大，而排在第三的沧州市得分为 42.24 分，与郑州市存在 0.93 分的差距，差值较小，可见健康生活文化水平较高的城市相互之间存在的较大差距。而健康生活文化建设处于一般水平的城市，得分的下降趋势较为平缓，相互之间的差距较小。此外，健康生活文化评价综合得分高于平均得分的地级以上城市共有 111 个，约占所有地级以上城市数量的 38%。这表明，我国城市健康生活文化建设的整体表现较弱，还有需要加强和完善的地方，处于平均分以下的城市的健康生活文化建设还存在很大的发展空间。综上可以看出，各个城市的文化评价得分总体偏低，说明我国各城市在文化建设这一块还需要做出很大的努力。

（二）城市健康生活文化评价的省际分析

为了解不同省份的文化健康生活的水平，将同一省份各城市的文化健康指数综合得分相加求平均来反映各个省份的城市文化健康水平，各省份文化健康指数综合得分及排名如表 6 所示。

表 6　我国 31 个省份城市健康生活文化评价平均得分及排名

排名	地区	得分
1	北京	28.54
2	上海	25.38
3	福建	23.88
4	海南	22.28
5	浙江	21.51
6	天津	21.17
7	河北	20.69
8	湖南	20.40
9	江西	20.06

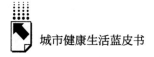

续表

排名	地区	得分
10	内蒙古	19.45
11	广东	18.76
12	新疆	18.59
13	河南	18.48
14	湖北	17.98
15	山西	17.69
16	云南	17.00
17	江苏	16.90
18	山东	16.67
19	广西	16.30
20	安徽	15.98
21	西藏	14.79
22	吉林	14.44
23	辽宁	12.47
24	黑龙江	12.17
25	四川	11.73
26	贵州	10.65
27	重庆	9.94
28	陕西	9.54
29	青海	9.46
30	宁夏	8.83
31	甘肃	8.77
平均得分	—	16.79

为了更加清楚地分析各个城市的文化健康水平，将表6的评价结果画成条形图，如图2所示。

根据评价结果，排名前5的省份由高到低依次是北京市、福建省、浙江省、河北省、江西省。这31个省份文化健康水平得分的平均值为16.79分，超过平均值的省份共有17个。其中北京市的得分为28.54，以绝对优势排名第1位，与其他省份与其差距较大。说明北京在文化健康建设方面取得了较好的成绩。

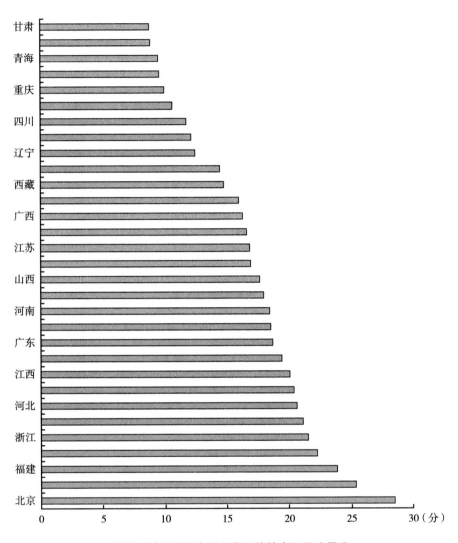

图2 城市健康生活文化评价的省际平均得分

（三）城市健康生活文化评价的区域分析

按照各个省份所处的区域，本部分将我国31个省份划分为三个大区域，分别为东部地区、中部地区和西部地区。同样，根据这31个省份的所属区域，计算各个区域文化健康指数的平均得分，并进行排序，三大区域文化健康指数平均得分及排名如表7所示。

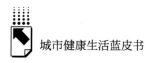

表 7　我国东、中、西部地区城市健康生活文化评价平均得分及排名

排名	区域	省份	组合得分	平均得分
1	东部	北京市	28.54	20.75
		天津市	21.17	
		河北省	20.69	
		上海市	25.38	
		江苏省	16.90	
		浙江省	21.51	
		福建省	23.88	
		山东省	16.67	
		广东省	18.76	
		辽宁省	12.47	
		海南省	22.28	
2	西部	内蒙古自治区	19.45	12.92
		广西壮族自治区	16.30	
		重庆市	9.94	
		四川省	11.73	
		贵州省	10.65	
		云南省	17.00	
		西藏自治区	14.79	
		陕西省	9.54	
		甘肃省	8.77	
		青海省	9.46	
		宁夏回族自治区	8.83	
		新疆维吾尔自治区	18.59	
3	中部	山西省	17.69	17.15
		安徽省	15.98	
		江西省	20.06	
		河南省	18.48	
		湖北省	17.98	
		吉林省	14.44	
		黑龙江省	12.17	
		湖南省	20.40	
平均得分	—	—	—	16.94

同样，为了更加清楚地分析三个区域文化健康的情况，将表7的评价排名结果画成柱状图，如图3所示。

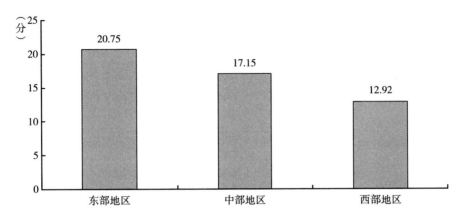

图3 我国东、中、西部地区城市健康生活文化评价平均得分情况

根据评价结果，三大区域排名由高到低依次是东部、中部和西部，其得分依次为20.75分、17.15分、12.92分。三大区域文化健康得分的平均值为16.94分。总体来看，这三个区域中东部的城市居民文化健康发展水平较高，其他两个区域还存在进一步提升的空间和必要性。

四 城市健康生活文化评价指标深度分析

（一）指标深度分析

1. 文化投入二级指标均值分析

在文化投入二级指标中，人均科技经费支出得分均值为3.09分，人均教育经费支出为18.08分。创新是发展的第一动力，是建设现代化经济体系的重要支撑。党的十九大报告进一步强调了创新在促进经济社会发展中的重要地位，创新作为一项基本国策，在中国新时代发展和改革过程中，将发挥越来越重要的推动作用。在创新这一大环境背景下，各城市的发展也越来越注重创新，纷纷通过增加科技经费的支出来鼓励创新。百年大计，教育为本。党的十九大报告围绕"优先发展教育事业"做出新的全面部署，明确提出："建设教

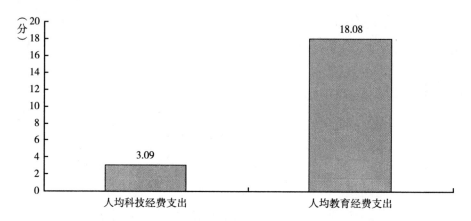

图4　城市健康生活文化评价文化投入二级指标均值

育强国是中华民族伟大复兴的基础工程，必须把教育事业放在优先位置，深化教育改革，加快教育现代化，办好人民满意的教育。"为实现这一目标，为了让每一个中华儿女都能享受到平等的教育资源，各地区加大教育经费的支出。从人均教育经费的均值来看，其高于人均科技经费，可见人均教育经费支出的地区差距较小。虽然人均教育经费支出的权重较小，但是也对文化投入的最终得分有重要的影响。

2. 教育水平二级指标均值分析

教育水平的二级指标用万人拥有大学生人数表示，其最终的平均得分为21.24分，是所有二级指标中得分最高的。首先，随着我国九年义务教育的普及、教育资源的优化和高等教育的快速发展，人们所获得的教育机会越来越多；其次，我国的教育事业比较发达，社会信息发展迅猛，为了适应社会的发展，人们必须要不断地丰富自己的知识；最后，国家政策开始放宽，各大高校纷纷扩招，所以我国的大学生人数越来越多。这些是使万人拥有大学生人数得分偏高的主要原因，这也是提高教育水平最后得分的直接因素，可以看出我国的教育在向着更好的方向发展。

3. 文化设施二级指标均值分析

在文化设施二级指标中，人均电话年末用户数的得分均值最高，其均值为28.11分，随着科学技术的快速发展，智能手机在人们生活中的普及率大大提高，不仅改变着我们的生活方式，也为我们的生活提供了便利。智能手机让人

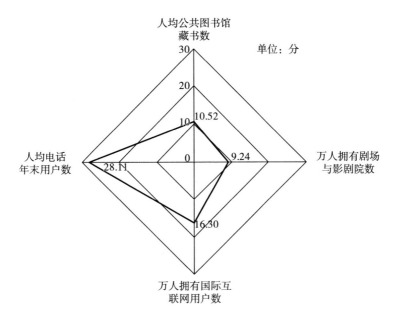

图5 城市健康生活文化评价文化设施二级指标均值

们不出门便可知晓天下事，不出门便可以购买到自己需要的商品。微信、微博等软件的出现更是丰富了人们的社交生活。手机已经成为人们生活中非常重要的组成部分。其次为万人拥有国际互联网用户数，其得分均值为16.30分。电信产业的快速发展，促使了互联网的普及，现如今，人们生活对于网络的依赖程度也越来越高，大到国家，小到企业以及个人的生活等。互联网与传统行业结合，为用户、企业、政府提供更好的平台、更多的服务。对于普通网民来说，互联网使人们的生活更加方便快捷，对企业来说，电商的兴起，扩大了企业的受众群体以及减少了企业的成本。总之，随着互联网的迅速发展，其对人们生活、企业发展和社会进步产生了巨大影响，这很好地体现了"以信息化带动工业化，以工业化促进信息化"的科学发展思路。随着网民群体的不断扩大，中国的信息化进程必将因互联网的推动而加速，社会的受益也将越来越大。再次为人均公共图书馆藏书数，其得分均值为10.52分，较万人拥有国际互联网用户数的得分均值差5.78分。随着电子产品的发展和网络的普及，人们通过电脑和手机等便可查阅自己想要的资料，阅读自己想要的书，这种方便快捷的阅读方式使人们越来越少地去图书馆，也因为受此冲击，很多相对较小的图书馆选择了关闭，这也是导致人均公共图书馆藏书得分较低的主要原因。最后为万人拥有剧场与影剧院数，得分均值为 9.24 分，伴随着互联网技术和电子产品技术的高速发展，人们可以不出门便观赏到最新的影视作品，如此一来不仅节约了观影的成本也更加方便快捷，导致万人拥有剧场与影剧院数得分均值较低。

4. 一级指标均值分析

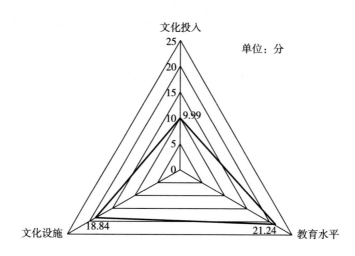

图 6　城市健康生活文化评价一级指标均值

教育水平的得分均值为 21.24 分，其次为文化设施，得分均值为 18.84 分，最后为文化投入，得分均值为 9.99 分。教育水平的得分均值最高，这是由于九年义务教育普及率的提高以及教育资源的丰富化和可得行提高，其权重为 0.35，较文化设施要高，将会在一定程度上提高健康生活文化评价的总体得分。文化设施得分均值相对较低，主要是由于电子产品对图书馆等文化设施冲击较大，另外，发达地区和欠发达地区在互联网和手机的使用上存在差距，这些因素都会在一定程度上拉低其得分均值。文化投入得分均值最低，不同城市投入的科技经费和教育经费受经济发展水平的影响，经济发达程度与科技经费和教育经费之间呈正比，这些差距导致了文化投入的得分低，文化投入的权重较大，这将会在很大的程度上拉低评价得分，它对评价结果依然有一定的影响。

（二）地区差异分析

根据二八定律，为了分析各级指标的地区差距，先将指标从低到高排序，然后计算排名前20%城市的总值占所有指标汇总值的百分比，得到该指标的地区差距系数。该指标越大，说明地区差距越小，反之，指标越小，说明地区差距越大。

表8　城市健康生活文化评价一级指标和二级指标的地区差距系数

一级指标	差距系数（%）	二级指标	差距系数（%）
A 文化投入	8.61	A1 人均科技经费支出	1.20
		A2 人均教育经费支出	9.63
B 教育水平	3.71	B1 万人拥有大学生人数	3.71
C 文化设施	9.84	C1 人均公共图书馆藏书数	3.84
		C2 万人拥有剧场与影剧院数	4.51
		C3 万人拥有国际互联网用户数	7.86
		C4 人均电话年末用户数	9.26

在文化投入项下的2个指标中，人均教育经费支出的差距系数相对较大，为9.63%，说明人均教育经费支出的地区差异较小。人均科技经费支出的差距系数为1.20%，低于教育经费支出的差距系数。

万人拥有大学生人数的差距系数为3.71%，是三个一级指标中差距系数最小的指标，说明人才分布存在较大的地区差距。由于各个地区之间经济发展水平存在差异，吸引人才的方针政策也不尽相同，并且发达地区基础设施完善，发展机遇更多，更多的大学生涌向发达地区，由此造成地区差异的增大。

文化设施下的4个指标中，人均电话年末用户数的差距系数为9.26%，万人拥有国际互联网用户数的差距系数为7.86%，万人拥有剧场与影剧院数的差距系数为4.51%，人均公共图书馆藏书数的差距系数为3.84%，4个二级指标差距系数的总体得分都较低，表明地区间的差异都较大。不同城市间的手机使用和互联网的普及率还有差距；人们的生活娱乐需求也受到地区差异和生

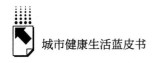

活水平的影响，因此也影响到了供给，即剧场和影剧院的地区差异；由于电子产品和网络的快速发展，图书馆等受到较大冲击，导致很多规模较小的图书馆因压力较大而关闭，尤其是经济相对不发达地区的小图书馆，因此拉大了地区间的差异。

文化投入的差距系数为8.61%，教育水平的差距系数为3.71%，文化设施的差距系数为9.84%，教育水平的差距系数相比文化投入和文化设施较低。虽然各个指标有所差别，但是总体得分都较低，表明文化投入、文化设施和教育水平的地区间差异较大，这将影响健康生活文化评价的总体得分。由于各地区的经济发展不平衡，欠发达地区文化投入经费较少，文化设施建设相对不完善，对人才的吸引力较弱，人们更愿意在经济相对发达的地区工作或者学习，这些因素便直接导致了经济发展较好地区城市的文化投入、教育水平和义化设施与欠发达地区差异较大，这也是导致健康生活文化评价差距系数较低的主要原因。

（三）健康生活文化评价后50名城市分析

与健康生活文化评价50强城市相对应，健康生活指数得分较低的后50名城市是从第240名的中卫市至排名第289名的伊春市，其平均得分为6.58分，与50强城市的平均得分相差25.79分，其中，24个城市的得分高于平均水平，26个城市的得分低于平均水平。总体来看，各个城市得分的差值不大，大多在1分至2分之间波动。可见，在健康生活文化发展较为落后的城市中，其文化发展水平差距较小。

在排名位于后50名的城市中，甘肃省和四川省各占有6个城市，其中，甘肃省排名最低的为第280名的金昌市，四川省排名最低的为第287名的资阳市。安徽省、广东省和黑龙江省各有5个城市，其中广东省包括潮州市、汕头市、茂名市、揭阳市、阳江市，排名最靠后的是第282名的汕头市，广东省前50名城市排名同样占有5个名额，可见广东省各地区之间文化发展水平差距较大，最终会拉低全省的总体得分水平；安徽省排名最靠后的是第276名的亳州市；黑龙江省排名最靠后的是第289名的伊春市。宁夏后50名城市中占有4个城市，排名最靠后的是第266名的固原市。广西和陕西省后50名城市中各占3个，其中广西排名最靠后的是第288名的来宾市；陕西省排名最靠后的是第283名的铜川市。云南省、辽宁省和山东省分别占有2个城市，湖北省、吉

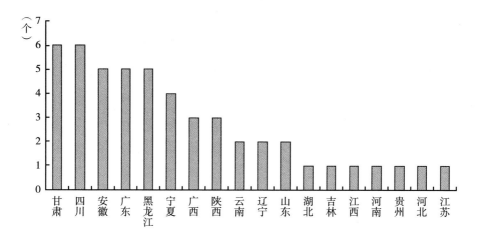

图7 城市健康生活文化评价后50名城市的省份分布

林省、江西省、河南省、贵州省、河北省和江苏省分别占有1个城市。其中除了北京、上海、天津、重庆等直辖市外，浙江、福建、湖南、海南、山西、内蒙古、西藏、青海和新疆等省份的城市也未出现在健康生活文化评价的后50名中。排在后50名的城市还需要加大文化建设力度，缩小与其他城市的差距。

表9 城市健康生活文化评价后50名城市的地区分布

地区分类	省份	城市	平均得分
东部	河北省、江苏省、广东省、山东省、辽宁省	茂名市、潮州市、揭阳市、汕头市、阳江市、邯郸市、宿迁市、枣庄市、莱芜市、葫芦岛市、盘锦市等11个城市	6.62
中部	吉林省、河南省、黑龙江省、江西省、安徽省、湖北省	阜阳市、宿州市、漯河市、绥化市、鸡西市、鄂州市、白山市、萍乡市等14个城市	6.45
西部	甘肃省、陕西省、宁夏回族自治区、广西壮族自治区、四川省、贵州省、云南省	张掖市、平凉市、铜川市、中卫市、贺州市、来宾市、内江市、安顺市、保山市等25个城市	6.64

与50强城市一样，在此也对后50名的城市进行区域分析。在健康生活文化发展较为落后的后50名城市中，有25个城市位于西部，占总数的50%，其

平均得分为 6.64 分，14 个城市位于中部，占总数的 28%，其平均得分为 6.45 分，而有 11 个城市位于东部，占总数的 22%，平均得分为 6.62 分。西部地区得分最高，分别高于东部地区 0.02 分，高于中部地区 0.19 分，差距值较小。虽然东中西部地区差距较小，但总体得分不高，由此可见，我国城市居民的健康生活的文化发展情况还存在很多不足，城市建设对于文化建设的重视程度不够。

参考文献

［1］ D·Paul Schafer：《经济革命还是文化复兴》，社会科学文献出版社，2006，第 45～50 页。

［2］ 陈昌胜：《文化对人的影响与人的全面发展》，《试题与研究》2011 年第 34 期，第 47～50 页。

［3］ 陈云华、吴龙玉：《文化社会文化变迁与精神卫生》，《现代医药卫生》2014 年第 14 期，第 62～69 页。

［4］ 范柏乃：《我国城市居民生活质量评价体系的构建与实际测度》，《浙江大学学报》（人文社会科学版）2006 年第 4 期，第 122～131 页。

［5］ 侯惠勤、辛向阳、易定宏：《中国城市基本公共服务力评价》，社会科学文献出版社，2012，第 11～20 页。

［6］ 潘家华、魏后凯：《中国城市发展报告（2014）》，科学出版社，2015。

［7］ 上海市城市社会经济调查队课题组：《城市居民生活质量评价指标体系的构建》，《上海统计》2002 年第 12 期，第 16～19 页。

［8］ 武占云、单菁菁、耿亚男：《中国城市健康发展评价》，《区域经济评论》2015 年第 1 期，第 146～152 页。

［9］ 阎耀军：《中国大城市社会发展综合评价指标体系的建构》，《天津行政学院学报》2003 年第 1 期，第 71～76 页。

［10］ 课题组：《中国大城市社会发展综合评价指标体系研究》，《构建中国大城市社会发展综合评价指标体系的背景和依据——中国大城市社会发展综合评价指标体系研究报告之一》，《城市》2001 年第 4 期，第 16～19 页。

［11］ 王楠、刘毅海：《中国健康城市评价框架及 2015 年度测评结果》，科学出版社，2015。

［12］ 张向葵、丛晓波：《社会文化因素对心理健康问题的影响》，《心理与行为研究》2005 年第 3 期，第 229～233 页。

［13］ 郑胜华、刘嘉龙：《城市休闲发展评估指标体系研究》，《自然辩证法研究》

2006 年第 3 期，第 96 ~ 101 页。

[14] 张亮、赵雪雁、张胜武、李定、侯彩霞：《安徽城市居民生活质量评价及其空间格局分析》，《经济地理》2014 年第 4 期，第 84 ~ 90 页。

[15] Allen Zimmerman. "The Greenest Green Possible," *Resource*. 2006, 13（10）：9 - 10.

[16] Max J Pfeffer, John W Schelhas, Catherine Meola. "Environmental Globalization, Organizational Form, and Expected Benefits from Protected Areas in Central America," *Rural Sociology*. 2006, 71（3）：429 - 451.

[17] Richard H. McCuen. "Groundwater Age," *Journal of the American Water Resources Association*. 2006, 42（4）：11 - 42.

B.6
城市健康生活医疗卫生服务评价

黄 钢 吴孟华 唐立军 执笔*

摘 要: 医疗卫生是与人民群众身心健康最为直接相关的重要内容,科学评价城市医疗卫生服务状况对于保障城市居民健康生活具有重要意义。本报告阐述了医疗卫生的概念、重要性及医疗卫生服务评价的意义,在借鉴国内外现有评价指标的基础上,从医疗资源和医疗投入两个方面选取6个指标,构建了我国城市居民健康生活医疗卫生服务评价指标体系,对全国289个地级及以上城市居民医疗卫生状况进行评价,并对评价结果进行了深度分析。

关键词: 医疗卫生 健康生活 评价指标

一 城市健康生活医疗卫生服务评价研究意义

改革开放40多年,我国经济持续增长,基于经济发展水平的地区差异及不同地区间的综合情况,我国医疗卫生服务水平的地区差距不断扩大。我国正面临经济转型升级,社会多层次多结构的现实,使人们对经济社会协调发展的要求愈加明显。十八大报告明确表示,推进医疗卫生公共服务、医疗保障等综合服务改革,推进医疗卫生改革、完善国民健康政策,为广大人民群众提供安全价优、方便有效的基本医疗卫生服务。目前,我国医药卫生体制改革已进入关键时期,2017年3月,我国国家卫生和计划生育委员会发布"以健康中国

---

* 黄钢,博士,上海健康医学院校长、教授、博士生导师,主要从事核医学、健康管理研究;吴孟华,上海浦江健康科学研究院副院长,主要从事心内科与健康管理研究;唐立军,上海健康医学院产学合作处处长,主要从事健康产业研究。

建设为引领，打好医改攻坚战"，报告指出，我国医改已经到了"啃硬骨头"的攻艰期，在这个"深水区"里，首先我们必须坚定不移地认识到，深化医改是实现一切中国梦的必然要求，是推动经济持续增长的重要措施，是推进健康与医疗卫生事业发展的强大动力，是参与国际标准卫生治理的重要举措，是增强我国国际话语权的有效途径，不仅利于实现"两个一百年"的奋斗目标，对于推进健康中国建设更具有重大意义。然而，目前我国医疗卫生服务事业依然面临诸多障碍，随着人口老龄化加剧，人均期望寿命延长，传染病及一些罕见疾病不断爆发，居民对医疗服务需求不断增加，医院数量不断增加，医疗人才持续紧缺和医疗规模，医疗卫生服务成本愈加庞大，医疗资源和服务水平在城乡之间、不同地区之间存在明显的不平衡，面对新的形势和挑战，我们必须从实际出发，不仅要注重总体谋划，更要努力在分级诊疗、现代医疗机构管理、全民医保、药品保障、综合监管等基本制度建设上取得重大突破。在此基础上对医疗卫生服务进行评价研究具有重要意义。

（一）明确推进医疗卫生服务改革的重大意义

新中国成立以来，我们开始创建初级卫生保健制度，发展医疗科学技术，鼓励开展群众性爱国卫生运动，人民健康水平得到不断提高。改革开放后，医疗卫生事业随之迈入探索改革阶段。1996 年，我国召开第一次全国卫生工作大会，颁布《关于卫生改革与发展的决定》，会议明确规定全国卫生工作方针。2009 年，开始启动新一轮医改，中央颁布《关于深化医药卫生体制改革的意见》，明确提出医疗卫生基本理念即把基本医疗卫生作为公共产品向全民提供，提出到 2020 年我国应实现人人享有基本医疗卫生服务的战略性目标。党的十八大以来，党中央推进"五位一体"协调"四个全面"的总体和战略布局，坚持为人民服务的发展思想，将人民健康放在优先发展的战略位置，正确引领、科学指导，深化医药卫生体制改革、分科诊疗、发现控制新疾病、引进研发先进医疗技术人工智能医疗、增加医疗投入等持续推动并深化医疗卫生改革，习近平总书记先后共 7 次主持召开领导小组部署研究医改工作会议。2016 年，21 世纪以来第一次全国卫生健康大会召开，中央明确新形势下的医疗卫生健康工作方针，指出全面深化医疗卫生体制各项改革，并以健全机制为重点，围绕关键领域环节，努力在基础性、标志性改革上取得新突破。卫生与健康是维护人民群众健康的基石，没有民众健康，就没有小康社会，深化医疗卫生改革是推进健康中国建设，实现全民健康的重要支撑和有力保障。本报告在此基础上，对我国个城市医疗卫生投入做出客观评价分析，为持续推动医疗卫生改革，明确其重大意义提供支持。

（二）分析医疗卫生服务现状，深化医疗体制改革保障居民健康生活

实施医改以来，随着医疗市场竞争而无序、分层、断裂等一系列"非整合性"和服务"碎片化"问题的出现，我国医疗卫生健康服务体系日益呈现出分层次、多元化特征。新一轮医改实施以来，一些地方特别是公立医院改革试点城市，在医疗卫生服务体系整合方面进行了大胆探索。本书对医疗卫生服务现状进行研究评价，不仅符合目前我国医疗卫生健康体系建设的迫切需要，也是对"两会"精神的具体学习贯彻。采用各城市医疗卫生服务发展的真实数据，根据影响医疗卫生的各个评价指标，最后对各个城市的医疗卫生事业做出科学评价，有利于掌握各个城市医疗卫生的发展状况和发展动向，有利于决策者掌握科学的分析方法，为制定医疗卫生发展战略深化医疗卫生体制改革提供依据，从而进一步保障了其对居民健康的决定性作用，且对于国家从宏观角度制定健康生活战略也具有重要的意义。本书在此基础上，通过对全国城市医疗卫生服务的研究，根据科学指标体系得到可靠的评分，分析数据、客观评价分析我国医疗卫生服务现状，有助于客观认识我国现阶段医疗卫生服务发展，从而进一步明确医疗卫生改革程度，为进一步医疗卫生发展、建设现代化的居民健康生活战略制定提供参考。

（三）激励落后城市向优势城市学习，推动全民健康生活

通过比较分析全国 289 个地级及以上城市的医疗卫生服务状况评价结果，有利于营造良好的竞争氛围，评价结果的公布可以使那些医疗卫生事业发展不是很好的城市认识到自身与其他城市的差距，促使各城市寻找自身存在的原因并向优秀地区学习，最终促使医疗卫生水平的提升和健康生活的建设。各个城市可以相互比较分析自身医疗卫生服务在全国的状况，努力向优势城市借鉴学习。制定相应财政及税收优惠政策，吸引各种优质资本进入医疗卫生服务，鼓

励并引导医疗卫生服务相关部门根据自身状况不断完善发展；培养科技研发人员、增加研发经费支出、提高研发强度，推动技术进步培育医疗服务核心竞争力；地方政府与医疗卫生服务相关部门根据行业特点，引进先进管理机制，建立和谐的医疗卫生服务环境与良好的人文机制。另外，迄今为止国内还未有全面、客观地对各城市医疗卫生做出发展评价，本报告研究评价成果宣传城市医疗卫生服务，有利于城市提高医疗服务效率，营造良好的健康生活环境，对于推动全民健康生活具有重要意义。

（四）优化资源配置，提高医疗服务效率，促进社会和谐

2009 年，中共中央、国务院《关于深化医药卫生体制改革的意见》指出，要建立城市与基层卫生服务机构的分工协作机制，逐步实现社区首诊、分级医疗和双向转诊，促进医疗卫生资源合理配置。医疗卫生服务评价提供直接、客观、准确的数据，利用真实数据和评价方法与工具，评价医疗卫生服务现行发展状况，总结其发展的优缺点，发现其中存在的问题，进而对阻碍医疗卫生事业发展进步的因素进行调整，趋利避害，以实现人们健康水平的不断提高。通过研究医疗卫生服务，可以为我国的城市健康生活指明方向，有针对性地提出城市健康生活的提升对策，优化布局，避免重复建设和资源浪费，推进我国现代化健康城市建设促进城市健康生活最优发展。

二 评价指标体系构建与数据选取

（一）国内外医疗卫生服务评价指标体系

WHO 健康城市指标中涉及医疗卫生服务的指标有：期望寿命、年龄校正的总死亡率、婴儿死亡率、围生期死亡率、五岁以下儿童死亡率、死胎率、低出生体重婴儿死亡率、患重病住院率、不同性别及重性疾病发病率、儿童完成所有法定预防接种的比率、平均每位基层健康照护专业人员服务的人口数、每位护理人员服务的人口数、有健康保险的人口百分比、每年市议会审查有关健康议题的议案数。

《中国城市基本公共服务力评价》一书中关于基本医疗、公共卫生方面的

指标体系有 4 个二级指标、10 个三级指标，其中二级指标包括财政投入，医院、卫生院建设，防疫活动，满意度；三级指标包括财政投入占 GDP 比重、人均财政投入、每万人医院拥有数、每万人执业（助理）医师、每万人床位数、问卷（等待时间）、问卷（医院分布合理度）、问卷（医院运行管理有效性）、每万人防疫站拥有数、问卷整体满意度。

根据《健康北京"十二五"发展建设规划》的要求，"十二五"时期健康北京建设主要指标中涉及医疗卫生服务的指标有 2 个二级指标，20 个三级指标。其中二级指标包括：健康人群和健康服务，三级指标包括：出生期望寿命，城乡期望寿命差距，婴儿死亡率，孕产妇死亡率，损伤和中毒年龄别死亡率，恶性肿瘤年龄别死亡率，心脏病年龄别死亡率，脑血管病年龄别死亡率，成人吸烟率，中小学生肥胖率控制比例，每千常住人口实有床位数，每千常住人口执业（助理）医生数，平均急救反应时间，城镇职工、居民医疗保险参保率，城镇居民健康档案建档率，中性精神疾病规范管理率，0~6 岁儿童系统管理率，居民基本健康知识知晓率，药品抽样合格率。

《全国健康城市评价指标体系（2018 版）》中关于健康服务的指标体系有 3 个二级指标、8 个三级指标。其中二级指标包括精神卫生管理、妇幼卫生服务、卫生资源；三级指标包括严重精神障碍患者规范管理率、儿童健康管理率、孕产妇系统管理率、每万人口全科医生数、每万人口拥有公共卫生人员数、每千人口医疗卫生机构床位数、提供中医药服务的基层医疗卫生机构占比、卫生健康支出占财政支出的比重。

于海宁、成刚等对我国健康城市建设指标体系进行了比较分析，其中城市建设指标体系的服务指标中，选取每千人拥有医疗卫生机构床位数、每千人拥有执业医师（助理）数、重性精神疾病患者管理治疗率三项指标。

许燕、郭俊香等的国家卫生城市综合评价指标体系最终形成一级指标 5 个、二级指标 22 个和三级指标 85 个，其中涉及医疗卫生服务的指标有 3 个二级指标：人群健康状况、社会、传染病预防与控制；13 个三级指标：儿童窝沟封闭率，孕产妇死亡率，5 岁以下儿童死亡率，平均期望寿命，每千人拥有医疗卫生机构执业医师（助理）数，每千人拥有医疗卫生机构床位数，医疗保险覆盖率，儿童计划免疫"五苗"全程接种率，居住期限 3 个月以上流动人口儿童建卡、建证率，计划免疫安全注射率，甲、乙类传染病报告发病率，医疗机构法定传染病漏报率，临床用血来自无偿献血比例。

阮师漫的国家卫生城市创建综合评价研究中健康主要指标有 10 个，其中核心指标有 2 个：肠道传染病报告发病率、病媒和自然疫源性疾病报普发病率；主要指标有 4 个：法定传染病报告发病率、中小学生健康知识知晓率、居民健康基本知识知晓率、居民健康生活方式与行为形成率；一般指标有 4 个：肿瘤报告发病率、平均期望寿命、婴儿死亡率、孕产妇死亡率。

孙德超在地区医疗卫生服务均等化评价指标体系的构建中涉及医疗卫生服务的指标有投入、产出、结果 3 个二级指标，人均医疗卫生支出、人均卫生技术人员数、人均医疗机构床位数、医师人均每日担负诊疗人次、卫生人员平均负担住院人数、医师人均每日担负住院床日、甲乙类法定报告传染病病死率、婚前检查率 8 个三级指标。

常敬一的中国医疗卫生服务水平评价研究表示医疗卫生服务水平的指标包括 2 个二级指标 13 个三级指标，其中二级指标有投入、产出；三级指标有人均卫生费用、人均医疗保健支出、每千人口医疗机构床位数、每千人口卫生人员数、卫生机构数量、等级医院所占比重、产出指标、治愈率、平均每日诊疗人次、医师日均担负诊疗人次、病床使用率、危重病人抢救成功率、入院人数比例、入院与出院诊断符合率。

余澄对我国各地区医疗卫生服务水平评价研究选取的医疗卫生服务水平指标有 2 个二级指标：服务条件、服务效果；7 个三级指标：每万人拥有的医疗卫生人员数、每万人拥有的医疗卫生机构床位数、出院者平均住院日、医师日均担负诊疗人次、病床使用率、孕产妇死亡率和平均期望寿命。

表1　代表性医疗卫生评价指标

机构或学者	来源	相关指标
世界卫生组织	健康城市指标	期望寿命、年龄校正的总死亡率、婴儿死亡率、围生期死亡率、五岁以下儿童死亡率、死胎率、低出生体重婴儿死亡率、患重病住院率、不同性别及重性疾病发病率、儿童完成所有法定预防接种的比率、平均每位基层健康照护专业人员服务的人口数、每位护理人员服务的人口数、有健康保险的人口百分比、每年市议会审查有关健康议题的议案数

207

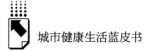

续表

机构或学者	来源	相关指标
	《中国城市基本公共服务力评价》	财政投入占GDP比重、人均财政投入、每万人医院拥有数、每万人执业(助理)医师、每万人床位数、问卷(等待时间)、问卷(医院分布合理度)、问卷(医院运行管理有效性)、每万人防疫站拥有数、问卷整体满意度
	《健康北京"十二五"发展建设规划》	出生期望寿命,城乡期望寿命差距,婴儿死亡率,孕产妇死亡率,损伤和中毒年龄别死亡率,恶性肿瘤年龄别死亡率,心脏病年龄别死亡率,脑血管病年龄别死亡率,成人吸烟率,中小学生肥胖率控制比例,每千常住人口实有床位数,每千常住人口执业(助理)医生数,平均急救反应时间,城镇职工、居民医疗保险参保率,城镇居民健康档案建档率,中性精神疾病规范管理率,0~6岁儿童系统管理率,居民基本健康知识知晓率,药品抽样合格率
	《全国健康城市评价指标体系(2018版)》	严重精神障碍患者规范管理率、儿童健康管理率、孕产妇系统管理率、每万人口全科医生数、每万人口拥有公共卫生人员数、每千人口医疗卫生机构床位数、提供中医药服务的基层医疗卫生机构占比、卫生健康支出占财政支出的比重
于海宁、成刚等	《我国健康城市建设指标体系比较分析》(2012)	每千人拥有医疗卫生机构床位数、每千人拥有执业医师(助理)数、重性精神疾病患者管理治疗率
许燕、郭俊香等	《国家卫生城市综合评价指标体系研究》(2016)	儿童窝沟封闭率,孕产妇死亡率,5岁以下儿童死亡率,平均期望寿命,每千人拥有医疗卫生机构执业医师(助理)数,每千人拥有医疗卫生机构床位数,医疗保险覆盖率,儿童计划免疫"五苗"全程接种率,居住期限3个月以上流动人口儿童建卡、建证率,计划免疫安全注射率,甲、乙类传染病报告发病率,医疗机构法定传染病漏报率,临床用血来自无偿献血比例
阮师漫	《国家卫生城市创建综合评价研究》(2015)	肠道传染病报告发病率、病媒和自然疫源性疾病报普发病率、法定传染病报告发病率、中小学生健康知识知晓率、居民健康基本知识知晓率、居民健康生活方式与行为形成率、肿瘤报告发病率、平均期望寿命、婴儿死亡率、孕产妇死亡率

机构或学者	来源	相关指标
孙德超	《地区医疗卫生服务均等化评价指标体系的构建》（2013）	人均医疗卫生支出、人均卫生技术人员数、人均医疗机构床位数、医师人均每日担负诊疗人次、卫生人员平均负担住院人数、医师人均每日担负住院床日、甲乙类法定报告传染病病死率、婚前检查率
常敬一	《基本医疗服务与基本公共卫生服务在"保基本"中的同质性分析》（2013）	人均卫生费用、人均医疗保健支出、每千人口医疗机构床位数、每千人口卫生人员数、卫生机构数量、等级医院所占比重、治愈率、平均每日诊疗人次、医师日均担负诊疗人次、病床使用率、危重病人抢救成功率、入院人数比例、入院与出院诊断符合率
余澄	《我国各地区医疗卫生服务水平评价研究——基于因子分析和聚类分析方法》（2011）	每万人拥有的医疗卫生人员数、每万人拥有的医疗卫生机构床位数、出院者平均住院日、医师日均担负诊疗人次、病床使用率、孕产妇死亡率、平均期望寿命

（二）城市健康生活医疗卫生服务评价指标体系构成

WHO 将医疗卫生服务评价指标定义为"直接或间接地衡量质量、数量和时间特性的变量，反映健康及与健康有关的状况，并评价其进展，为制定规划提供依据"，根据医疗卫生服务的影响因素，结合以上提出指标体系选取的三个原则，兼顾多方面要素，并借鉴国内外关于医疗卫生服务评价指标的研究，本书选取我国 289 个地级及以上城市相关的医疗卫生数据构建本报告的医疗卫生服务评价指标体系（见表 2）。该体系包括医疗资源和医疗投入两个一级指标，二级指标分别为万人医院数、每千人拥有医院床位、每千人拥有执业医师、每千人拥有卫生技术人员、每千人拥有注册护士、卫生事业经费占财政支出的比重。该评价体系从不同角度表示我国医疗卫生服务的完善程度，在一定程度上反映了我国综合医疗卫生服务的基本状况。

各指标权重采用专家会议法确定，邀请了相关领域的 20 多名专家，第一轮打分后将权重均值反馈后进行第二轮打分，如此经过三轮后权重趋于稳定。

表2　城市健康生活医疗卫生服务评价指标体系

一级指标	权重	二级指标	权重
医疗资源	0.629	万人医院数(家)	0.225
		每千人拥有医院床位(张)	0.275
		每千人拥有执业医师(人)	0.175
		每千人拥有卫生技术人员(人)	0.125
		每千人拥有注册护士(人)	0.200
医疗投入	0.371	卫生事业经费占财政支出的比重(%)	1.000

1. 医疗资源

（1）万人医院数：指每一万人拥有的医院数量（单位：家）。公式表示如下：

$$万人医院数 = \frac{医院总数}{人口总数} \times 10000$$

（2）每千人拥有医院床位：指每一千人拥有的医院床位数量（单位：张）。公式如下：

$$千人床位数 = \frac{床位总数}{人口总数} \times 1000$$

（3）每千人拥有执业医师（人）：指每一千人拥有的执业医师人数（单位：人）。公式如下：

$$每千人拥有执业医师 = \frac{执业医师总数}{人口总数} \times 1000$$

（4）每千人拥有卫生技术人员（人）：指一千人拥有的卫生技术人员人数（单位：人）。公式如下：

$$每千人拥有卫生技术人员 = \frac{卫生技术人员总数}{人口总数} \times 1000$$

（5）每千人拥有注册护士（人）：指每一千人拥有的注册护士人数（单位：人）。公式如下：

$$每千人拥有注册护士 = \frac{注册护士人员总数}{人口总数} \times 1000$$

2. 医疗投入

（1）卫生事业经费占财政支出的比例（%）：指卫生事业经费投入占总财政支出的百分比。公式表示如下：

$$卫生事业经费占财政支出比例 = \frac{卫生事业经费}{财政总支出} \times 100\%$$

（三）城市健康生活医疗卫生服务评价指标数据来源

本书选取了全国 289 个地级及以上城市作为研究对象，基本涵盖我国所有人口聚集城市，根据表 2 所列的指标体系，选取 2017 年中国 289 个城市相关的医疗卫生数据。原始数据来源于《中国统计年鉴》，中国省市统计年鉴、国家统计局等。部分数据缺失，则根据以往数据所占的比重对相关数据进行了估算。

三　城市健康生活医疗卫生服务评价结果

通过对健康生活医疗卫生服务各级指标赋予权重，利用线性加权法，得到 289 个城市的健康生活医疗卫生服务评价得分，并按得分高低得到 289 个城市的城市健康医疗卫生服务排名，排名前 50 名作为医疗卫生服务 50 强城市，排名靠后的为其他城市，即第 51 至第 289 名作为其他城市。在此基础上，将每个省各个城市的得分加总平均成省份得分，对 31 个省份进行排名。最后将 31 个省份分成东部、中部、西部三个区域，加总平均，分区域进行排名。

（一）城市健康生活医疗卫生服务城市排名

表 3　城市健康生活医疗卫生服务评价 50 强城市得分及排名

总排名	城市	所属省份	得分
1	东莞市	广东省	57.69
2	惠州市	广东省	54.29
3	吕梁市	山西省	53.46
4	湛江市	广东省	52.08

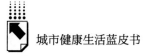

续表

总排名	城市	所属省份	得分
5	邵阳市	湖南省	52.04
6	怀化市	湖南省	51.97
7	衡阳市	湖南省	51.74
8	西宁市	青海省	50.41
9	周口市	河南省	50.25
10	广州市	广东省	48.69
11	郑州市	河南省	48.52
12	海口市	海南省	48.31
13	漳州市	福建省	48.09
14	濮阳市	河南省	47.66
15	深圳市	广东省	47.66
16	九江市	江西省	47.49
17	云浮市	广东省	47.30
18	沧州市	河北省	46.95
19	武汉市	湖北省	46.83
20	运城市	山西省	46.71
21	菏泽市	山东省	46.69
22	株洲市	湖南省	46.53
23	泸州市	四川省	46.37
24	北京市	北京市	46.16
25	长治市	山西省	45.88
26	兰州市	甘肃省	45.87
27	济南市	山东省	45.84
28	焦作市	河南省	45.74
29	柳州市	广西壮族自治区	45.55
30	河源市	广东省	45.42
31	新乡市	河南省	45.34
32	娄底市	湖南省	45.27
33	岳阳市	湖南省	45.27
34	平顶山市	河南省	44.95
35	晋城市	山西省	44.65
36	德阳市	四川省	44.62
37	普洱市	云南省	44.46
38	吴忠市	宁夏回族自治区	44.44
39	南阳市	河南省	44.09

总排名	城市	所属省份	得分
40	雅安市	四川省	43.97
41	安阳市	河南省	43.83
42	温州市	浙江省	43.59
43	广元市	四川省	43.50
44	驻马店市	河南省	43.45
45	济宁市	山东省	43.39
46	长沙市	湖南省	43.36
47	六盘水市	贵州省	43.32
48	汉中市	陕西省	43.29
49	攀枝花市	四川省	43.14
50	邢台市	河北省	43.07
平均得分	—	—	46.78

从评价结果来看，排名 50 强的城市医疗卫生服务平均得分为 46.78 分，前 19 个城市的医疗卫生服务指数超过平均得分，超过半数的城市低于平均分。从具体排名来看，排名第 1 的广东省东莞市得分为 57.69 分，比平均分高 10.91 分；排名第 50 的河北省邢台市得分为 43.07 分，比平均分低 3.71 分；最高分与最低分间相差 14.62 分。由此我们可以得出，排名前 50 的医疗卫生服务水平差距相对较大。而从得分层次上来看，50 分以上的城市有 9 个，且第一名与第九名相差 7.44 分，其余 41 个城市的得分均在 40 到 50 分之间，说明排名靠前的城市医疗卫生服务方面的差距相对较大，而剩余的低于 50 分的 41 座城市里最高分为广州市 48.69 分，最低分为邢台市 43.07 分，极差为 5.62 分，差距相对较小。总之，50 强城市之间医疗卫生服务水平整体平缓下降，相差不大。另外，各省份 50 强城市中的所占份额各有不同，如图 1 所示。

从图中我们可以看出，位居 50 强城市数第 1 名的是河南省，50 强城市里占据 9 个，占据了总数的 18%。河南省共有 17 个市，50 强的城市占据河南省总市数的 52.94%。由此我们可以得出，河南省医疗卫生服务水平较高，且城市发展较为均衡。其次，广东省和湖南省并列第 2 位，50 强城市里各占据 7 个，各占据总数的 14%。其中湖南省共 12 个城市，50 强的城市占据总市数的 58.3%；广东省共 21 个城市，50 强的城市占据总市数的 33.3%，说明湖南省

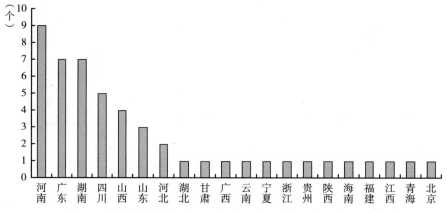

图1　城市健康生活医疗卫生服务评价50强城市的省份分布

的医疗卫生服务水平比广东省的医疗卫生服务水平发展更为均衡。接着是四川省占据5个、山西省占据4个、山东省占据3个、河北省占据2个，其余湖北、甘肃、广西、云南、浙江、贵州、陕西、海南、福建、江西、宁夏、青海各占据一个，此外，北京市也位于前50强之中。而上海、吉林、江苏、西藏、内蒙古等11个省份没有城市在50强之列。

50强城市的地区分布如表4所示。

表4　城市健康生活医疗卫生服务评价50强城市的地区分布

地区分类	主要省份	代表城市	平均得分
东部	广东省、山东省、海南省、河北省、北京市、福建省、浙江省	东莞、济宁、海口、济南、沧州、漳州、温州等16个城市	47.83
中部	湖南省、河南省、山西省、江西省、湖北省	邵阳、衡阳、郑州、开封、运城、九江、武汉等22个城市	47.05
西部	四川省、贵州省、陕西省、甘肃省、青海省、云南省、宁夏回族自治区、广西壮族自治区	攀枝花、六盘水、汉中、兰州、柳州、普洱、吴中等12个城市	44.91

从区域角度来看，医疗卫生服务水平排名50强的城市中，位于东部地区的城市有16个，占总数的32%，这16个城市的医疗卫生服务水平平均得分为47.83分，高于50强城市的平均得分46.78分。位于中部地区的城市有22个，占总数的44%，平均得分为47.05分，比平均得分高出0.27分，但略低于东

部地区。位于西部地区的城市有 12 个，占总数的 24%，平均得分为 44.91 分，低于 50 强平均分，与中部地区相差 2.14 分，与东部地区相差 2.92 分。可见，50 强城市中东部地区医疗卫生服务水平较高，中部地区所占份额较多；中、东部地区在城市得分上差距微小，在城市数量上略有差距；而西部地区无论城市得分还是城市数量均低于中、东部地区。综上所述，就 50 强城市所属地区之间医疗卫生服务水平而言，东部地区平均得分最高，中部地区次之，西部地区得分最低。50 强城市中西部地区城市的医疗卫生服务水平发展空间较大，中部地区尚具有较大协调发展空间，东部地区整体发展潜力明显。

除 50 强之外的城市排名如表 5 所示。

表5　城市健康生活医疗卫生服务评价其他城市得分及排名

总排名	城市	所属省份	得分
51	宜宾市	四川省	43.05
52	嘉峪关市	甘肃省	43.00
53	遵义市	贵州省	42.83
54	佛山市	广东省	42.54
55	内江市	四川省	42.50
56	随州市	湖北省	42.39
57	揭阳市	广东省	42.28
58	聊城市	山东省	42.14
59	大庆市	黑龙江省	42.11
60	黄冈市	湖北省	42.04
61	百色市	广西壮族自治区	42.03
62	阳泉市	山西省	41.89
63	鹰潭市	江西省	41.76
64	自贡市	四川省	41.74
65	南充市	四川省	41.65
66	泉州市	福建省	41.58
67	泰安市	山东省	41.56
68	银川市	宁夏回族自治区	41.49
69	玉溪市	云南省	41.48
70	郴州市	湖南省	41.44
71	洛阳市	河南省	41.40
72	河池市	广西壮族自治区	41.27

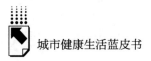

续表

总排名	城市	所属省份	得分
73	呼和浩特市	内蒙古自治区	41.15
74	湖州市	浙江省	41.10
75	金华市	浙江省	41.00
76	梅州市	广东省	40.98
77	绵阳市	四川省	40.88
78	荆门市	湖北省	40.73
79	南昌市	江西省	40.63
80	淄博市	山东省	40.36
81	三门峡市	河南省	40.30
82	开封市	河南省	40.26
83	临沂市	山东省	39.97
84	安庆市	安徽省	39.83
85	宁波市	浙江省	39.80
86	白银市	甘肃省	39.63
87	肇庆市	广东省	39.57
88	牡丹江市	黑龙江省	39.56
89	德州市	山东省	39.45
90	鄂尔多斯市	内蒙古自治区	39.26
91	齐齐哈尔市	黑龙江省	39.20
92	平凉市	甘肃省	39.20
93	合肥市	安徽省	39.18
94	茂名市	广东省	39.16
95	永州市	湖南省	39.04
96	资阳市	四川省	38.88
97	吉安市	江西省	38.87
98	滨州市	山东省	38.86
99	佳木斯市	黑龙江省	38.80
100	乐山市	四川省	38.76
101	遂宁市	四川省	38.75
102	呼伦贝尔市	内蒙古自治区	38.71
103	朝阳市	辽宁省	38.67
104	石家庄市	河北省	38.63
105	石嘴山市	宁夏回族自治区	38.63
106	江门市	广东省	38.62
107	长春市	吉林省	38.60

总排名	城市	所属省份	得分
108	广安市	四川省	38.54
109	舟山市	浙江省	38.53
110	成都市	四川省	38.52
111	三明市	福建省	38.47
112	辽阳市	辽宁省	38.46
113	巴彦淖尔市	内蒙古自治区	38.44
114	达州市	四川省	38.43
115	湘潭市	湖南省	38.40
116	酒泉市	甘肃省	38.37
117	铜川市	陕西省	38.15
118	中山市	广东省	38.11
119	汕头市	广东省	38.02
120	眉山市	四川省	38.02
121	贵阳市	贵州省	38.00
122	景德镇市	江西省	37.99
123	赤峰市	内蒙古自治区	37.97
124	赣州市	江西省	37.97
125	阜新市	辽宁省	37.96
126	秦皇岛市	河北省	37.91
127	莆田市	福建省	37.79
128	南宁市	广西壮族自治区	37.74
129	韶关市	广东省	37.73
130	商丘市	河南省	37.70
131	昆明市	云南省	37.69
132	宁德市	福建省	37.66
133	哈尔滨市	黑龙江省	37.65
134	莱芜市	山东省	37.45
135	常州市	江苏省	37.41
136	临沧市	云南省	37.32
137	克拉玛依市	新疆维吾尔自治区	37.26
138	玉林市	广西壮族自治区	37.25
139	上海市	上海市	37.15
140	白山市	吉林省	37.05
141	承德市	河北省	37.05
142	天水市	甘肃省	36.98

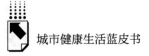

续表

总排名	城市	所属省份	得分
143	珠海市	广东省	36.95
144	许昌市	河南省	36.89
145	潍坊市	山东省	36.87
146	松原市	吉林省	36.84
147	丽江市	云南省	36.80
148	东营市	山东省	36.79
149	黄山市	安徽省	36.59
150	南通市	江苏省	36.48
151	包头市	内蒙古自治区	36.42
152	毕节市	贵州省	36.33
153	清远市	广东省	36.29
154	通化市	吉林省	36.28
155	阳江市	广东省	36.13
156	庆阳市	甘肃省	36.12
157	滁州市	安徽省	36.10
158	常德市	湖南省	36.00
159	蚌埠市	安徽省	36.00
160	苏州市	江苏省	35.96
161	淮南市	安徽省	35.91
162	青岛市	山东省	35.90
163	益阳市	湖南省	35.87
164	上饶市	江西省	35.79
165	无锡市	江苏省	35.68
166	桂林市	广西壮族自治区	35.48
167	萍乡市	江西省	35.45
168	漯河市	河南省	35.32
169	张掖市	甘肃省	35.26
170	日照市	山东省	35.18
171	芜湖市	安徽省	35.12
172	辽源市	吉林省	35.09
173	龙岩市	福建省	35.08
174	阜阳市	安徽省	35.01
175	烟台市	山东省	34.87
176	信阳市	河南省	34.87
177	双鸭山市	黑龙江省	34.80

续表

总排名	城市	所属省份	得分
178	乌海市	内蒙古自治区	34.78
179	鹤壁市	河南省	34.73
180	南京市	江苏省	34.69
181	宿州市	安徽省	34.58
182	六安市	安徽省	34.38
183	巴中市	四川省	34.34
184	铜陵市	安徽省	34.33
185	太原市	山西省	34.32
186	唐山市	河北省	34.29
187	营口市	辽宁省	34.25
188	晋中市	山西省	34.20
189	沈阳市	辽宁省	34.12
190	杭州市	浙江省	34.05
191	嘉兴市	浙江省	34.04
192	铜仁市	贵州省	33.95
193	枣庄市	山东省	33.87
194	衡水市	河北省	33.84
195	贵港市	广西壮族自治区	33.80
196	威海市	山东省	33.79
197	乌鲁木齐市	新疆维吾尔自治区	33.73
198	丹东市	辽宁省	33.71
199	鞍山市	辽宁省	33.68
200	鹤岗市	黑龙江省	33.64
201	金昌市	甘肃省	33.53
202	廊坊市	河北省	33.35
203	通辽市	内蒙古自治区	33.30
204	抚州市	江西省	33.28
205	贺州市	广西壮族自治区	33.17
206	武威市	甘肃省	33.17
207	乌兰察布市	内蒙古自治区	33.08
208	亳州市	安徽省	33.02
209	淮北市	安徽省	32.99
210	潮州市	广东省	32.99
211	白城市	吉林省	32.96
212	盐城市	江苏省	32.94

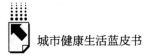

续表

总排名	城市	所属省份	得分
213	陇南市	甘肃省	32.84
214	三亚市	海南省	32.78
215	锦州市	辽宁省	32.72
216	临汾市	山西省	32.56
217	梧州市	广西壮族自治区	32.50
218	昭通市	云南省	32.45
219	南平市	福建省	32.40
220	徐州市	江苏省	32.37
221	宜春市	江西省	32.37
222	大连市	辽宁省	32.12
223	淮安市	江苏省	32.04
224	宣城市	安徽省	31.94
225	泰州市	江苏省	31.94
226	曲靖市	云南省	31.92
227	镇江市	江苏省	31.92
228	钦州市	广西壮族自治区	31.91
229	铁岭市	辽宁省	31.81
230	马鞍山市	安徽省	31.81
231	延安市	陕西省	31.48
232	汕尾市	广东省	31.18
233	绍兴市	浙江省	30.91
234	厦门市	福建省	30.72
235	抚顺市	辽宁省	30.61
236	张家界市	湖南省	30.54
237	安顺市	贵州省	30.51
238	宿迁市	江苏省	30.50
239	拉萨市	西藏自治区	30.27
240	保定市	河北省	30.13
241	衢州市	浙江省	30.05
242	定西市	甘肃省	29.99
243	盘锦市	辽宁省	29.94
244	黑河市	黑龙江省	29.93
245	保山市	云南省	29.93
246	咸阳市	陕西省	29.92
247	扬州市	江苏省	29.88

总排名	城市	所属省份	得分
248	朔州市	山西省	29.83
249	天津市	天津市	29.82
250	池州市	安徽省	29.50
251	伊春市	黑龙江省	29.32
252	吉林市	吉林省	29.28
253	北海市	广西壮族自治区	29.26
254	重庆市	重庆市	29.25
255	鸡西市	黑龙江省	29.15
256	襄阳市	湖北省	29.03
257	绥化市	黑龙江省	28.97
258	连云港市	江苏省	28.75
259	葫芦岛市	辽宁省	28.48
260	海东市	青海省	28.44
261	防城港市	广西壮族自治区	28.33
262	西安市	陕西省	28.30
263	忻州市	山西省	28.22
264	中卫市	宁夏回族自治区	27.82
265	本溪市	辽宁省	27.70
266	丽水市	浙江省	27.59
267	福州市	福建省	27.43
268	四平市	吉林省	27.27
269	七台河市	黑龙江省	27.18
270	新余市	江西省	26.97
271	榆林市	陕西省	26.87
272	邯郸市	河北省	26.49
273	鄂州市	湖北省	25.54
274	大同市	山西省	25.27
275	十堰市	湖北省	25.18
276	张家口市	河北省	25.15
277	崇左市	广西壮族自治区	25.15
278	宜昌市	湖北省	24.54
279	固原市	宁夏回族自治区	23.91
280	黄石市	湖北省	23.66
281	宝鸡市	陕西省	21.85
282	台州市	浙江省	21.07

总排名	城市	所属省份	得分
283	渭南市	陕西省	20.22
284	荆州市	湖北省	19.43
285	来宾市	广西壮族自治区	18.90
286	咸宁市	湖北省	18.21
287	安康市	陕西省	16.35
288	商洛市	陕西省	16.34
289	孝感市	湖北省	13.53
平均得分	—	—	34.49

从表 5 评价结果来看，医疗卫生服务其他 239 个城市平均得分 34.49 分，有 131 个城市得分大于平均分，其余 108 个城市得分小于平均分，高于平均分的城市多于低于平均分的城市；从第 51 名的宜宾市至第 289 名的孝感市得分情况呈现缓慢的下降趋势，排名相邻城市的医疗卫生服务发展水平差距不大。医疗卫生服务综合得分达到 40 分以上的城市有 32 个，占总数的 13.39%；得分在 30 分到 40 分之间的城市有 159 个，占总数的 66.53%；得分在 20 分到 30 分之间的城市有 42 个，占总数的 17.57%；得分在 20 分以下的城市有 6 个，占总数的 2.51%。可以看出剩余 239 座城市分数大多集中在 20~40 分，239 座城市平均分也在 20~40 分，说明除小部分城市外，大部分城市之间差距相对较小。综合来看，我国城市医疗卫生服务的整体表现较弱，具有较大的提升和改进的空间。

（二）城市健康生活医疗卫生服务的省际分析

为了了解不同省份的医疗卫生的水平，将同一省份各城市医疗卫生指数综合得分相加求平均值来反映各个省份的医疗卫生服务水平，各地区医疗卫生指数综合得分及排名如表 6 所示。

表6 我国31个省份城市健康生活医疗卫生服务评价平均得分及排名

排名	省份	平均得分
1	北京市	46.16
2	湖南省	42.88
3	广东省	42.08

续表

排名	省份	平均得分
4	河南省	42.08
5	四川省	40.87
6	海南省	40.55
7	青海省	39.43
8	山东省	39.00
9	山西省	37.91
10	贵州省	37.49
11	上海市	37.15
12	江西省	37.14
13	内蒙古自治区	37.01
14	甘肃省	37.00
15	福建省	36.58
16	云南省	36.51
17	新疆维吾尔自治区	35.50
18	宁夏回族自治区	35.26
19	河北省	35.17
20	安徽省	34.77
21	浙江省	34.70
22	黑龙江省	34.19
23	吉林省	34.17
24	广西壮族自治区	33.74
25	辽宁省	33.16
26	江苏省	33.12
27	西藏自治区	30.27
28	天津市	29.82
29	湖北省	29.26
30	重庆市	29.25
31	陕西省	27.28
平均得分	—	36.11

由表6见，31个省份医疗卫生服务水平平稳下滑，医疗卫生指数得分排名前5的省份分别为北京市、湖南省、广东省、河南省、四川省，得分分别为46.16分、42.88分、42.08分、42.08分、42.08分，前五名城市差距不明显；排名后3的省份有湖北省、重庆市、陕西省，得分分别为29.26分、29.25分、27.28分。可见，我国整体医疗卫生服务水平尚有较大发展空间，地区之间医疗卫生水平亦存在缩小空间。为了更加清楚地分析各个城市的医疗卫生水平，将表的评价结果画成柱状图，如图2所示。

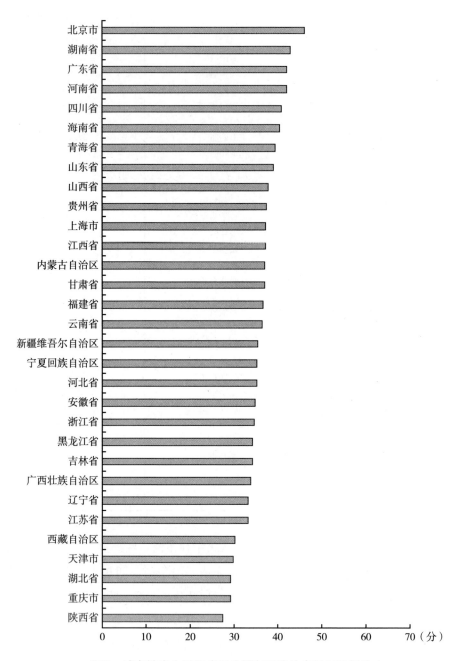

图 2　城市健康生活医疗卫生服务评价的省级平均得分

可以看到，河南、湖南2个省份在70~80分的范围，有16个省份集中在60~70分的范围，约占地区总数的60%，11个省份在50~60分范围内，2个省份在40~50分范围内。总体来看，河南省在医疗卫生服务方面处于全国领跑的地位，湖南省次之且与河南相差不大，我国医疗卫生服务水平整体偏低，省份间差距相对较小，医疗卫生服务尚有较大发展空间。

（三）城市健康生活医疗卫生服务的区域分析

按照各个省份所处的区域，本部分将我国31个省份划分为了三个大区域，分别为东部地区、中部地区、西部地区。

东部地区包括北京、天津、河北、辽宁、上海、江苏、浙江、福建、山东、广东和海南等11个省份；中部地区包括8个省级行政区，分别是山西、吉林、黑龙江、安徽、江西、河南、湖北、湖南；西部地区包括12个省级行政区，分别是四川、重庆、贵州、云南、西藏、陕西、甘肃、青海、宁夏、新疆、广西、内蒙古。同样，根据这31个省份的所属区域，计算各个区域健康生活医疗卫生服务指数的平均得分，并进行排序，三大区域健康生活医疗卫生服务指数平均得分及排名，如表7所示。

表7　我国东、中、西部地区城市健康生活医疗卫生服务评价平均得分及排名

排名	区域	省份	得分	平均得分
1	东部地区	北京市	46.16	37.04
		天津市	29.82	
		河北省	35.17	
		辽宁省	33.16	
		上海市	37.15	
		江苏省	33.12	
		浙江省	34.70	
		福建省	36.58	
		山东省	39.00	
		广东省	42.08	
		海南省	40.55	

续表

排名	区域	省份	得分	平均得分
2	中部地区	山西省	37.91	36.55
		吉林省	34.17	
		黑龙江省	34.19	
		安徽省	34.77	
		江西省	37.14	
		河南省	42.08	
		湖北省	29.26	
		湖南省	42.88	
3	西部地区	四川省	40.87	34.97
		重庆市	29.25	
		贵州省	37.49	
		云南省	36.51	
		西藏自治区	30.27	
		陕西省	27.28	
		甘肃省	37.00	
		青海省	39.43	
		宁夏回族自治区	35.26	
		新疆维吾尔自治区	35.50	
		广西壮族自治区	33.74	
		内蒙古自治区	37.01	
平均得分	—	—	—	36.19

为了更加清楚地分析各个城市的医疗卫生水平,将表7的评价结果画成柱状图,如图3所示。

由上分析可知,全国医疗卫生服务区域平均得分为36.19分,三大区域排名由高到低依次是东部、中部、西部,其得分依次为37.04分、36.55分、34.97分。根据评价结果,我国三大区域间的医疗卫生服务水平没有太大差距,东部地区略优于中部地区,中部地区又优西部地区;东部地区经济相对较为发达,医疗财政投入力度比较大,而西部经济发展较为落后,医疗设施的配备可能也相对发展较为缓慢;中部地区各指标投入较为均衡,综合指标得分也居于中位。由此来看,应重视对西部地区卫生服务的投入力度,缩小与中东部地区的差距;同时我国整体医疗卫生服务水平不高,需大力提高医疗服务水平。

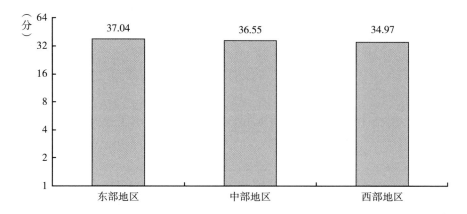

图3 我国东、中、西部地区城市健康生活医疗卫生服务评价平均得分情况

四 城市健康生活医疗卫生服务评价深度分析

（一）指标深度分析

1. 医疗资源二级指标均值分析

根据以上医疗卫生服务得分情况综合分析，我国整体医疗卫生服务水平不高，且不同区域之间存在明显发展不平衡情况，经济发达的东部地区在医疗卫生服务上优于中西部地区，同一地区不同城市之间医疗卫生服务发展水平也不均衡。因此，有必要对医疗服务指标进行深度分析，进一步对我国医疗卫生服务进行客观评价。这里对原始医疗卫生服务数据进行标准化处理，选取各项二级指标标准化后的数据求得平均值，即二级指标的均值，如图4所示。

由图4可见，医疗资源二级指标中，每千人拥有医院床位数均值为44.60分，领先于其他指标，随着我国医疗卫生改革的不断深化，相关政策和制度的创新推进了医改的顺利实施，分科诊疗等现代先进医疗方式逐渐普及，床位数随之增加；其次是每千人拥有的执业医生，均值为41.35分；再次是每千人拥有卫生技术人员，均值为27.01分；复次是每千人拥有注册护士，均值为24.22分；最后是万人拥有医院数，均值为7.95分。每千人拥有的医院床位数和每千人拥有的执业医师的均值相差不大，但每千人拥有的医院床位数和每

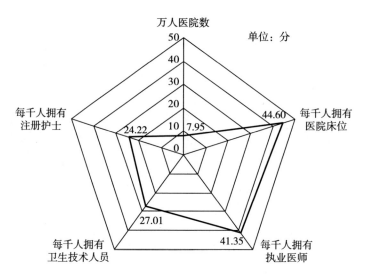

图4 医疗卫生服务医疗资源二级指标得分均值

千人拥有卫生技术人员的均值相差17.59分，和每千人拥有注册护士的均值相差20.38分，和万人拥有医院数的均值相差36.65分。可见，医疗资源二级指标投入的差距相当大。在医疗资源规模的扩张过程中，硬件设施的提高速度要优于执业医师、卫生技术人员、注册护士等医疗人才的扩张速度。因此，在增加医疗资源投入的同时，更应该注重医生、医疗技师及护士人员等决定性医疗资源的培养；另外，我国的万人医院数均值相对落后，在医疗资源中处于明显的劣势。我国人口众多，地区间经济发展也存在差异，发达城市人口密集，医院数可能远远达不到所需的数量，而不发达地区又大多是偏远农村地区，人口稀疏，医院数也相对不足，最终导致人均拥有医院数偏低。因此，在对医疗卫生投入的过程中，要针对不同地区的实际情况，综合各方面因素合理安排医疗资源分配。最后，我国医疗资源总体均值偏低，医疗资源各级指标均有巨大发展和改进空间。

2. 医疗投入二级指标均值分析

医疗投入二级指标，即医疗卫生事业经费占财政支出的比重，均值为48.68分，领先于医疗资源二级指标各均值。医疗卫生改革以来，我国财政部门加大了对医疗卫生的投入，建成了全民的医疗保障制度、医药制度、公共卫生服务均等化体系、基层医疗卫生服务体系以及支持推进公立医院的改革。相比其他医疗投入，政府财政支出占据主要领导地位，为整体医疗卫生服务水平的提高做出重大贡献，并仍具有继续支持医疗卫生事业发展的需要和潜力。

3. 医疗卫生服务一级指标均值分析

医疗卫生服务一级指标数据分别是医疗资源和医疗投入。其中医疗资源这一指标是二级指标标准化后乘以其各权重的得分加总，在此基础上计算的平均得分。结果如图5所示。

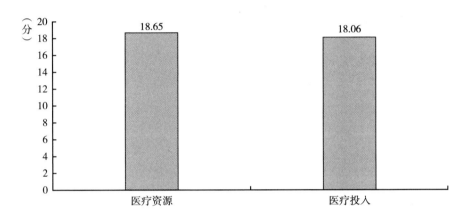

图5 医疗卫生服务一级指标得分均值

本书中的医疗卫生服务水平评价主要体现在医疗资源与医疗投入两个方面，从平均水平来看，医疗资源均值为18.65分，医疗投入均值为18.06分，可见，我国医疗卫生服务整体水平仍然偏低。医疗经费不足，医疗投入的"初次分配""再分配"在不同省份、地区以及城乡之间仍然存在不均衡的情况，医疗资源配置不合理不均衡、管理相对滞后等问题都制约了医疗卫生服务质量的发展。另外，医疗资源权重为0.629，而医疗投入权重为0.371，对医疗卫生服务综合得分具有较大影响。医疗投入得分明显高于医疗资源，这说明医疗资源、医疗投入的配比不均衡，应该适当增加医疗资源，使两者均衡发展。由各级指标均值分析来看，我国医疗卫生事业仍需要不断改进和完善。

（二）地区差距分析

根据二八定律，为了分析医疗卫生服务各级指标的地区差距，先将289个省份的各指标得分从低到高排序，然后计算排名前 20% 省份（即前 58 个省份）的该指标总值占该指标 289 个省份总值的百分比，得到该指标的差距系数。该系数越大，则说明地区差距越小，系数越小则反之。医疗卫生服务各级指标的地区差距系数结果如表 8 所示。

表 8　城市健康生活医疗卫生服务评价各级指标的地区差距系数

一级指标	差距系数(%)	二级指标	差距系数(%)
医疗资源	11.72	万人医院数	9.54
		每千人拥有医院床位	11.25
		每千人拥有执业医师	10.18
		每千人拥有卫生技术人员	11.49
		每千人拥有注册护士	9.58
医疗投入	7.66	卫生事业经费占财政支出的比重	8.88

由表 8 可以看出，医疗资源二级指标中，万人医院数、每千人拥有医院床位、每千人拥有执业医师、每千人拥有卫生技术人员、每千人拥有注册护士 5 个指标均存在着一定的地区差距。医疗投入的二级指标卫生事业经费支出占财政支出比重差距系数最小，为 8.88%，说明相对于其他指标，卫生事业经费占财政支出的比重地区差距最大，说明医疗资金投入的分配相对来说较不均衡。每千人拥有医院床位、每千人拥有执业医师、每千人拥有卫生技术人员差距系数分别为 11.25%、10.18%、11.49%，四个医疗资源指标差距系数相差不明显，说明相关指标地区差距较为均衡。而每千人拥有注册护士和万人医院数的差距系数为 9.58% 和 9.54%，差距系数较小，说明每千人拥有注册护士和万人医院数地区间差距相对较大。总之，我国医疗卫生服务指数差距系数整体偏低，各指标间存在着一定的地区差距，如存在医疗资源过度集中、分布不均衡等情况，说明我国的医疗卫生服务水平发展较为不均衡。

医疗卫生服务一级指标中，医疗资源、医疗投入差距系数分别为 11.72%、7.66%，可见其存在明显的地区差距，并且医疗投入的地区差距大于医疗资源的地区差距，因为医疗资源权重 0.629，医疗投入权重 0.371，会对医疗卫生服务总体得分产生一定的影响。综上所述，我国医疗卫生服务有较大的发展空间，且各地区间发展较不平衡，医疗资源以及医疗投入均存在总量不足、分布不均衡的问题，医疗制度有待进一步改善。

（三）城市健康生活评价后50名城市分析

与医疗卫生服务评价50强城市相对应，医疗卫生服务水平得分较低的后50个城市是从第240名的河北省保定市至排名第289名的湖北省孝感市，平均得分为26.27分，其中，有33个城市的得分高于平均水平，17个城市的得分低于平均水平，整体得分依然呈缓慢下降趋势。可见，排名较为落后的城市，医疗卫生服务水平差距并不是很大。另外，各省份在后50名城市中所占份额也各有不同，如图6所示。

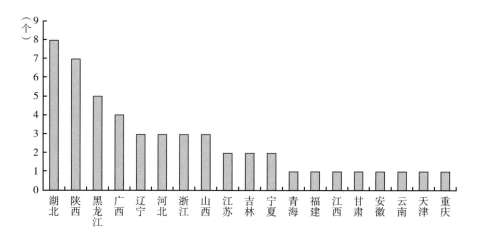

图6　城市健康生活医疗卫生服务评价后50名城市的省际分布

排名后50的城市中，湖北省有荆州市、十堰市、宜昌市等8个城市在列，是健康生活医疗卫生排名后50中入选城市最多的省份，且孝感市以13.53分排名最后；陕西省有渭南市、安康市、商洛市等7个城市在列，在后50名城市数量中所占名额仅次于湖北省，且商洛市和安康市位于第288名和287名；黑龙江省有黑河市、伊春市、鸡西市等5个城市在列；广西壮族自治区有崇左市、北海市、来宾市等4个城市在列。辽宁省、河北省、浙江省、山西省有3个城市在列，江苏省、吉林省、宁夏回族自治区有2个城市在列，甘肃省、安徽省、青海省、福建省、江西省、云南省、天津、重庆8个省份分别占1个城市名额。另外，北京、上海、山东、河南、湖南、广东、四川、贵州、西藏、甘肃、新疆等省份未在排名后 50 城市中占有名额。最后，为了进一步分析排名后 50 城市的地区分布状况，将评价结果制成表格列出，如表 9 所示。

表 9　城市健康生活医疗卫生服务评价后 50 名城市的地区分布

地区分类	主要省份	代表城市	平均得分
东部	江苏省、浙江省、福建省、辽宁省、河北省、天津市	衢州、连云港、福州、葫芦岛等 13 个城市	27.88
中部	湖北省、黑龙江、吉林省、安徽省、江西省、山西省	襄阳、黑河、池州、吉林、新余、大同等 20 个城市	26.00
西部	云南省、广西、青海省、宁夏、陕西省、甘肃省、重庆市	保山、安康、崇左、海东、固原、定西等 17 个城市	25.34

从区域角度观察，医疗卫生服务水平排名后 50 的城市中，位于东部地区的城市有 13 个，占总数的 26%，这 13 个城市的医疗卫生服务水平平均得分为 27.88 分，高于中、西部地区，说明东部地区医疗卫生服务水平排名后 50 的城市占比较少。位于中部地区的城市有 20 个，占总数的 40%，平均得分为 26.00 分，处于中间位次，在后 50 名城市中，中部地区城市数量最多，医疗卫生服务水平得分也比较低，与 50 强城市中部地区医疗卫生服务规模与质量所具有的明显优势对比来看，中部地区城市间医疗卫生服务水平差距较为明显，呈现两极分化的趋势。位于西部地区的城市有 17 个，占总数的 34%，平均得分为 25.34 分，低于东部地区和中部地区，西部地区由于人口稀少、经济不发达，仍需国家的大力支持和投入。综上可知，从健康生活医疗卫生服务水平的落后地区分布来看，东部地区要注重区域间的协调发展，中部地区在注重整体发展水平的基础上，更要协调区域内部城市间的医疗卫生服务水平，而西部地区则更应提高各地的医疗卫生服务水平，从而带动整体服务质量的提高。

参考文献

[1] 刘林：《中国卫生事业八大"关键词"》，《中国医药导报》2008 年第 3 期，第

2～4 页。

［3］赵静波：《宏观调控视野下医疗卫生事业法律问题研究》，山西大学硕士学位论文，2009，第 11～25 页。

［3］王林：《中共中央国务院关于深化医药卫生体制改革的意见》，《中国劳动保障》2009 年第 5 期，第 48～53 页。

［4］王海涛：《新医改背景下医药生产企业发展战略研究》，华北电力大学（北京）硕士学位论文，2011，第 32～47 页。

［5］余澄：《我国各地区医疗卫生服务水平评价研究——基于因子分析和聚类分析方法》，《经济》（下），2011 年第 12 期，第 48～49 + 52 页。

［6］于海宁、成刚、徐进、王海鹏、常捷、孟庆跃：《我国健康城市建设指标体系比较分析》，《中国卫生政策研究》2012 年第 12 期，第 30～33 页。

［7］田蜜：《当前农村医疗卫生保障现状及运行评价分析》，山东大学硕士学位论文，2012，第 66～80 页。

［8］刘艺：《新疆健康城市评价指标体系的研究》，新疆大学硕士学位论文，2012，第 23～36 页。

［9］陈钊娇、许亮文：《健康城市评估与指标体系研究》，《健康研究》2013 年第 1 期，第 5～9 页。

［10］常敬一：《中国医疗卫生服务水平评价研究》，《石家庄经济学院学报》2013 年第 3 期，第 25～27 页。

［11］孙德超：《地区医疗卫生服务均等化评价指标体系的构建》，《中国行政管理》2013 年第 9 期，第 47～50 页。

［12］王洪兴、张韬、龚幼龙：《基本医疗服务与基本公共卫生服务在“保基本”中的同质性分析》，《中国全科医学》2014 年第 19 期，第 2201～2203 + 2207 页。

［13］严妮、沈晓：《公共产品：我国卫生服务分类与服务生产和提供方式的理论分析》，《理论月刊》2014 年第 5 期，第 158～161 页。

［14］石光、张春生、陈宁姗、郭海明、牛宏俐、韦潇：《关于界定和实施基本医疗卫生服务的思考与建议》，《卫生经济研究》2014 年第 10 期，第 6～13 页。

［15］胡月：《基本公共卫生服务均等化视角下乡镇卫生院公共卫生人力资源配置研究》，南京医科大学博士学位论文，2014，第 5～9 页。

［16］阮师漫：《国家卫生城市创建综合评价研究》，山东大学硕士学位论文，2015，第 20～31 页。

［17］邹文杰、蔡鹏鸿：《公共卫生支出、人口聚集与医疗卫生服务均等化》，《上海财经大学学报》2015 年第 3 期，第 59～67 页。

［18］许燕、郭俊香、夏时畅、胡伟、陈士华、叶真：《国家卫生城市综合评价指标体系研究》，《浙江预防医学》2016 年第 3 期，第 247～251 页。

B.7

环保重点城市健康生活综合评价

俞立平 施毓凤 程洪涛 执笔*

摘 要： 空气质量对居民的生存和健康至关重要，空气污染问题已经
对城市居民的健康生活造成严重威胁，建立基于空气质量的
城市健康生活评价体系对于提高城市空气质量及居民健康生
活具有重要意义。本报告阐述了空气质量对居民健康生活的
重要影响，着重以全国 113 个环保重点城市为研究对象，特
别在环境健康一级指标中加入细颗粒物（PM2.5）年平均浓
度、可吸入颗粒物（PM10）年平均浓度、空气质量达到及好
于二级的天数三个反应空气质量的指标，构建了基于空气质
量的城市健康生活评价指标体系，对 113 个环保重点城市进
行了综合评价，并对评价结果进行了深度分析。

* 俞立平，博士，浙江工商大学"西湖学者"特聘教授，上海健康医学院客座教授，博士生导
师，主要从事统计学、产业经济领域的研究；施毓凤，博士，上海健康医学院护理与健康管
理学院副教授，主要从事健康管理研究；程洪涛，博士，上海健康医学院发展规划处信息统
计科科长，主要从事健康产业研究。

关键词： 空气质量 PM2.5 PM10 环保重点城市

一 空气质量对居民健康生活的影响

空气对于人类的健康乃至生存来说是至关重要的。一个成年人，每天呼吸2万多次，吸入空气20公斤左右，比一天摄入的食物和水分多10倍。而现代医学也表明，呼吸自然新鲜的空气能促进血液循环，增强免疫能力，有益于人体神经系统功能，提高工作效率，反之则将导致头晕乏力、精神不振等情况，受到污染的空气更是会对人体健康产生威胁，引发人体各种疾病。

然而多年来我国以煤炭为主的能源结构以及粗放式的发展方式使得环境污染日益加重，其中，以大气污染最为严重。近几年来大范围的雾霾天气更是引起公众热议，成为当前环境热点问题。尽管人们对大气污染问题越来越关注，但是复杂多变的污染形势，给大气污染的治理带来了重重的困难，我国的空气质量并未得到显著的改善。

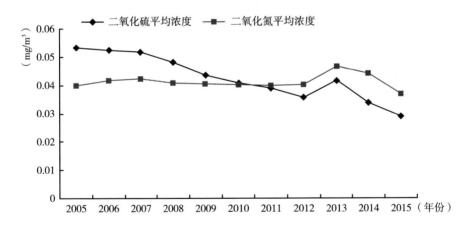

图1 2005~2015年主要城市二氧化硫和二氧化氮年平均浓度

如图1所示，从2005年至2015年，我国主要城市的二氧化硫平均浓度逐渐下降，低于二类环境空气功能区（居住区、商业交通居民混合区、文化区、工业区和农村地区）年均浓度最高标准限值即0.06mg/m³，但二氧化氮的浓度并未

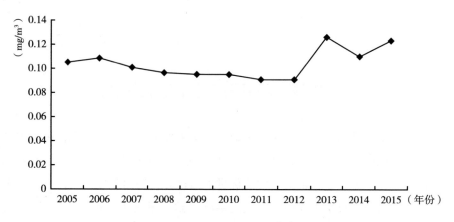

图 2　2005～2015 年我国可吸入颗粒物 （PM10） 年平均浓度

改善，11 年间基本均高于二类区年均浓度最高标准限值即 0.04mg/m³，2013 年以后，二氧化氮的浓度有所下降。而图 2 显示我国可吸入颗粒物的浓度在近年有所上升，而且可以看到每年均显著高于二类区的年均浓度限值即 0.07mg/m³。有关研究表明，中国 PM10 和 SO₂ 浓度约为欧美发达国家的 4～6 倍，NO₂ 浓度也接近或高于发达国家，而 PM2.5 浓度已是全球最高的区域之一。

目前，以可吸入颗粒物和细颗粒物为主要构成的雾霾污染已经对城市居民的日常生活和健康造成严重威胁。据世界卫生组织估计，每年有 200 多万人因吸入室内和室外空气污染中的细小微粒而死亡。据统计，我国至少 30% 的国土、近 8 亿人口承受着不同程度的雾霾困扰，而京津冀、长三角和珠三角地区雾霾尤其严重。环境保护部监测结果显示，2016 年，京津冀区域 PM2.5 平均浓度为 71μg/m³，同比下降 7.8%，与 2013 年相比下降 33.0%，京津冀区域平均优良天数比例为 56.8%，同比上升 4.3 个百分点。该地区空气质量总体有所改善，但在冬季重污染天气仍频现。大气雾霾污染造成了严重的大众健康危害，然而，我国对细颗粒物的连续监测工作在近几年才得以开展，缺乏细颗粒物与居民健康危害的前瞻性队列研究结果。

此外，雾霾对我国的经济发展也造成了一定的影响。一方面，雾霾已经成为中国吸引外商投资、国外人才以及游客的重要障碍。另一方面，雾霾给我国的社会经济带来了直接的负效应。可见，以雾霾为主要表现形式的大气污染无论是对城市居民的健康还是城市的健康发展都造成严重的影响，因此，雾霾指标应是评价城市居民健康生活的重要指标之一。由于缺少全部地级及以上城市关于空气质量相关指标的数据，因此，下文将以113个环保重点城市作为评价对象，比较分析空气质量对各城市健康生活综合指数及排名的影响。

二　空气质量的评价对象及评价指标

随着经济社会的快速发展，以煤炭为主的能源消耗大幅攀升，机动车保有量急剧增加，经济发达地区氮氧化物（NO_x）和挥发性有机物（VOCs）排放量显著增长，臭氧（O_3）和PM2.5污染加剧，在PM10和总悬浮颗粒物（TSP）污染依然严重的情况下，京津冀、长江三角洲、珠江三角洲等区域PM2.5和O_3污染加重，灰霾现象频繁发生，能见度降低。而以往的《环境空气质量标准》污染物监测项目偏少、限值偏低，已不能完全适应我国空气质量管理的需要，因此，2012年我国颁布了新的空气质量标准即《环境空气质量标准》（GB 3095—2012）来监测大气质量。而京津冀、长三角、珠三角等重点区域及直辖市、省会城市和计划单列市共74个城市作为新标准第一阶段监测实施城市，于2013年开始根据新标准开展空气质量的监测。到2014年环保重点城市已增加至113个。新的空气质量标准中将细颗粒物（PM 2.5）作为评价指标之一，而PM2.5也是这113个城市首要污染物。因此，将2014年的113个环保重点城市作为评价对象，能够更加客观地分析雾霾等大气污染对于居民健康生活的影响。

基于相关文献的研究及数据的可得性，我们选取可吸入颗粒物（PM10）年平均浓度（$\mu g/m^3$）、细颗粒物（PM2.5）年平均浓度（$\mu g/m^3$）和空气质量达到及好于二级天数占全年比重（%）作为影响居民健康的空气质量指标。本报告数据主要来自《2017年中国统计年鉴》。

可吸入颗粒物是指空气动力学当量直径小于及等于10微米的颗粒物，又称为PM10。可吸入颗粒物对人体健康的严重影响在于可以被人体吸入，并沉积在呼吸道、肺泡等部位从而引发各种呼吸道疾病。颗粒物的直径越小，进入呼吸道的部位越深。10微米直径的颗粒物通常沉积在上呼吸道，5微米直径的可进入呼吸道的深部，2微米以下的可100%深入到细支气管和肺泡。

细颗粒物是指空气动力学当量直径小于及等于2.5微米的颗粒物，又称为

PM2.5。它能较长时间悬浮于空气中，对空气质量和能见度等有重要的影响。与较粗的大气颗粒物相比，PM2.5粒径小，面积大，活性强，易附带有毒、有害物质，且在大气中的停留时间长、输送距离远，因而对人体健康和大气环境质量的影响更大，2微米以下的可深入到细支气管和肺泡，直接影响肺的通气功能，容易使机体处在缺氧状态。

多项长期流行病学观察研究发现，城市居民的发病率和死亡率与大气颗粒物浓度和颗粒物尺寸密切相关，尺寸较小的颗粒物引起的死亡率较高。1982 ~ 1989 年，通过对全美120万人的长期人群流行病学研究，美国癌症协会发现大气中细颗粒物（PM2.5）浓度与全因死亡率、心肺源性死亡率和肺癌死亡率存在正相关性，前者每增加 $10\mu g/m^3$，长期暴露导致的后三者疾病死亡率分别增加4%、6%和8%。近期的一些研究显示细颗粒物暴露对心肺之外的系统可能也存在不利影响，如加快成人糖尿病和神经系统疾病病程进展及影响儿童神经发育。2009 年，美国国家环保署（United States Environment Protection Agency, EPA）组织专家对已有的大气颗粒物短期暴露研究数据进行分析，发现室外大气中PM2.5对于人体危害较PM10更大，前者的浓度每增加 $10\mu g/m^3$，短期暴露导致的全因死亡率增加0.29% ~1.21%；而后者浓度每增加 $10\mu g/m^3$ 所导致的全因死亡率增加0.12% ~0.84%。从以往的各项研究可见，城市居民的健康受到了大气污染的威胁，其中以尺寸较小的大气颗粒物尤甚。

三 基于空气质量的健康生活评价指标体系

鉴于地级城市关于雾霾指标的数据缺失，因此，下文将以113个执行了新环境空气质量标准的环保重点城市作为评价对象，选取可吸入颗粒物（PM10）年平均浓度（$\mu g/m^3$）、细颗粒物（PM2.5）年平均浓度（$\mu g/m^3$）和空气质量达到及好于二级天数占全年比重（%）作为健康生活指标体系中衡量空气质量的重要指标，并基于专家意见重新赋予权重。在计算空气污染得分时，由于相对于PM10，PM2.5对人体健康危害更大，而空气质量达到及好于二级的天数是对空气质量的综合评价，因此，对PM10、PM2.5和空气质量达到及好于二级的天数分别赋予0.130、0.250、0.400的权重，由此得到新的健康生活指标体系，如表1所示。

表1　113个环保重点城市的健康生活指标体系

一级指标	权重	二级指标	权重	三级指标	权重
A 经济保障	0.220	A1 经济基础	0.543	A1－1 人均国内生产总值	0.196
				A1－2 人均可支配收入	0.394
				A1－3 人均储蓄年末余额	0.326
				A1－4 人均公共财政支出	0.084
		A2 生活消费	0.457	A2－1 人均住房面积	0.280
				A2－2 人均生活用水量	0.170
				A2－3 人均生活用电量	0.130
				A2－4 人均煤气用量	0.090
				A2－5 人均液化石油气家庭用量	0.100
				A2－6 人均社会消费零售总额	0.230
B 公共服务	0.150	B1 社会保障	0.471	B1－1 城市养老保险覆盖率	0.335
				B1－2 城市医疗保险覆盖率	0.393
				B1－3 城市失业保险覆盖率	0.272
		B2 社会稳定	0.286	B2－1 城市登记失业率	0.448
				B2－2 在岗人均平均工资	0.552
		B3 基础设施	0.243	B3－1 人均拥有铺装道路面积	0.224
				B3－2 城市维护建设资金占 GDP 比重	0.259
				B3－3 每万人拥有公共汽车量	0.235
				B3－4 每万人地铁里程	0.141
				B3－5 每万人建成区面积	0.141
C 环境健康	0.183	C1 城市生态环境质量	0.427	C1－1 建成区绿化覆盖率	0.100
				C1－2 人均园林绿地面积	0.120
				C1－3 细颗粒物(PM2.5)年平均浓度	0.250
				C1－4 可吸入颗粒物(PM10)年平均浓度	0.130
				C1－5 空气质量达到及好于二级的天数	0.400
		C2 城市污染治理状况	0.324	C2－1 工业固体废物处置利用率	0.208
				C2－2 城市污水处理率	0.112
				C2－3 生活垃圾处理率	0.293
				C2－4 二氧化硫排放量	0.152
				C2－5 工业粉尘处理率	0.235
		C3 城市环境基础设施	0.249	C3－1 每万人拥有排水管道长度	1.00

续表

一级指标	权重	二级指标	权重	三级指标	权重
D 文化健康	0.100	D1 文化投入	0.371	D1 – 1 人均科技经费支出	0.540
				D1 – 2 人均教育经费支出	0.460
		D2 教育水平	0.350	D2 – 2 万人拥有大学生人数	1.000
		D3 文化设施	0.279	D3 – 1 人均公共图书馆藏书数	0.130
				D3 – 2 万人拥有剧场与影剧院数	0.170
				D3 – 3 万人拥有国际互联网用户数	0.320
				D3 – 4 人均电话年末用户数	0.380
E 医疗卫生	0.347	E1 医疗资源	0.629	E1 – 1 万人医院数	0.225
				E1 – 2 每千人拥有医院床位	0.275
				E1 – 3 每千人拥有执业医师	0.175
				E1 – 4 每千人拥有卫生技术人员	0.125
				E1 – 5 每千人拥有注册护士	0.200
		E2 医疗投入	0.371	E2 – 2 卫生事业经费占财政支出的比重	1.000

四 基于空气质量的城市健康生活评价结果

与原 289 个地级城市的健康生活指标评价体系相比，这 113 个环保重点城市的健康生活评价体系在环境健康评价中新增了可吸入颗粒物（PM10）年平均浓度、细颗粒物（PM2.5）年平均浓度和空气质量达到及好于二级天数占全年比重这三个指标，因此，113 个环保重点城市的环境健康得分与排名有了较大的变化，如表 2 所示。

表 2 113 个环保重点城市包含空气质量评价的环境健康得分及排名

城市	所属省份	最终环境健康得分	排名
深圳市	广东省	70.46	1
广州市	广东省	54.03	2
北京市	北京市	52.71	3
珠海市	广东省	51.16	4
宁波市	浙江省	50.19	5

城市	所属省份	最终环境健康得分	排名
上海市	上海市	50.03	6
武汉市	湖北省	49.49	7
温州市	浙江省	49.16	8
长沙市	湖南省	48.70	9
苏州市	江苏省	47.87	10
无锡市	江苏省	47.83	11
泉州市	福建省	47.00	12
合肥市	安徽省	46.97	13
郑州市	河南省	46.54	14
克拉玛依市	新疆维吾尔自治区	46.20	15
九江市	江西省	46.17	16
呼和浩特市	内蒙古自治区	46.15	17
昆明市	云南省	45.33	18
海口市	海南省	45.33	19
株洲市	湖南省	45.12	20
青岛市	山东省	45.11	21
杭州市	浙江省	45.10	22
西宁市	青海省	44.99	23
济南市	山东省	44.88	24
柳州市	广西壮族自治区	44.76	25
厦门市	福建省	44.61	26
湛江市	广东省	44.34	27
福州市	福建省	44.32	28
南京市	江苏省	44.28	29
南昌市	江西省	43.88	30
拉萨市	西藏自治区	43.74	31
湖州市	浙江省	43.00	32
烟台市	山东省	42.68	33
成都市	四川省	42.61	34
常州市	江苏省	42.61	35
南通市	江苏省	42.16	36
德阳市	四川省	41.80	37
银川市	宁夏回族自治区	41.51	38
镇江市	江苏省	41.42	39
兰州市	甘肃省	41.09	40

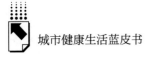
续表

城市	所属省份	最终环境健康得分	排名
岳阳市	湖南省	41.07	41
包头市	内蒙古自治区	40.94	42
湘潭市	湖南省	40.84	43
大连市	辽宁省	40.61	44
贵阳市	贵州省	40.49	45
芜湖市	安徽省	40.41	46
南宁市	广西壮族自治区	40.32	47
长春市	吉林省	40.16	48
攀枝花市	四川省	40.11	49
绍兴市	浙江省	39.91	50
秦皇岛市	河北省	39.79	51
韶关市	广东省	39.78	52
桂林市	广西壮族自治区	39.50	53
绵阳市	四川省	39.47	54
长治市	山西省	39.15	55
哈尔滨市	黑龙江省	39.11	56
济宁市	山东省	39.06	57
泰安市	山东省	39.03	58
泸州市	四川省	38.89	59
天津市	天津市	38.83	60
淄博市	山东省	38.78	61
玉溪市	云南省	38.55	62
齐齐哈尔市	黑龙江省	38.50	63
平顶山市	河南省	38.32	64
焦作市	河南省	38.30	65
潍坊市	山东省	38.25	66
沈阳市	辽宁省	38.19	67
乌鲁木齐市	新疆维吾尔自治区	38.09	68
牡丹江市	黑龙江省	37.99	69
太原市	山西省	37.81	70
马鞍山市	安徽省	37.75	71
洛阳市	河南省	37.39	72
宜宾市	四川省	37.17	73
南充市	四川省	37.05	74
遵义市	贵州省	37.00	75

续表

城市	所属省份	最终环境健康得分	排名
安阳市	河南省	36.88	76
北海市	广西壮族自治区	36.68	77
汕头市	广东省	36.18	78
赤峰市	内蒙古自治区	35.85	79
扬州市	江苏省	35.78	80
石嘴山市	宁夏回族自治区	35.45	81
石家庄市	河北省	35.35	82
三门峡市	河南省	35.27	83
常德市	湖南省	35.26	84
日照市	山东省	35.19	85
开封市	河南省	35.07	86
阳泉市	山西省	35.02	87
曲靖市	云南省	35.02	88
自贡市	四川省	34.99	89
金昌市	甘肃省	34.98	90
锦州市	辽宁省	34.77	91
延安市	陕西省	34.64	92
唐山市	河北省	34.61	93
鞍山市	辽宁省	34.60	94
徐州市	江苏省	34.23	95
西安市	陕西省	33.93	96
铜川市	陕西省	33.82	97
临汾市	山西省	33.74	98
连云港市	江苏省	33.32	99
吉林市	吉林省	33.14	100
抚顺市	辽宁省	32.99	101
宜昌市	湖北省	32.98	102
重庆市	重庆市	32.84	103
本溪市	辽宁省	32.40	104
张家界市	湖南省	32.01	105
咸阳市	陕西省	31.68	106
枣庄市	山东省	31.66	107
大同市	山西省	31.38	108
保定市	河北省	30.20	109
荆州市	湖北省	28.85	110

续表

城市	所属省份	最终环境健康得分	排名
宝鸡市	陕西省	28.24	111
邯郸市	河北省	27.75	112
渭南市	陕西省	26.77	113

排名前 10 的城市中广东省占有 3 个名额，分别是深圳市、广州市和珠海市，排名为第 1 名、第 2 名和第 4 名；浙江省占据 2 个名额，分别是宁波市和温州市，排名为第 5 名和第 8 名；湖南省、湖北省和江苏省则分别占有一个名额；北京市排名第 3，上海市排名第 6。排名后 10 位的城市中，陕西省占有 3 个名额，分别是咸阳市排名第 106 位，宝鸡市排名第 111 位，渭南市第 113 位；河北省占据两个名额，分别是保定市排名第 109 位，邯郸市排名第 112 位。作为一线城市的"北上广"环境得分排名则分别位居第 3 名、第 6 名、第 2 名，北京和广州均进入前 3 名，而上海进入了前 10 名，可见，在发展经济的同时，"北上广"也加强了环境保护的力度。

为了分析新增空气质量指标对健康生活综合指数的影响，根据原健康生活指标体系计算这 113 个环保重点城市的健康生活原得分及排名，并与根据新的健康生活指标体系计算所得的最终得分及排名进行比较，如表 3 所示。

表3 113 个环保重点城市包含空气质量评价的健康生活综合得分、排名及排名变化

城市	所属省份	原得分	原排名	最终得分	最终排名	排名变化
深圳市	广东省	71.69	1	71.69	1	0
广州市	广东省	55.85	2	55.85	2	0
北京市	北京市	53.76	3	53.76	3	0
珠海市	广东省	47.22	13	50.37	4	+9
宁波市	浙江省	50.37	4	49.93	5	-1
上海市	上海市	45.93	16	49.63	6	+10
武汉市	湖北省	48.85	7	48.85	7	0
温州市	浙江省	49.63	6	47.49	8	-2
长沙市	湖南省	49.93	5	47.49	9	-4
苏州市	江苏省	47.49	8	47.44	10	-2
无锡市	江苏省	47.44	10	47.29	11	-1
泉州市	福建省	47.23	12	47.23	12	0

续表

城市	所属省份	原得分	原排名	最终得分	最终排名	排名变化
合肥市	安徽省	45.73	17	47.22	13	+4
郑州市	河南省	43.25	39	47.19	14	+25
克拉玛依市	新疆维吾尔自治区	42.88	40	47.13	15	+25
九江市	江西省	43.59	35	45.93	16	+19
呼和浩特市	内蒙古自治区	43.8	33	45.73	17	+16
昆明市	云南省	45	24	45.56	18	+6
海口市	海南省	47.13	15	45.32	19	-4
株洲市	湖南省	45.17	21	45.26	20	+1
青岛市	山东省	45.56	18	45.17	21	-3
杭州市	浙江省	44.89	26	45.15	22	+4
西宁市	青海省	43.41	36	45.05	23	+13
济南市	山东省	47.29	11	45.00	24	-13
柳州市	广西壮族自治区	45.26	20	44.95	25	-5
厦门市	福建省	47.49	9	44.89	26	-17
湛江市	广东省	41.73	46	44.66	27	+19
福州市	福建省	44.66	27	44.30	28	-1
南京市	江苏省	44.95	25	44.12	29	-4
南昌市	江西省	43.88	32	44.08	30	+2
拉萨市	西藏自治区	40.29	60	43.91	31	+29
湖州市	浙江省	42.4	44	43.88	32	+12
烟台市	山东省	41.7	47	43.80	33	+14
成都市	四川省	45.15	22	43.61	34	-12
常州市	江苏省	41.68	48	43.59	35	+13
南通市	江苏省	40.99	52	43.41	36	+16
德阳市	四川省	40.44	58	43.39	37	+21
银川市	宁夏回族自治区	43.61	34	43.39	38	-4
镇江市	江苏省	41.47	49	43.25	39	+10
兰州市	甘肃省	42.81	42	42.88	40	+2
岳阳市	湖南省	41.31	50	42.83	41	+9
包头市	内蒙古自治区	40.41	59	42.81	42	+17
湘潭市	湖南省	40.73	55	42.42	43	+12
大连市	辽宁省	44.3	28	42.40	44	-16
贵阳市	贵州省	43.91	31	41.85	45	-14
芜湖市	安徽省	36.84	76	41.73	46	+30
南宁市	广西壮族自治区	45.05	23	41.70	47	-24

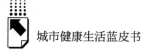
续表

城市	所属省份	原得分	原排名	最终得分	最终排名	排名变化
长春市	吉林省	36.78	77	41.68	48	+29
攀枝花市	四川省	41.85	45	41.47	49	-4
绍兴市	浙江省	39.84	64	41.31	50	+14
秦皇岛市	河北省	45.32	19	41.01	51	-32
韶关市	广东省	44.08	30	40.99	52	-22
桂林市	广西壮族自治区	44.12	29	40.99	53	-24
绵阳市	四川省	42.83	41	40.94	54	-13
长治市	山西省	40.62	56	40.73	55	+1
哈尔滨市	黑龙江省	40.94	54	40.62	56	-2
济宁市	山东省	43.39	38	40.60	57	-19
泰安市	山东省	38.25	69	40.44	58	+11
泸州市	四川省	35.86	84	40.41	59	+25
天津市	天津市	40.6	57	40.29	60	-3
淄博市	山东省	36.64	79	40.28	61	+18
玉溪市	云南省	40.99	53	40.00	62	-9
齐齐哈尔市	黑龙江省	42.42	43	39.87	63	-20
平顶山市	河南省	36.53	80	39.84	64	+16
焦作市	河南省	36.85	75	39.81	65	+10
潍坊市	山东省	39.21	67	39.65	66	+1
沈阳市	辽宁省	39.81	65	39.21	67	-2
乌鲁木齐市	新疆维吾尔自治区	41.01	51	38.31	68	-17
牡丹江市	黑龙江省	37.27	72	38.25	69	+3
太原市	山西省	40	62	37.99	70	-8
马鞍山市	安徽省	34.28	97	37.29	71	+26
洛阳市	河南省	38.31	68	37.27	72	-4
宜宾市	四川省	37.99	70	37.12	73	-3
南充市	四川省	36.4	81	36.88	74	+7
遵义市	贵州省	43.39	37	36.85	75	-38
安阳市	河南省	36.66	78	36.84	76	+2
北海市	广西壮族自治区	39.87	63	36.78	77	-14
汕头市	广东省	36.88	74	36.66	78	-4
赤峰市	内蒙古自治区	31.32	109	36.64	79	+30
扬州市	江苏省	35.19	92	36.53	80	+12
石嘴山市	宁夏回族自治区	36.39	82	36.40	81	+1

续表

城市	所属省份	原得分	原排名	最终得分	最终排名	排名变化
石家庄市	河北省	31.6	108	36.39	82	+26
三门峡市	河南省	40.28	61	36.29	83	-22
常德市	湖南省	35.67	88	35.86	84	+4
日照市	山东省	35.55	89	35.79	85	+4
开封市	河南省	47.19	14	35.76	86	-72
阳泉市	山西省	37.12	73	35.74	87	-14
曲靖市	云南省	37.29	71	35.67	88	-17
自贡市	四川省	34.5	94	35.55	89	+5
金昌市	甘肃省	35.76	86	35.49	90	-4
锦州市	辽宁省	36.29	83	35.41	91	-8
延安市	陕西省	35.41	91	35.19	92	-1
唐山市	河北省	35.74	87	34.56	93	-6
鞍山市	辽宁省	34.45	95	34.50	94	+1
徐州市	江苏省	34.56	93	34.45	95	-2
西安市	陕西省	39.65	66	34.32	96	-30
铜川市	陕西省	35.49	90	34.28	97	-7
临汾市	山西省	34.32	96	34.05	98	-2
连云港市	江苏省	32.08	105	33.33	99	+6
吉林市	吉林省	32.86	102	33.28	100	+2
抚顺市	辽宁省	32.07	106	33.14	101	+5
宜昌市	湖北省	33.33	99	32.86	102	-3
重庆市	重庆市	34.05	98	32.40	103	-5
本溪市	辽宁省	32.09	104	32.09	104	0
张家界市	湖南省	32.4	103	32.08	105	-2
咸阳市	陕西省	35.79	85	32.07	106	-21
枣庄市	山东省	31.87	107	31.87	107	0
大同市	山西省	30.79	110	31.60	108	+2
保定市	河北省	33.14	101	31.32	109	-8
荆州市	湖北省	28.68	112	30.79	110	+2
宝鸡市	陕西省	28.1	113	28.89	111	+2
邯郸市	河北省	33.28	100	28.68	112	-12
渭南市	陕西省	28.89	111	28.10	113	-2

注：+表示排名上升；-表示排名下降。

由于不同城市空气质量的差异，这些城市健康生活综合指数的最终排名情况受到了影响。最终排名前 3 的城市依然为深圳市、广州市、北京市，排名均未改变。但是排名第 3 的北京市，环境健康得分的排名仅为 66 名，未进入前 50 名城市，最终排第 7 名的武汉市环境健康得分排名为第 38 名。可见，环境问题已经成为城市发展健康生活的短板。最终排名在后 5 位的城市为保定市、荆州市、宝鸡市、邯郸市和渭南市。排名变化较大的是开封市和遵义市，分别下降了 72 和 38 个名次，秦皇岛市和西安市则分别下降了 32 和 30 个名次。开封市也因此掉落出前 15 名，由此可见，严重的空气污染问题，拖累了开封市城市居民健康生活的发展进程。

比较原排名与最终排名，可以看到在 113 个环保重点城市中，有 7 个城市的名次未变，有 52 个城市的名次上升，平均上升 11.6 个名次，名次下降的城市则有 54 个，平均下降 11.17 个名次。在名次上升的所有城市中，名次上升幅度最大的是芜湖市和赤峰市，均上升了 30 名；其次为拉萨市和长春市，均上升了 29 个名次。而在所有名次下降的城市中，开封市下降幅度较大，从第 14 名降至第 86 名，而后是遵义市，下降了 38 个名次，西安市和秦皇岛市则分别下降了 32 和 30 个名次。同属于京津冀地区的天津市、保定市、唐山市均因较低的环境健康得分而名次下降。其周边地区（包括山西、山东、内蒙古和河南）城市，如济南市、太原市等也因严重的空气污染问题使得最终排名下降。由此可见，京津冀及周边地区的大气污染形势依然严峻，对居民的健康生活造成了严重的影响。

参考文献

［1］燕丽等：《国家"十二五"大气颗粒物污染防治思路分析》，载《中国环境政策》（第 9 卷），中国环境科学出版社，2012，第 49～63 页。

［2］燕丽等：《"国家酸雨和二氧化硫污染防治'十一五'规划"实施中期评估与分析报告》，中国环境科学出版社，2011，第 95～132 页。

［3］陈健鹏、李佐军：《中国大气污染治理形势与存在问题及若干政策建议》，《发展研究》2013 年第 10 期，第 4～14 页。

［4］曹彩虹、韩立岩：《雾霾带来的社会健康成本估算》，《统计研究》2015 年第 7

期，第 19～23 页。

［5］ Chen Y，Ebenstein A，Greenstone M，et al. "Evidence on the impact of sustained exposure to air pollution on life expectancy from China's Huai River policy," *Proceedings of the National Academy of Sciences of the United States of America*，2013，110（32）：12936－12941.

［6］ 马丽梅、张晓：《中国雾霾污染的空间效应及经济、能源结构影响》，《中国工业经济》2014 年第 4 期，第 19～31 页。

［7］ 胡名威：《雾霾的经济学分析》，《经济研究导刊》2013 年第 16 期，第 13～15 页。

［8］ 李文健：《雾霾对中国经济和人口的影响》，《商》2014 年第 13 期，第 153～159 页。

［9］ Rd P C，Thun M J，Namboodiri M M，et al. "Particulate air pollution as a predictor of mortality in a prospective study of U. S. adults," *American Journal of Respiratory & Critical Care Medicine*，1995 年第 3 期，第 669～674 页。

［10］ 胡彬、陈瑞、徐建勋、杨国胜、徐殿斗、陈春英、赵宇亮：《雾霾超细颗粒物的健康效应》，《科学通报》2015 年第 30 期，第 2808～2823 页。

B.8
省际城市健康生活指数综合评价

钱芝网　万广圣　吴　萍 执笔*

摘　要： 对289个地级及以上城市的健康生活评价反映了单个城市的健康生活质量，基于省际视角研究不同省份的健康生活状况对于缩小健康生活区域差距、提高我国整体健康生活质量具有重要意义。本报告不局限于单个城市，着重以我国大陆31个省份作为研究对象，评价指标也有所不同，在原指标体系的基础上特别加入了人口发展作为一级指标，构建了省际城市健康生活评价指标体系，在对我国大陆31个省份健康生活综合评价的基础上，还分别进行了各个一级指标的评价，综合反应不同省份的健康生活质量，并对评价结果进行了深度分析。

关键词： 省际评价　健康生活　综合评价

一　省际城市健康生活指数综合评价

本书前面关于各省份的评价反映的其实是辖区内各城市的平均水平，而不是该省份健康生活评价的综合水平。因此，为了解不同省份健康生活的发展情况，本文从经济保障、公共服务、环境健康、文化健康、医疗卫生及人口发展这几个方面，构建省际健康生活评价指标体系。该体系共由6个一级指标、14

---

* 钱芝网，博士，上海健康医学院发展规划处处长，上海浦江健康科学研究院院长、教授、硕士生导师，主要从事健康管理研究；万广圣，博士，上海健康医学院护理与健康管理学院副院长，副教授，主要从事健康经济与健康管理研究；吴萍，硕士，上海健康医学院发展规划处规划科科长，主要从事健康教育研究。

个二级指标及 47 个三级指标构成。各指标权重采用专家会议法确定，邀请了
相关领域的 20 多名专家，第一轮打分后将权重均值反馈后进行第二轮打分，
如此经过三轮后权重趋于稳定。具体权重设置如表 1 所示：

表 1 省级城市健康生活综合评价指标体系及权重设置

一级指标	权重	二级指标	权重	三级指标	权重
A 经济保障	0.2	A1 经济基础	0.56	A1－1 人均国内生产总值	0.23
				A1－2 人均可支配收入	0.41
				A1－3 人均储蓄年末余额	0.37
		A2 生活消费	0.44	A2－1 人均住房面积	0.18
				A2－2 人均生活用水量	0.13
				A2－3 人均生活用电量	0.1
				A2－4 人均煤气用量	0.08
				A2－5 人均液化石油气家庭用量	0.08
				A2－6 人均社会消费零售总额	0.17
				A2－7 恩格尔系数	0.27
B 公共服务	0.13	B1 社会保障	0.38	B1－1 城市养老保险覆盖率	0.33
				B1－2 城市医疗保险覆盖率	0.39
				B1－3 城市失业保险覆盖率	0.28
		B2 社会稳定	0.32	B2－1 城市登记失业率	0.24
				B2－2 社会救济补助比重	0.46
				B2－3 在岗人均平均工资	0.3
		B3 基础设施	0.3	B3－1 人均拥有铺装道路面积	0.19
				B3－2 城市维护建设资金占 GDP 比重	0.22
				B3－3 常住人口城镇化率	0.14
				B3－4 每万人拥有公共汽车量	0.22
				B3－5 每万人地铁里程	0.11
				B3－6 每万人建成区面积	0.11
C 环境健康	0.17	C1 城市生态环境质量	0.53	C1－1 建成区绿化覆盖率	0.5
				C1－2 人均园林绿地面积	0.5
		C2 城市污染治理状况	0.47	C2－1 工业固体废物处置利用率	0.19
				C2－2 城市污水处理率	0.13
				C2－3 生活垃圾处理率	0.27
				C2－4 二氧化硫浓度	0.16
				C2－5 工业粉尘浓度	0.25

续表

一级指标	权重	二级指标	权重	三级指标	权重
D 文化健康	0.09	D1 文化投入	0.3	D1－1 人均科技经费支出	0.53
				D1－2 人均教育经费支出	0.47
		D2 教育水平	0.38	D2－1 平均教育年限	0.48
				D2－2 万人拥有大学生人数	0.52
		D3 文化设施	0.32	D3－1 人均公共图书馆藏书数	0.28
				D3－2 万人拥有剧场与影剧院数	0.3
				D3－3 万人拥有国际互联网用户数	0.42
E 人口发展	0.08	E1 人口信息	0.46	E1－1 人均预期寿命	0.56
				E1－2 总抚养比	0.44
		E2 人口健康	0.54	E2－1 孕妇死亡率	0.4
				E2－2 传染病发病率	0.6
F 医疗卫生	0.33	F1 医疗资源	0.67	F1－1 万人医院数	0.23
				F1－2 每千人拥有医院床位	0.24
				F1－3 每千人拥有执业医师	0.24
				F1－4 每千人拥有卫生技术人员	0.14
				F1－5 每千人拥有注册护士	0.15
		F2 医疗投入	0.33	F2－1 人均医疗保健支出	0.55
				F2－2 卫生事业经费占财政支出的比重	0.45

本报告选取中国大陆 31 个省份作为研究对象，根据表 1 所列指标体系选取各个指标的相关数据。原始数据来源于 2017 年的《中国统计年鉴》、《中国城市统计年鉴》、国家统计局、中国科技数据库、中国卫生数据库等，部分指标数据缺失，根据以往该数据所占比重进行估算。

根据表 1 中健康生活综合评价指标体系及权重设置，计算各地区健康生活各个一级指标的得分及综合指数得分，并根据综合指数得分得到其排名情况，如表 2 所示：

表2　31 个省份城市健康生活评价的得分及综合排名

排名	地区	经济保障	公共服务	环境健康	文化健康	人口发展	医疗卫生	综合
1	北京	85.15	68.36	92.42	84.68	84.46	85.98	84.38
2	上海	78.21	52.14	68.18	75.62	83.41	68.36	70.05
3	浙江	63.55	61.93	83.05	55.13	80.10	68.05	68.71
4	江苏	58.32	49.15	82.53	52.82	82.66	65.05	64.92

续表

排名	地区	经济保障	公共服务	环境健康	文化健康	人口发展	医疗卫生	综合
5	天津	58.79	46.70	75.99	62.73	84.96	61.94	63.63
6	陕西	43.51	47.29	78.42	46.59	77.66	72.65	62.56
7	山东	48.38	53.76	84.65	39.80	78.81	65.31	62.50
8	内蒙古	47.49	50.02	87.68	39.04	75.88	66.64	62.48
9	广东	55.05	57.34	89.84	49.44	72.80	54.62	62.03
10	辽宁	48.80	48.27	69.13	46.25	79.23	69.86	61.34
11	新疆	41.89	71.40	76.38	34.24	47.04	72.23	61.33
12	宁夏	43.08	46.95	81.73	44.41	72.42	69.39	61.30
13	吉林	42.12	46.24	77.02	42.66	81.30	68.23	60.39
14	重庆	43.13	44.85	86.94	43.88	70.42	64.87	60.23
15	湖北	43.47	51.28	75.58	45.82	73.75	66.59	60.21
16	四川	40.58	46.91	75.76	35.65	73.25	67.91	58.57
17	福建	50.21	46.56	81.17	47.45	72.60	56.26	58.54
18	黑龙江	38.96	45.69	73.37	40.39	80.42	66.64	58.26
19	海南	38.10	55.11	80.49	38.99	67.83	60.96	57.52
20	山西	41.70	45.93	61.04	41.99	75.75	69.66	57.51
21	湖南	42.80	48.89	76.21	34.95	70.73	62.46	57.29
22	青海	40.99	50.60	70.85	33.86	58.33	66.73	56.55
23	河北	41.28	52.25	66.56	35.76	75.14	61.86	56.01
24	河南	39.09	43.34	74.14	35.47	73.32	63.16	55.96
25	云南	34.62	49.38	74.62	31.05	71.77	61.82	54.96
26	安徽	37.64	45.43	81.25	38.53	73.68	53.32	54.21
27	贵州	33.32	36.86	74.12	35.28	65.39	64.25	53.66
28	甘肃	34.41	42.23	73.48	37.27	74.00	58.24	53.36
29	江西	37.80	44.20	75.62	39.01	71.48	51.12	52.26
30	广西	36.09	40.11	75.69	34.36	69.36	55.51	52.26
31	西藏	41.98	53.72	64.95	36.42	48.07	50.67	50.27
平均得分	—	46.15	49.77	77.06	43.86	73.10	64.20	59.78

从评价结果来看，31 个省份健康生活综合指数的平均得分为 59.78 分，其中 16 个省份的得分分布在 50~60 分这个区域，有 13 个省份的得分分布在 60~70 分这个区域，还有 2 个省份得分在 70 分以上。健康生活综合得分高于

平均得分的省份共有 15 个，占所有省份的一半以上。从排名来看，排名前五位的省份分别为北京、上海、浙江、江苏和天津，其得分分别为 84.38 分、70.05 分、68.71 分、64.92 分和 63.63 分。健康生活得分最低的五个省份依次是贵州、甘肃、江西、广西和西藏，其得分分别为 53.66 分、53.36 分、52.26 分、52.26 分和 50.27 分。根据评价结果看，健康生活得分最高的北京和得分最低的西藏得分差距高达 34.11 分。此外，健康生活水平较高的省份之间存在的差距较大，如北京和上海之间出现了较大的断层，两地之间差距大 14.33 分，而健康生活处于一般水平的省份相互之间的差距则相对较小。由此可见，我国省份间健康生活水平存在两极分化，健康生活水平较高的省份与健康生活水平较低的省份差距悬殊，处于平均分以下的省份的健康生活发展还存在很大的发展空间。

分地区来看，大部分东部省份健康生活综合指数得分较高，排名较靠前，如排名前 5 的省份均来自东部地区。根据东、中、西部的地区划分，我们得到三大区域健康生活综合指数的平均得分，如图 1 所示。可见，东部地区显著高于其他地区的健康生活发展水平，而中、西部地区之间差距较小。

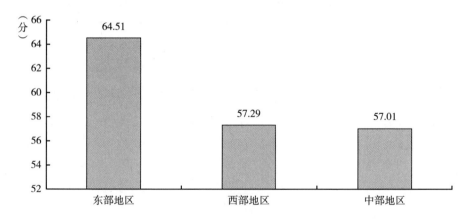

图1 东、中、西部地区城市健康生活综合指数平均得分情况

从这一节的评价来看，我们得到了不同省份的健康生活综合指数得分及排名，但是对其在各个方面即经济保障、公共服务、环境健康、文化健康、医疗卫生及人口发展的情况不甚了解，难以判断各地区健康生活发展中"短板"在何处，因此，以下内容将展开对这几个方面的具体评价与分析。

二 城市健康生活经济保障指数评价

表 3 经济保障评价指标体系及权重设置

二级指标	权重	三级指标	权重
A1 经济基础	0.56	A1-1 人均国内生产总值	0.23
		A1-2 人均可支配收入	0.41
		A1-3 人均储蓄年末余额	0.37
A2 生活消费	0.44	A2-1 人均住房面积	0.18
		A2-2 人均生活用水量	0.13
		A2-3 人均生活用电量	0.10
		A2-4 人均煤气用量	0.08
		A2-5 人均液化石油气家庭用量	0.08
		A2-6 人均社会消费零售总额	0.17
		A2-7 恩格尔系数	0.27

根据经济保障评价指标体系及权重设置，我们计算了 31 个省份的经济保障指数得分及排名，如表 4 所示。

表 4 各省份经济保障指数得分及排名

排名	省份	得分
1	北京	85.15
2	上海	78.21
3	浙江	63.55
4	天津	58.79
5	江苏	58.32
6	广东	55.05
7	福建	50.21
8	辽宁	48.80
9	山东	48.38
10	内蒙古	47.49
11	陕西	43.51
12	湖北	43.47

续表

排名	省份	得分
13	重庆	43.13
14	宁夏	43.08
15	湖南	42.80
16	吉林	42.12
17	西藏	41.98
18	新疆	41.89
19	山西	41.70
20	河北	41.28
21	青海	40.99
22	四川	40.58
23	河南	39.09
24	黑龙江	38.96
25	海南	38.10
26	江西	37.80
27	安徽	37.64
28	广西	36.09
29	云南	34.62
30	甘肃	34.41
31	贵州	33.32
平均得分	—	46.15

从表 4 可以看到，经济保障指数得分排名前五名的省份分别为北京、上海、浙江、天津和江苏，其得分分别为 85.15 分、78.21 分、63.55 分、58.79 分和 58.32 分。排名靠后的地区有云南、贵州和甘肃，得分分别为 34.62 分、34.41 分和 33.32 分，其中得分最高的北京与得分最低的贵州之间相差了 51.83 分。此外，经济保障的平均得分为 46.15 分，仅 10 个地区超过了平均值。为了更好地体现健康生活评价中经济保障指数得分情况，我们将得分情况分为几个不同的范围，如图 2 所示。

我们可以看到，29.03% 的省份的经济保障得分低于 40 分，60 分以上的省份仅占所有地区的 9.68%。可见，除了经济较发达的几个东部省份，从整体来看，经济保障指数水平不高，且大多数省份的经济保障水平处在中低层次。

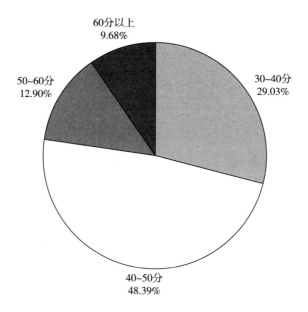

图2 各省份城市健康生活经济保障指数得分分布范围

三 城市健康生活公共服务指数评价

表5 公共服务评价指标体系及权重设置

二级指标	权重	三级指标	权重
B1 社会保障	0.38	B1－1 城市养老保险覆盖率	0.33
		B1－2 城市医疗保险覆盖率	0.39
		B1－3 城市失业保险覆盖率	0.28
B2 社会稳定	0.32	B2－1 城市登记失业率	0.24
		B2－2 社会救济补助比重	0.46
		B2－3 在岗人均平均工资	0.30
B3 基础设施	0.30	B3－1 人均拥有铺装道路面积	0.19
		B3－2 城市维护建设资金占 GDP 比重	0.22
		B3－3 常住人口城镇化率	0.14
		B3－4 每万人拥有公共汽车量	0.22
		B3－5 每万人地铁里程	0.11
		B3－6 每万人建成区面积	0.11

根据公共服务评价指标体系及权重设置，我们计算了 31 个省份的公共服务指数得分及排名，如表 6 所示。

表 6　各省份公共服务指数得分及排名

排名	省份	得分
1	新疆	71.40
2	北京	68.36
3	浙江	61.93
4	广东	57.34
5	海南	55.11
6	山东	53.76
7	西藏	53.72
8	河北	52.25
9	上海	52.14
10	湖北	51.28
11	青海	50.60
12	内蒙古	50.02
13	云南	49.38
14	江苏	49.15
15	湖南	48.89
16	辽宁	48.27
17	陕西	47.29
18	宁夏	46.95
19	四川	46.91
20	天津	46.70
21	福建	46.56
22	吉林	46.24
23	山西	45.93
24	黑龙江	45.69
25	安徽	45.43
26	重庆	44.85
27	江西	44.20
28	河南	43.34
29	甘肃	42.23
30	广西	40.11
31	贵州	36.86
平均得分	—	49.77

从表 6 中可以看到，公共服务指数得分排名前 5 的省份为新疆、北京、浙江、广东和海南，其得分分别为 71.40 分、68.36 分、61.93 分、57.34 分和 55.11 分。排名靠后的地区有江西、河南、甘肃、广西和贵州，其得分分别为 44.20 分、43.34 分、42.23 分、40.11 分和 36.86 分，其中排名第 1 的新疆和排名最后的贵州得分相差 34.54 分，各地之间差距较大。而公共服务的地区平均得分为 49.77 分，有 12 个地区超过平均值，进一步说明各地区之间公共服务水平之间差距较大，大部分地区未达平均水平。

为了进一步深入公共服务的得分情况，我们将各地区的公共服务得分划分为几个不同的范围，如图 3 所示。

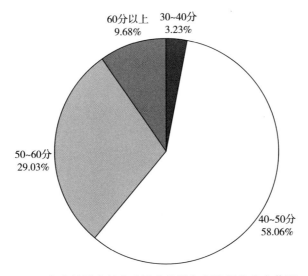

图 3　各省份城市健康生活公共服务指数得分分布范围

从图中我们可以看到，有 61.29% 的地区其公共服务指数在 50 分以下，高于 60 分的地区仅有 3 个，只有 1 个地区得分高于 70 分。总的来说，除了排名前 3 的地区公共服务得分较高外，大多数地区的公共服务水平都集中在中低水平。

四　城市健康生活环境健康指数评价

根据环境健康评价指标体系及权重设置（如表 7 所示），各省份的环境健康指数得分及排名如表 8 所示。

表7 环境健康评价指标体系及权重设置

二级指标	权重	三级指标	权重
C1 城市生态环境质量	0.53	C1-1 建成区绿化覆盖率	0.50
		C1-2 人均园林绿地面积	0.50
C2 城市污染治理状况	0.47	C2-1 工业固体废物处置利用率	0.19
		C2-2 城市污水处理率	0.13
		C2-3 生活垃圾处理率	0.27
		C2-4 二氧化硫浓度	0.16
		C2-5 工业粉尘浓度	0.25

表8 各省份环境健康指数得分及排名

排名	省份	得分
1	北京	92.42
2	广东	89.84
3	内蒙古	87.68
4	重庆	86.94
5	山东	84.65
6	浙江	83.05
7	江苏	82.53
8	宁夏	81.73
9	安徽	81.25
10	福建	81.17
11	海南	80.49
12	陕西	78.42
13	吉林	77.02
14	新疆	76.38
15	湖南	76.21
16	天津	75.99
17	四川	75.76
18	广西	75.69
19	江西	75.62
20	湖北	75.58
21	云南	74.62
22	河南	74.14
23	贵州	74.12
24	甘肃	73.48

排名	省份	得分
25	黑龙江	73.37
26	青海	70.85
27	辽宁	69.13
28	上海	68.18
29	河北	66.56
30	西藏	64.95
31	山西	61.04
平均得分	—	77.06

从表 8 可以看到，环境健康指数得分排名前 5 的省份分别是北京、广东、内蒙古、重庆和山东，其得分分别为 92.42 分、89.84 分、87.68 分、86.94 分和 84.65 分。排名靠后的省份有辽宁、上海、河北、西藏和山西，得分分别是 69.13 分、68.18 分、66.56 分、64.95 分和 61.04 分，排名最前的北京和最后的山西得分相差了 31.38 分。整体来看，环境健康指数的省份平均得分为 77.06 分，有 12 个省份超过平均水平，与其余方面相比，环境健康得分平均较高，说明各地在环境治理与维护上均有一定成效。

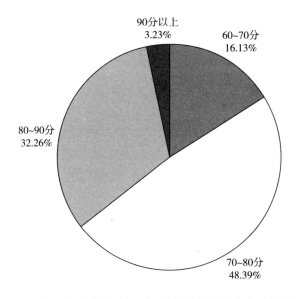

图 4　各省份城市健康生活环境健康指数得分分布范围

从图 4 中可见，48.39% 的省份的环境健康指数得分处于 70 ~ 80 分这个范围，35.48% 的省份的环境健康指数得分在 80 以上，而且只有排名靠后的辽宁、上海、河北、西藏和山西得分在 60 ~ 70 分。总体来看，各省份间环境健康指标得分差距较小，且都在较高的水平，所有省份得分都在 60 分以上，各地环境健康指数得分较为均匀，未出现较大的断层情况。

五　城市健康生活文化健康指数评价

表 9　文化健康评价指标体系及权重设置

二级指标	权重	三级指标	权重
D1 文化投入	0.30	D1 – 1 人均科技经费支出	0.53
		D1 – 2 人均教育经费支出	0.47
D2 教育水平	0.38	D2 – 1 平均教育年限	0.48
		D2 – 2 万人拥有大学生人数	0.52
D3 文化设施	0.32	D3 – 1 人均公共图书馆藏书数	0.28
		D3 – 2 万人拥有剧场与影剧院数	0.30
		D3 – 3 万人拥有国际互联网用户数	0.42

根据文化健康评价指标体系及权重设置，各省份的文化健康指数得分及排名如表 10 所示。

表 10　各省份文化健康指数得分及排名

排名	省份	得分
1	北京	84.68
2	上海	75.62
3	天津	62.73
4	浙江	55.13
5	江苏	52.82
6	广东	49.44
7	福建	47.45
8	陕西	46.59
9	辽宁	46.25

排名	省份	得分
10	湖北	45.82
11	宁夏	44.41
12	重庆	43.88
13	吉林	42.66
14	山西	41.99
15	黑龙江	40.39
16	山东	39.80
17	内蒙古	39.04
18	江西	39.01
19	海南	38.99
20	安徽	38.53
21	甘肃	37.27
22	西藏	36.42
23	河北	35.76
24	四川	35.65
25	河南	35.47
26	贵州	35.28
27	湖南	34.95
28	广西	34.36
29	新疆	34.24
30	青海	33.86
31	云南	31.05
平均得分	—	43.86

从表 10 可以看到，文化健康指数得分排名前 5 的省份为北京、上海、天津、浙江和江苏，其得分分别为 84.68 分、75.62 分、62.73 分、55.13 分和 52.82 分，其中北京和江苏相差 31.86 分。排名靠后的地区分别是湖南、广西、新疆、青海和云南，其得分分别为 34.95 分、34.36 分、34.24 分、33.86 分和 31.05 分，排名第 1 的北京和排名最后的云南相差 53.63 分，说明文化健康方面各地差距较为明显。总体来看，文化健康指数的地区平均得分为 43.86 分，有 12 个省份得分超过平均值。

而各省份文化健康指标得分的范围分布情况如图 5 所示。

从图 5 中可以看到，有 51.61% 的省份文化健康指数得分在 30~40 分，32.26% 的省份得分集中在 40~50 分，可见文化健康指数大多处于较低的水平。总体来看，

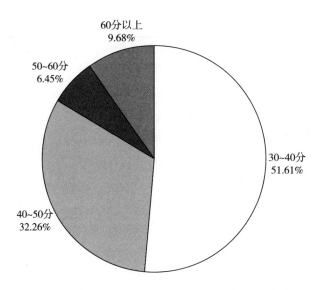

图5 各省份城市健康生活文化健康指数得分分布情况

文化健康指数的总体水平同样偏低，北京在文化健康方面远远领先于其他地区，而且排名靠前的地区和靠后的地区在文化健康水平上存在较显著的断层现象。

六 城市健康生活人口发展
指数评价

表11 人口发展评价指标体系及权重设置

二级指标	权重	三级指标	权重
E1 人口信息	0.46	E1-1 人均预期寿命	0.56
		E1-2 总抚养比	0.44
E2 人口健康	0.54	E2-1 孕妇死亡率	0.40
		E2-2 传染病发病率	0.60

根据人口发展指标评价体系及权重设置，各地区的人口发展指数得分及排名如表12所示。

表12　各省份人口发展指数得分及排名

排名	省份	得分
1	天津	84.96
2	北京	84.46
3	上海	83.41
4	江苏	82.66
5	吉林	81.30
6	黑龙江	80.42
7	浙江	80.10
8	辽宁	79.23
9	山东	78.81
10	陕西	77.66
11	内蒙古	75.88
12	山西	75.75
13	河北	75.14
14	甘肃	74.00
15	湖北	73.75
16	安徽	73.68
17	河南	73.32
18	四川	73.25
19	广东	72.80
20	福建	72.60
21	宁夏	72.42
22	云南	71.77
23	江西	71.48
24	湖南	70.73
25	重庆	70.42
26	广西	69.36
27	海南	67.83
28	贵州	65.39
29	青海	58.33
30	西藏	48.07
31	新疆	47.04
平均得分	—	73.10

从表12可以看到，人口发展指数得分排名前5的省份是天津、北京、上海、江苏和吉林，其得分分别为84.96分、84.46分、83.41分、82.66分和81.30分。排名靠后的省份有海南、贵州、青海、西藏和新疆，得分分别为67.83分、65.39分、58.33分、48.07分和47.04分，排名第1的天津和排名

最后的新疆相差 37.92 分，说明各地之间人口发展方面还是存在一定差距的。总体来看，人口发展指数的各省份平均得分为 73.10 分，有 18 个省份得分位于平均值之上，人口发展整体水平较好。各省份得分的范围分布情况如图 6 所示。

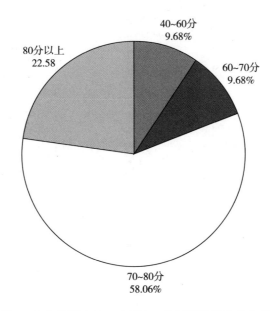

图 6　各省份城市健康生活人口发展指数得分分布情况

如图 6 所示，90.32% 的省份人口发展指数得分超过 60，其中 70 分以上的达 80.64%，有 22.58% 的省份人口发展指数超过 80，相对来说，人口发展指数大多省份处于较高的水平。总体来看，各地区在人口发展方面差距不大，大多数省份在人口发展相关指标上的表现较好。

七　城市健康生活医疗卫生指数评价

表 13　医疗卫生评价指标体系及权重设置

二级指标	权重	三级指标	权重
F1 医疗资源	0.67	F1-1 万人医院数	0.23
		F1-2 每千人拥有医院床位	0.24
		F1-3 每千人拥有执业医师	0.24

二级指标	权重	三级指标	权重
F1 医疗资源	0.67	F1 – 4 每千人拥有卫生技术人员	0.14
		F1 – 5 每千人拥有注册护士	0.15
F2 医疗投入	0.33	F2 – 1 人均医疗保健支出	0.55
		F2 – 2 卫生事业经费占财政支出的比重	0.45

根据医疗卫生评价指标体系及权重设置，各省份的医疗卫生指数得分及排名如表 14 所示。

表14　各省份医疗卫生指数得分及排名

排名	省份	得分
1	北京	85.98
2	陕西	72.65
3	新疆	72.23
4	辽宁	69.86
5	山西	69.66
6	宁夏	69.39
7	上海	68.36
8	吉林	68.23
9	浙江	68.05
10	四川	67.91
11	青海	66.73
12	内蒙古	66.64
13	黑龙江	66.64
14	湖北	66.59
15	山东	65.31
16	江苏	65.05
17	重庆	64.87
18	贵州	64.25
19	河南	63.16
20	湖南	62.46
21	天津	61.94
22	河北	61.86
23	云南	61.82
24	海南	60.96
25	甘肃	58.24
26	福建	56.26
27	广西	55.51
28	广东	54.62

续表

排名	省份	得分
29	安徽	53. 32
30	江西	51. 12
31	西藏	50. 67
平均得分	—	64. 20

从表14可见，医疗卫生指数得分排名前5的省份是北京、陕西、新疆、辽宁和山西，其得分分别为85.98分、72.65分、72.23分、69.86分和69.66分。排名靠后的省份有广西、广东、安徽、江西和西藏，得分分别为55.51分、54.62分、53.32分、51.12分和50.67分，排名第1的北京和排名最后的西藏相差35.83分，各省份在医疗卫生上的表现存在较为明显差距。总体来看，医疗卫生指数的省份平均得分为64.20分，有18个省份得分超过平均值，说明医疗卫生总体表现较好。各省份得分的范围分布情况如图7所示：

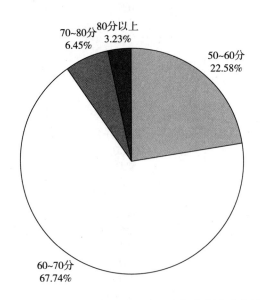

图7　各省份城市健康生活医疗卫生指数得分分布情况

如图7所示，有67.74%的省份医疗卫生指数得分在60～70分这个范围，60分以上的省份占所有省份的77.42%。总体来看，医疗卫生指数大多处于中高水平，且各个省份之间的医疗卫生得分差距相当较小，分布较为集中。

参考文献

[1] 赵瑾：《老年护理需求状况分析及老年护理人员的培养》，《中国医药指南》2018 年第 2 期，第 293～293 页。

[2] 王德陇：《创建健康和谐生活：遏制中国慢性病流行》，《中国卫生政策研究》2012 年第 2 期，第 29～29 页。

[3] 张秋蕾：《国务院印发〈国家环境保护"十二五"规划〉》，《造纸信息》2012 年第 1 期，第 85 页。

[4] Duhl. L. J. "The healthy city：Its function and its future," *Health Promotion International*，1986 年第 1 期，第 55～60 页。

[5] 陈柳钦：《健康城市建设及其发展趋势》，《中国市场》2010 年第 33 期，第 50～63 页。

[6] 陈钊娇、许亮文：《健康城市评估与指标体系研究》，《健康研究》2013 年第 1 期，第 5～9 页。

[7] 单卓然、张衔春、黄亚平：《健康城市系统双重属性：保障性与促进性》，《规划师》2012 年第 4 期，第 14～18 页。

[8] 任苒：《健康城市建设的新理念及其导向》，《医学与哲学》2012 年第 4 期，第 1～3 页。

[9] 唐燕、梁思思、郭磊贤：《通向"健康城市"的邻里规划——〈塑造邻里：为了地方健康和全球可持续性〉引介》，《国际城市规划》2014 年第 6 期，第 120～125 页。

[10] 许艳：《健全我国"健康城市"体育评价指标体系学理性研究》，集美大学硕士学位论文，2014。

[11] 于海宁、成刚、徐进、王海鹏、常捷、孟庆跃：《我国健康城市建设指标体系比较分析》，《中国卫生政策研究》2012 第 12 期，第 30～33 页。

B.9
城市健康生活年度指标比较分析

冷　松 执笔*

摘　要： 城市居民健康生活状况是一个动态的变化过程，对不同年度
健康生活指标进行比较分析至关重要，对于提高我国健康生
活质量具有重要意义。本报告着重对 2017 年、2018 年的城市
健康生活指标进行比较分析，从城市及省际角度分别对健康
生活综合指数及各个一级指标增长率的分析，反映了单个城
市及不同省份整体的健康生活指数变化情况，此外还对 113
个环保重点城市的健康生活指数增长率进行了深入分析，从
不同层面全面反映我国健康生活指数的变化。

关键词： 健康生活　增长率　综合指数

一　城市健康生活一级指标年度增长率比较分析

健康生活比较分析相关指标选取方面，2018 年健康生活评价一级指标同
2017 年一致，分别为：经济保障、公共服务、环境健康、文化健康、医疗卫
生共 5 个指标，其所包含的三级指标 2018 年同 2017 年一致，且各三级指标的
权重一致，更便于直接比较两年的增长率（见表 1）。

为了更科学、客观呈现健康生活评价比较分析结果，数据处理应遵循客观
性、一致性、科学性原则，所有相比较指标数据均为客观数据，且两年数据来源
一致。个别不可得数据按照其所在城市、省份往年数据变化规律客观计算得出。

---

* 冷松，硕士，扬州教育学院国际交流学院副教授，主要从事健康经济与金融领域的研究。

表1　城市健康生活年度比较分析指标体系

一级指标	权重	二级指标	权重	三级指标	权重
A 经济保障	0.220	A1 经济基础	0.543	A1－1 人均国内生产总值	0.250
				A1－2 人均可支配收入	0.410
				A1－3 人均储蓄年末余额	0.340
		A2 生活消费	0.457	A2－1 人均住房面积	0.280
				A2－2 人均生活用水量	0.170
				A2－3 人均生活用电量	0.130
				A2－4 人均煤气用量	0.090
				A2－5 人均液化石油气家庭用量	0.100
				A2－6 人均社会消费零售总额	0.230
B 公共服务	0.150	B1 社会保障	0.471	B1－1 城市养老保险覆盖率	0.335
				B1－2 城市医疗保险覆盖率	0.393
				B1－3 城市失业保险覆盖率	0.272
		B2 社会稳定	0.286	B2－1 城市登记失业率	0.448
				B2－2 在岗人均平均工资	0.552
		B3 基础设施	0.243	B3－1 人均拥有铺装道路面积	0.224
				B3－2 城市维护建设资金占 GDP 比重	0.259
				B3－3 每万人拥有公共汽车量	0.235
				B3－4 每万人地铁里程	0.141
				B3－5 每万人建成区面积	0.141
C 环境健康	0.183	C1 城市生态环境质量	0.427	C1－1 建成区绿化覆盖率	0.475
				C1－2 人均园林绿地面积	0.525
		C2 城市污染治理状况	0.324	C2－1 工业固体废物处置利用率	0.208
				C2－2 城市污水处理率	0.112
				C2－3 生活垃圾处理率	0.293
				C2－4 二氧化硫排放量	0.152
				C2－5 工业粉尘处理率	0.235
		C3 城市环境基础设施	0.249	C3－1 每万人拥有排水管道长度	1.000
D 文化健康	0.1	D1 文化投入	0.371	D1－1 人均科技经费支出	0.540
				D1－2 人均教育经费支出	0.460
		D2 教育水平	0.350	D2－2 万人拥有大学生人数	1.000
		D3 文化设施	0.279	D3－1 人均公共图书馆藏书数	0.280
				D3－2 万人拥有剧场与影剧院数	0.300
				D3－3 万人拥有国际互联网用户数	0.420

续表

一级指标	权重	二级指标	权重	三级指标	权重
E 医疗卫生	0.347	E1 医疗资源	0.629	E1-1 万人医院数	0.225
				E1-2 每千人拥有医院床位	0.275
				E1-3 每千人拥有执业医师	0.175
				E1-4 每千人拥有卫生技术人员	0.125
				E1-5 每千人拥有注册护士	0.200
		E2 医疗投入	0.371	E2-2 卫生事业经费占财政支出的比重	1.000

健康生活一级指标增长率通过一级指标评价得分计算。首先要对其三级指标原始数据进行标准化处理，然后使用标准化处理的数据进行线性加权计算，最后得出其三级指标得分总和即为一级指标得分。为了更科学体现两年比较分析结果，在此各一级指标下的三级指标均使用两年的数据即 289×2 个数据统一进行标准化处理，在此基础上分别得出其各三级指标两年的标准化数据，使用此数据分别进行两年的线性加权计算，得出其各三级指标两年的标准化得分，综合其各个三级指标线性加权得分总和，分别得出两年的一级指标最终得分，然后进行两年得分比较，得到一级指标增长率。具体公式如下。

$$\pi = \left(\frac{\theta_2 - \theta_1}{\theta_1} \right) \times 100\%$$

其中，θ_2 为 2018 年一级指标得分，θ_1 为 2017 年一级指标得分。π 为增长率。

健康生活综合指数增长率计算，在健康生活一级指标增长率计算的基础上，得到 5 个一级指标经济保障、公共服务、健康生活、文化生活、医疗卫生两年的得分，之后通过对 5 个一级指标得分的线性加权计算，得出两年健康生活综合指数得分，再通过两年健康生活综合指数得分比较得出健康生活综合指数增长率。

（一）经济保障年度增长率比较分析

健康生活评价一级指标经济保障年度增长率比较分析使用人均国内生产总值、人均储蓄年末余额、人均可支配收入、人均住房面积、人均生活用水量、人均生活用电量、人均液化石油气家庭用量、人均煤气用量、人均社会消费零售总额共 9 个三级指标。2017 年、2018 年两年数据均来源于该年度的《中国城市统计年鉴》。为了进一步分析经济保障指数年度变化情况，根据 289 个地级及以上城市健康生活经济保障指数年度增长率及排名，将其分为经济保障年度增长率 50 强城市及其他城市，具体情况如表 2、表 3 所示。

表 2　经济保障指数年度增长率 50 强城市

排名	城市	省份	增长率（%）
1	内江市	四川省	46.78
2	通辽市	内蒙古自治区	44.61
3	商洛市	陕西省	39.69
4	赤峰市	内蒙古自治区	39.34
5	乌兰察布市	内蒙古自治区	34.77
6	吕梁市	山西省	34.67
7	西宁市	青海省	33.99
8	武威市	甘肃省	30.31
9	拉萨市	西藏自治区	29.92
10	十堰市	湖北省	29.20
11	巴彦淖尔市	内蒙古自治区	25.82
12	绥化市	黑龙江省	24.89
13	巴中市	四川省	24.86
14	海东市	青海省	24.80
15	宿迁市	江苏省	23.78
16	黑河市	黑龙江省	23.49
17	乌海市	内蒙古自治区	23.48
18	克拉玛依市	新疆维吾尔自治区	23.44
19	广安市	四川省	23.35
20	淮安市	江苏省	23.23
21	江门市	广东省	22.79
22	黄冈市	湖北省	22.71
23	中山市	广东省	22.71
24	六盘水市	贵州省	22.40
25	定西市	甘肃省	22.28

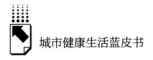
续表

排名	城市	省份	增长率(%)
26	珠海市	广东省	22.00
27	三亚市	海南省	21.84
28	阳江市	广东省	21.83
29	晋中市	山西省	21.79
30	普洱市	云南省	21.18
31	孝感市	湖北省	21.14
32	怀化市	湖南省	21.11
33	崇左市	广西壮族自治区	21.03
34	吉安市	江西省	20.62
35	宜春市	江西省	20.37
36	达州市	四川省	20.23
37	中卫市	宁夏回族自治区	19.97
38	庆阳市	甘肃省	19.77
39	临沧市	云南省	19.66
40	忻州市	山西省	19.66
41	广元市	四川省	19.36
42	陇南市	甘肃省	19.33
43	商丘市	河南省	19.26
44	遂宁市	四川省	18.97
45	盐城市	江苏省	18.92
46	长治市	山西省	18.87
47	佛山市	广东省	18.48
48	榆林市	陕西省	18.32
49	毕节市	贵州省	18.32
50	保山市	云南省	18.25
平均增长率	—	—	24.35

从评价结果来看，经济保障年度增长率50强城市增长率均为正，经济保障指数较2017年有较明显上升。经济保障指数增长率排名前50的城市平均增长率为24.35%，而有14个城市的经济增长率超过平均增长率，所占比例为28%。从具体的数据来看，排在前5位的城市分别是内江市、通辽市、商洛市、赤峰市和乌兰察布市，其增长率依次为46.78%、44.61%、39.69%、

39.34%和34.77%，其中排名第1的内江市比第2的通辽市高2.17个百分点，比第5的乌兰察布市高12.01个百分点，说明经济保障增长率较高的城市之间差距并不大，而其余城市之间增长率差距则更小。可见，在经济保障增长率50强的城市中，2018年经济保障指数较2017年在平均24.35%的增长幅度下平稳快速上升。

表3 经济保障指数年度增长率其他城市

排名	城市	省份	增长率(%)
51	鹰潭市	江西省	18.18
52	安顺市	贵州省	18.14
53	张掖市	甘肃省	18.05
54	泰州市	江苏省	17.98
55	吴忠市	宁夏回族自治区	17.97
56	铁岭市	辽宁省	17.83
57	临汾市	山西省	17.80
58	抚州市	江西省	17.79
59	亳州市	安徽省	17.64
60	永州市	湖南省	17.41
61	金华市	浙江省	17.31
62	河池市	广西壮族自治区	17.30
63	上饶市	江西省	17.28
64	运城市	山西省	17.25
65	邵阳市	湖南省	17.08
66	阜阳市	安徽省	16.99
67	南平市	福建省	16.93
68	鹤岗市	黑龙江省	16.84
69	丹东市	辽宁省	16.82
70	宁德市	福建省	16.81
71	赣州市	江西省	16.80
72	牡丹江市	黑龙江省	16.50
73	郴州市	湖南省	16.47
74	连云港市	江苏省	16.43
75	天水市	甘肃省	16.41
76	周口市	河南省	16.40

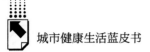
续表

排名	城市	省份	增长率（%）
77	葫芦岛市	辽宁省	16.23
78	百色市	广西壮族自治区	16.21
79	咸宁市	湖北省	15.87
80	固原市	宁夏回族自治区	15.67
81	白城市	吉林省	15.66
82	丽水市	浙江省	15.62
83	自贡市	四川省	15.61
84	石嘴山市	宁夏回族自治区	15.51
85	驻马店市	河南省	15.49
86	酒泉市	甘肃省	15.49
87	衢州市	浙江省	15.29
88	鄂尔多斯市	内蒙古自治区	15.10
89	徐州市	江苏省	15.09
90	廊坊市	河北省	14.93
91	金昌市	甘肃省	14.87
92	北京市	北京市	14.81
93	南通市	江苏省	14.65
94	伊春市	黑龙江省	14.64
95	濮阳市	河南省	14.64
96	扬州市	江苏省	14.34
97	襄阳市	湖北省	14.21
98	湖州市	浙江省	14.20
99	来宾市	广西壮族自治区	14.07
100	张家界市	湖南省	14.03
101	六安市	安徽省	13.81
102	台州市	浙江省	13.71
103	安庆市	安徽省	13.55
104	湛江市	广东省	13.47
105	昭通市	云南省	13.40
106	宣城市	安徽省	13.35
107	朔州市	山西省	13.34
108	益阳市	湖南省	13.33
109	贵港市	广西壮族自治区	13.30
110	池州市	安徽省	13.27
111	宜昌市	湖北省	13.19

排名	城市	省份	增长率(%)
112	荆州市	湖北省	13.18
113	雅安市	四川省	13.14
114	呼和浩特市	内蒙古自治区	13.14
115	肇庆市	广东省	13.14
116	湘潭市	湖南省	13.09
117	南京市	江苏省	13.08
118	荆门市	湖北省	12.99
119	南充市	四川省	12.81
120	晋城市	山西省	12.78
121	莆田市	福建省	12.78
122	鄂州市	湖北省	12.77
123	漯河市	河南省	12.71
124	银川市	宁夏回族自治区	12.50
125	朝阳市	辽宁省	12.45
126	资阳市	四川省	12.44
127	丽江市	云南省	12.41
128	常州市	江苏省	12.40
129	宿州市	安徽省	12.32
130	常德市	湖南省	12.29
131	漳州市	福建省	12.22
132	镇江市	江苏省	12.17
133	信阳市	河南省	12.17
134	哈尔滨市	黑龙江省	12.12
135	泸州市	四川省	11.98
136	龙岩市	福建省	11.96
137	嘉兴市	浙江省	11.96
138	攀枝花市	四川省	11.74
139	新余市	江西省	11.70
140	海口市	海南省	11.59
141	四平市	吉林省	11.56
142	鸡西市	黑龙江省	11.54
143	三明市	福建省	11.54
144	钦州市	广西壮族自治区	11.41
145	白山市	吉林省	11.38
146	白银市	甘肃省	11.17

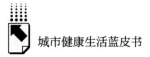
续表

排名	城市	省份	增长率(%)
147	蚌埠市	安徽省	11.15
148	无锡市	江苏省	11.09
149	萍乡市	江西省	11.09
150	安康市	陕西省	11.06
151	七台河市	黑龙江省	11.02
152	桂林市	广西壮族自治区	10.98
153	黄山市	安徽省	10.95
154	乐山市	四川省	10.93
155	呼伦贝尔市	内蒙古自治区	10.87
156	石家庄市	河北省	10.87
157	威海市	山东省	10.79
158	绍兴市	浙江省	10.78
159	眉山市	四川省	10.75
160	焦作市	河南省	10.63
161	佳木斯市	黑龙江省	10.57
162	嘉峪关市	甘肃省	10.57
163	新乡市	河南省	10.53
164	宜宾市	四川省	10.39
165	玉林市	广西壮族自治区	10.37
166	宁波市	浙江省	10.05
167	唐山市	河北省	9.90
168	安阳市	河南省	9.89
169	兰州市	甘肃省	9.83
170	苏州市	江苏省	9.75
171	太原市	山西省	9.70
172	防城港市	广西壮族自治区	9.62
173	淮北市	安徽省	9.62
174	舟山市	浙江省	9.55
175	大同市	山西省	9.48
176	揭阳市	广东省	9.47
177	重庆市	重庆市	9.38
178	上海市	上海市	9.37
179	汉中市	陕西省	9.26
180	景德镇市	江西省	9.14
181	平顶山市	河南省	9.13

续表

排名	城市	省份	增长率(%)
182	九江市	江西省	9.09
183	乌鲁木齐市	新疆维吾尔自治区	9.03
184	马鞍山市	安徽省	9.00
185	鹤壁市	河南省	8.97
186	辽阳市	辽宁省	8.93
187	衡阳市	湖南省	8.92
188	包头市	内蒙古自治区	8.88
189	昆明市	云南省	8.78
190	长春市	吉林省	8.59
191	松原市	吉林省	8.46
192	曲靖市	云南省	8.26
193	芜湖市	安徽省	8.23
194	杭州市	浙江省	8.22
195	洛阳市	河南省	8.18
196	清远市	广东省	8.10
197	滨州市	山东省	7.99
198	辽源市	吉林省	7.96
199	德阳市	四川省	7.96
200	南阳市	河南省	7.79
201	武汉市	湖北省	7.73
202	延安市	陕西省	7.69
203	温州市	浙江省	7.68
204	潍坊市	山东省	7.35
205	娄底市	湖南省	6.91
206	抚顺市	辽宁省	6.63
207	梧州市	广西壮族自治区	6.58
208	福州市	福建省	6.22
209	阳泉市	山西省	6.12
210	北海市	广西壮族自治区	6.12
211	天津市	天津市	6.03
212	滁州市	安徽省	5.95
213	淮南市	安徽省	5.89
214	成都市	四川省	5.85
215	长沙市	湖南省	5.84
216	泉州市	福建省	5.81

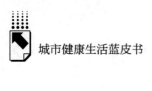

续表

排名	城市	省份	增长率(%)
217	合肥市	安徽省	5.46
218	通化市	吉林省	5.37
219	贺州市	广西壮族自治区	5.34
220	淄博市	山东省	5.27
221	黄石市	湖北省	5.21
222	烟台市	山东省	5.04
223	郑州市	河南省	4.93
224	东莞市	广东省	4.91
225	鞍山市	辽宁省	4.89
226	宝鸡市	陕西省	4.56
227	平凉市	甘肃省	4.32
228	青岛市	山东省	4.22
229	枣庄市	山东省	4.18
230	泰安市	山东省	4.16
231	渭南市	陕西省	3.83
232	河源市	广东省	3.82
233	广州市	广东省	3.71
234	厦门市	福建省	3.56
235	莱芜市	山东省	3.09
236	本溪市	辽宁省	3.00
237	岳阳市	湖南省	2.86
238	柳州市	广西壮族自治区	2.86
239	随州市	湖北省	2.71
240	铜川市	陕西省	2.59
241	潮州市	广东省	2.58
242	南昌市	江西省	2.39
243	沈阳市	辽宁省	2.12
244	咸阳市	陕西省	1.77
245	贵阳市	贵州省	1.66
246	日照市	山东省	1.66
247	双鸭山市	黑龙江省	1.64
248	吉林市	吉林省	1.60
249	锦州市	辽宁省	0.76
250	西安市	陕西省	0.69
251	绵阳市	四川省	0.68

续表

排名	城市	省份	增长率(%)
252	玉溪市	云南省	0.09
253	临沂市	山东省	− 0.01
254	惠州市	广东省	− 0.24
255	承德市	河北省	− 0.41
256	营口市	辽宁省	− 0.80
257	济南市	山东省	− 1.00
258	沧州市	河北省	− 1.64
259	株洲市	湖南省	− 1.79
260	秦皇岛市	河北省	− 1.97
261	聊城市	山东省	− 3.26
262	茂名市	广东省	− 3.58
263	东营市	山东省	− 3.86
264	德州市	山东省	− 4.09
265	南宁市	广西壮族自治区	− 4.39
266	大连市	辽宁省	− 4.52
267	菏泽市	山东省	− 4.57
268	阜新市	辽宁省	− 4.73
269	深圳市	广东省	− 4.89
270	云浮市	广东省	− 6.56
271	保定市	河北省	− 7.86
272	济宁市	山东省	− 7.87
273	衡水市	河北省	− 8.09
274	三门峡市	河南省	− 10.33
275	汕尾市	广东省	− 11.36
276	邯郸市	河北省	− 11.83
277	汕头市	广东省	− 11.84
278	盘锦市	辽宁省	− 11.88
279	铜仁市	贵州省	− 13.33
280	齐齐哈尔市	黑龙江省	− 13.59
281	梅州市	广东省	− 16.28
282	铜陵市	安徽省	− 16.29
283	大庆市	黑龙江省	− 16.49
284	韶关市	广东省	− 16.62
285	张家口市	河北省	− 17.43
286	开封市	河南省	− 20.92

排名	城市	省份	增长率(%)
287	许昌市	河南省	−23.46
288	遵义市	贵州省	−25.29
289	邢台市	河北省	−34.51
平均增长率	—	—	7.46

从其他城市的经济保障增长率来看，从第51名的鹰潭市到第289名的邢台市，共计239个城市，平均增长率为7.46%，排名相邻的不同城市之间的经济保障增长率水平差距不大，这反映出我国大部分城市2018年城市健康生活经济保障指数较2017年整体上升较为明显。其中，有153个城市增长率高于平均值，占比为64.02%，有202个城市增长率为正数，占比为84.52%。另外有37个城市增长率为负数，说明在整体2018年经济保障增长的情况下，尚有37个城市2018年经济保障指数较2017年有所下降，其中排名最后的遵义市和邢台市增长率最低，分别为−25.29%和−34.51%。

综合经济保障指数增长率来看，289个地级及以上城市健康生活经济保障指数年度平均增长率为10.38%，且增长率排名相邻的不同城市之间的经济保障增长率水平差距相对较小，2018年城市健康生活经济保障指数较2017年整体稳步上升。其中，有164个城市经济保障指数增长率高于平均增长率，占比为56.75%，另有252个城市增长率为正数，占比为87.20%，有37个城市增长率为负数，占比为12.80%，各城市之间健康生活经济保障指数增长率差距较小，总体而言，我国城市健康生活经济保障增长较稳定，整体发展水平仍存在较大的提升空间。

（二）公共服务年度增长率比较分析

健康生活评价一级指标公共服务年度增长率比较分析使用城市养老保险覆盖率、城市医疗保险覆盖率、城市失业保险覆盖率、城市登记失业率、在岗人均平均工资、人均拥有铺装道路面积、城市维护建设资金占GDP比重、每万人拥有公共汽车量、每万人地铁里程、每万人建成区面积共10个三级指标，两年数据均来源于当年的《中国城市统计年鉴》、各省市统计年鉴以及统计公报。为了进一步分析公共服务指数年度变化情况，根据289个地级及以上城市

健康生活公共服务指数年度增长率及排名，将其分为公共服务年度增长率50
强城市及其他城市，具体情况如表4、表5所示。

表4 公共服务指数年度增长率50强城市

排名	城市	所属省份	增长率（%）
1	吕梁市	山西省	62.68
2	遂宁市	四川省	51.54
3	怀化市	湖南省	37.58
4	六安市	安徽省	27.60
5	海东市	青海省	23.13
6	宜春市	江西省	21.80
7	临沧市	云南省	17.86
8	大同市	山西省	17.67
9	贺州市	广西壮族自治区	17.63
10	来宾市	广西壮族自治区	17.37
11	绥化市	黑龙江省	17.29
12	钦州市	广西壮族自治区	16.73
13	黑河市	黑龙江省	16.16
14	六盘水市	贵州省	15.61
15	昭通市	云南省	15.46
16	铜仁市	贵州省	14.55
17	潍坊市	山东省	14.28
18	西宁市	青海省	13.01
19	眉山市	四川省	12.69
20	自贡市	四川省	12.57
21	陇南市	甘肃省	12.37
22	吉安市	江西省	12.30
23	玉林市	广西壮族自治区	11.85
24	宣城市	安徽省	11.80
25	鹰潭市	江西省	10.91
26	贵阳市	贵州省	10.54
27	广安市	四川省	10.38
28	赤峰市	内蒙古自治区	10.29
29	阳泉市	山西省	10.18
30	鹤岗市	黑龙江省	9.99
31	赣州市	江西省	9.90

排名	城市	所属省份	增长率(%)
32	普洱市	云南省	9.77
33	池州市	安徽省	9.65
34	梧州市	广西壮族自治区	9.48
35	广元市	四川省	9.36
36	梅州市	广东省	9.30
37	防城港市	广西壮族自治区	9.18
38	张家界市	湖南省	9.15
39	资阳市	四川省	9.09
40	娄底市	湖南省	8.78
41	雅安市	四川省	8.75
42	安康市	陕西省	8.70
43	宜宾市	四川省	8.59
44	崇左市	广西壮族自治区	8.55
45	廊坊市	河北省	8.29
46	通辽市	内蒙古自治区	8.25
47	潮州市	广东省	8.07
48	中卫市	宁夏回族自治区	7.98
49	铁岭市	辽宁省	7.96
50	平凉市	甘肃省	7.91
平均增长率	—	—	14.61

从增长率结果来看，公共服务年度增长率前50强城市增长率均为正，除个别城市外增长较为平缓，2018年公共服务指数较2017年稳步上升。公共服务增长率排名前50强的城市的增长率平均增长率为14.61%，而有15个城市的公共服务增长率得分超过平均增长率，所占比例为30%。从具体增长率排名来看，排在前5位的城市分别为吕梁市、遂宁市、怀化市、六安市和海东市，其增长率依次是62.68%、51.54%、37.58%、27.60%和23.13%。公共服务增长率较高的城市相互之间存在较明显的差距，如增长率第1的吕梁市和第2的遂宁市，比增长率第3的怀化市分别高25.10个百分点和13.96个百分点，同时增长率第3的怀化市比第5的海东市高14.45个百分点，出现较明显的增长率差距。但总体来看，前50强城市的公共服务增长率相对比较平稳，2018年公共服务指数较2017年在平均14.61%的增长率下快速增长。

表5　公共服务年度增长率其他城市

排名	城市	所属省份	增长率（%）
51	遵义市	贵州省	7.88
52	天水市	甘肃省	7.86
53	安顺市	贵州省	7.80
54	商丘市	河南省	7.77
55	南充市	四川省	7.59
56	常德市	湖南省	7.34
57	清远市	广东省	7.33
58	亳州市	安徽省	7.30
59	吴忠市	宁夏回族自治区	7.25
60	丽水市	浙江省	7.25
61	固原市	宁夏回族自治区	7.23
62	上饶市	江西省	7.19
63	宿州市	安徽省	7.12
64	肇庆市	广东省	7.07
65	内江市	四川省	6.98
66	牡丹江市	黑龙江省	6.68
67	唐山市	河北省	6.49
68	毕节市	贵州省	6.36
69	黄冈市	湖北省	6.31
70	滁州市	安徽省	6.26
71	巴中市	四川省	6.17
72	河池市	广西壮族自治区	6.14
73	揭阳市	广东省	5.94
74	衢州市	浙江省	5.94
75	衡阳市	湖南省	5.81
76	龙岩市	福建省	5.75
77	商洛市	陕西省	5.74
78	聊城市	山东省	5.70
79	徐州市	江苏省	5.67
80	定西市	甘肃省	5.56
81	阳江市	广东省	5.42
82	保山市	云南省	5.35
83	淮南市	安徽省	5.24
84	阜阳市	安徽省	5.18

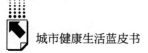

续表

排名	城市	所属省份	增长率(%)
85	益阳市	湖南省	5.17
86	临汾市	山西省	5.05
87	泸州市	四川省	4.91
88	邢台市	河北省	4.85
89	咸宁市	湖北省	4.83
90	达州市	四川省	4.70
91	临沂市	山东省	4.70
92	莱芜市	山东省	4.69
93	汉中市	陕西省	4.68
94	枣庄市	山东省	4.63
95	长治市	山西省	4.62
96	酒泉市	甘肃省	4.53
97	菏泽市	山东省	4.53
98	巴彦淖尔市	内蒙古自治区	4.51
99	宝鸡市	陕西省	4.43
100	北海市	广西壮族自治区	4.42
101	吉林市	吉林省	4.41
102	泰安市	山东省	4.40
103	四平市	吉林省	4.34
104	德州市	山东省	4.28
105	渭南市	陕西省	4.19
106	武威市	甘肃省	4.16
107	芜湖市	安徽省	4.10
108	黄山市	安徽省	4.07
109	汕头市	广东省	3.96
110	金华市	浙江省	3.90
111	丽江市	云南省	3.89
112	南昌市	江西省	3.77
113	通化市	吉林省	3.76
114	榆林市	陕西省	3.68
115	新余市	江西省	3.61
116	随州市	湖北省	3.61
117	常州市	江苏省	3.54
118	连云港市	江苏省	3.51
119	日照市	山东省	3.40

排名	城市	所属省份	增长率(%)
120	淮安市	江苏省	3.38
121	滨州市	山东省	3.38
122	萍乡市	江西省	3.36
123	乐山市	四川省	3.28
124	南阳市	河南省	3.24
125	汕尾市	广东省	3.20
126	宁德市	福建省	3.20
127	周口市	河南省	3.18
128	百色市	广西壮族自治区	3.16
129	驻马店市	河南省	3.14
130	德阳市	四川省	3.11
131	白城市	吉林省	3.05
132	安阳市	河南省	3.04
133	永州市	湖南省	2.95
134	莆田市	福建省	2.94
135	秦皇岛市	河北省	2.94
136	鹤壁市	河南省	2.93
137	南通市	江苏省	2.88
138	盐城市	江苏省	2.85
139	韶关市	广东省	2.82
140	信阳市	河南省	2.79
141	哈尔滨市	黑龙江省	2.71
142	鄂州市	湖北省	2.63
143	铜川市	陕西省	2.61
144	长沙市	湖南省	2.61
145	镇江市	江苏省	2.56
146	宿迁市	江苏省	2.54
147	台州市	浙江省	2.44
148	南平市	福建省	2.39
149	辽阳市	辽宁省	2.22
150	三亚市	海南省	2.22
151	洛阳市	河南省	2.22
152	重庆市	重庆市	2.07
153	昆明市	云南省	2.03
154	庆阳市	甘肃省	2.00

续表

排名	城市	所属省份	增长率(%)
155	曲靖市	云南省	1.95
156	杭州市	浙江省	1.57
157	贵港市	广西壮族自治区	1.55
158	郑州市	河南省	1.53
159	苏州市	江苏省	1.53
160	淄博市	山东省	1.47
161	延安市	陕西省	1.43
162	七台河市	黑龙江省	1.41
163	上海市	上海市	1.22
164	漯河市	河南省	1.07
165	襄阳市	湖北省	1.01
166	北京市	北京市	1.00
167	衡水市	河北省	0.99
168	邵阳市	湖南省	0.97
169	无锡市	江苏省	0.90
170	威海市	山东省	0.83
171	抚州市	江西省	0.82
172	南京市	江苏省	0.81
173	九江市	江西省	0.79
174	锦州市	辽宁省	0.71
175	蚌埠市	安徽省	0.68
176	泰州市	江苏省	0.61
177	桂林市	广西壮族自治区	0.52
178	湛江市	广东省	0.51
179	三明市	福建省	0.51
180	晋中市	山西省	0.39
181	湖州市	浙江省	0.28
182	温州市	浙江省	0.28
183	郴州市	湖南省	0.01
184	本溪市	辽宁省	-0.01
185	兰州市	甘肃省	-0.03
186	湘潭市	湖南省	-0.04
187	扬州市	江苏省	-0.09
188	漳州市	福建省	-0.16
189	孝感市	湖北省	-0.19

排名	城市	所属省份	增长率(%)
190	松原市	吉林省	- 0.22
191	长春市	吉林省	- 0.26
192	焦作市	河南省	- 0.33
193	河源市	广东省	- 0.46
194	乌海市	内蒙古自治区	- 0.48
195	咸阳市	陕西省	- 0.55
196	岳阳市	湖南省	- 0.57
197	黄石市	湖北省	- 0.61
198	绵阳市	四川省	- 0.66
199	佛山市	广东省	- 0.67
200	保定市	河北省	- 0.75
201	平顶山市	河南省	- 1.09
202	白银市	甘肃省	- 1.28
203	鞍山市	辽宁省	- 1.43
204	嘉兴市	浙江省	- 1.53
205	海口市	海南省	- 1.54
206	中山市	广东省	- 1.55
207	南宁市	广西壮族自治区	- 1.59
208	克拉玛依市	新疆维吾尔自治区	- 1.65
209	青岛市	山东省	- 1.70
210	舟山市	浙江省	- 1.75
211	福州市	福建省	- 1.75
212	营口市	辽宁省	- 1.95
213	珠海市	广东省	- 2.11
214	荆州市	湖北省	- 2.15
215	朔州市	山西省	- 2.26
216	呼伦贝尔市	内蒙古自治区	- 2.28
217	拉萨市	西藏自治区	- 2.37
218	嘉峪关市	甘肃省	- 2.41
219	济南市	山东省	- 2.54
220	新乡市	河南省	- 2.71
221	鸡西市	黑龙江省	- 2.77
222	江门市	广东省	- 2.80
223	宜昌市	湖北省	- 2.85
224	张家口市	河北省	- 2.98

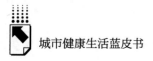
续表

排名	城市	所属省份	增长率(%)
225	惠州市	广东省	-3.00
226	深圳市	广东省	-3.03
227	乌鲁木齐市	新疆维吾尔自治区	-3.08
228	许昌市	河南省	-3.13
229	沈阳市	辽宁省	-3.57
230	忻州市	山西省	-3.59
231	淮北市	安徽省	-3.77
232	成都市	四川省	-3.91
233	石嘴山市	宁夏回族自治区	-3.94
234	丹东市	辽宁省	-3.98
235	东营市	山东省	-4.08
236	承德市	河北省	-4.19
237	泉州市	福建省	-4.26
238	武汉市	湖北省	-4.49
239	株洲市	湖南省	-4.56
240	广州市	广东省	-4.67
241	厦门市	福建省	-4.77
242	柳州市	广西壮族自治区	-5.07
243	太原市	山西省	-5.08
244	济宁市	山东省	-5.37
245	东莞市	广东省	-5.62
246	荆门市	湖北省	-5.67
247	晋城市	山西省	-5.70
248	三门峡市	河南省	-5.84
249	阜新市	辽宁省	-6.12
250	宁波市	浙江省	-6.59
251	天津市	天津市	-6.62
252	安庆市	安徽省	-6.82
253	辽源市	吉林省	-6.90
254	濮阳市	河南省	-6.96
255	绍兴市	浙江省	-7.34
256	云浮市	广东省	-7.36
257	抚顺市	辽宁省	-7.39
258	呼和浩特市	内蒙古自治区	-8.24
259	金昌市	甘肃省	-8.76

排名	城市	所属省份	增长率(%)
260	朝阳市	辽宁省	−9.31
261	白山市	吉林省	−9.35
262	包头市	内蒙古自治区	−9.46
263	景德镇市	江西省	−9.90
264	玉溪市	云南省	−10.08
265	佳木斯市	黑龙江省	−10.54
266	沧州市	河北省	−10.66
267	十堰市	湖北省	−10.84
268	铜陵市	安徽省	−10.85
269	齐齐哈尔市	黑龙江省	−11.08
270	大连市	辽宁省	−11.71
271	烟台市	山东省	−12.39
272	银川市	宁夏回族自治区	−13.28
273	双鸭山市	黑龙江省	−13.92
274	鄂尔多斯市	内蒙古自治区	−14.19
275	运城市	山西省	−15.62
276	大庆市	黑龙江省	−16.30
277	盘锦市	辽宁省	−16.41
278	马鞍山市	安徽省	−16.75
279	合肥市	安徽省	−16.90
280	邯郸市	河北省	−16.93
281	西安市	陕西省	−18.16
282	伊春市	黑龙江省	−20.10
283	葫芦岛市	辽宁省	−20.33
284	攀枝花市	四川省	−20.59
285	张掖市	甘肃省	−23.62
286	乌兰察布市	内蒙古自治区	−24.50
287	石家庄市	河北省	−26.16
288	开封市	河南省	−28.94
289	茂名市	广东省	−43.88
平均增长率	—	—	−0.98

从其他城市的得分增长率看,从第51名的遵义市到第289名的茂名市,共计239个城市,平均增长率为−0.98%,排名相邻的不同城市之间的公共服

务增长率差距总体不大，但平均来看 2018 年健康生活公共服务指数较 2017 年略有下降。另外，在 239 个城市中，有 150 个城市增长率高于平均增长率，占比为 62.76%，有 133 个城市的增长率为正数，占比为 55.65%。另外有 106 个城市 2018 年公共服务指数较 2017 年有所下降，其中排名最后的开封市和茂名市更是下降了 28.94% 和 43.88%。

从总体的评价结果来看，289 个地级及以上城市公共服务指数年度平均增长率为 1.72%，除个别城市外，排名相邻的不同城市之间的公共服务增长率水平差距相对较小，由此可见，我国 2018 年城市健康生活公共服务水平较 2017 年呈缓慢上升趋势。另外，有 155 个城市公共服务增长率高于平均增长率，占比为 53.63%，有 183 个城市公共服务增长率为正数，占比为 63.32%，有 106 个城市增长率为负数，占比为 36.68%。总体来看，我国健康生活公共服务增长较为平稳，公共服务水平整体上尚存在较大的提升空间。

（三）文化健康年度增长率比较分析

健康生活评价一级指标文化健康年度增长率比较分析使用人均科技经费支出、人均教育经费支出、万人拥有大学生人数、人均公共图书馆藏书数、万人拥有剧场与影剧院数、万人拥有国际互联网用户数共 6 个三级指标。两年数据均来源于当年的《中国城市统计年鉴》、各省份统计年鉴及统计公报。为了进一步分析文化健康指数年度变化情况，根据 289 个地级及以上城市健康生活文化健康指数年度增长率及排名，将其分为文化健康年度增长率 50 强城市及其他城市，具体情况如表 6、表 7 所示。

表 6 文化健康年度指数增长率 50 强城市

排名	城市	省份	增长率(%)
1	河池市	广西壮族自治区	181.21
2	北海市	广西壮族自治区	148.63
3	濮阳市	河南省	139.00
4	吉安市	江西省	119.47
5	松原市	吉林省	108.80
6	临沧市	云南省	108.66
7	毕节市	贵州省	108.47

续表

排名	城市	省份	增长率(%)
8	沧州市	河北省	106.33
9	泉州市	福建省	103.79
10	定西市	甘肃省	101.91
11	昭通市	云南省	93.97
12	南平市	福建省	93.45
13	德阳市	四川省	92.85
14	黑河市	黑龙江省	91.71
15	呼伦贝尔市	内蒙古自治区	89.67
16	陇南市	甘肃省	89.01
17	百色市	广西壮族自治区	86.30
18	朝阳市	辽宁省	79.49
19	汕尾市	广东省	78.59
20	曲靖市	云南省	78.25
21	普洱市	云南省	75.61
22	吕梁市	山西省	73.32
23	邵阳市	湖南省	73.00
24	河源市	广东省	71.81
25	金华市	浙江省	71.62
26	忻州市	山西省	70.56
27	赣州市	江西省	69.48
28	邢台市	河北省	69.00
29	上饶市	江西省	66.89
30	白银市	甘肃省	66.78
31	巴中市	四川省	66.70
32	宁德市	福建省	65.64
33	南昌市	江西省	65.38
34	晋城市	山西省	64.98
35	黄冈市	湖北省	62.04
36	宣城市	安徽省	61.49
37	嘉兴市	浙江省	60.85
38	渭南市	陕西省	60.39
39	清远市	广东省	59.50
40	铁岭市	辽宁省	59.27
41	平凉市	甘肃省	57.37
42	深圳市	广东省	56.33

续表

排名	城市	省份	增长率(%)
43	郴州市	湖南省	55.78
44	资阳市	四川省	55.66
45	咸宁市	湖北省	54.92
46	娄底市	湖南省	54.57
47	揭阳市	广东省	54.52
48	湘潭市	湖南省	54.38
49	巴彦淖尔市	内蒙古自治区	54.33
50	丽江市	云南省	54.07
平均增长率	—	—	79.72

从增长率结果来看，文化健康增长率排名50强的城市平均增长率为79.32%，说明在50强城市中，文化生活建设2018年较2017年取得快速进步，文化生活水平较大程度上得到改善。另外，有17个城市的文化健康指数增长率超过平均增长率，占比为34%，且50个城市增长率均为正数。从具体的数据来看，增长率排在前5位的城市分别是河池市、北海市、濮阳市、吉安市和松原市，其增长率分别为181.21%、148.63%、139.00%、119.47%和108.80%，文化健康指数增长率前5位的城市与平均增长率相差较大且与其他城市拉开差距，如增长率排名第1的河池市，排名第2的北海市与其相差32.58个百分点，排名第50的丽江市与其相差127.14个百分点，超过平均值101.49个百分点。由此可见，在文化健康增长率50强的城市中，各城市文化健康水平的增长存在较大差异，但各城市文化建设都取得较大进步。

表7 文化健康年度增长率其他城市

排名	城市	省份	增长率(%)
51	亳州市	安徽省	53.88
52	三明市	福建省	53.65
53	葫芦岛市	辽宁省	53.61
54	德州市	山东省	53.55
55	眉山市	四川省	53.31
56	六盘水市	贵州省	51.84
57	滁州市	安徽省	51.35

排名	城市	省份	增长率(%)
58	乌兰察布市	内蒙古自治区	51.22
59	信阳市	河南省	51.15
60	周口市	河南省	50.15
61	新乡市	河南省	49.51
62	运城市	山西省	49.41
63	鄂尔多斯市	内蒙古自治区	48.44
64	赤峰市	内蒙古自治区	48.31
65	桂林市	广西壮族自治区	48.23
66	宿州市	安徽省	47.62
67	来宾市	广西壮族自治区	47.55
68	永州市	湖南省	47.52
69	湛江市	广东省	47.41
70	南阳市	河南省	47.41
71	酒泉市	甘肃省	47.10
72	鸡西市	黑龙江省	46.98
73	白山市	吉林省	46.90
74	广安市	四川省	46.47
75	临汾市	山西省	45.90
76	阜阳市	安徽省	45.53
77	通化市	吉林省	45.42
78	达州市	四川省	45.26
79	广元市	四川省	44.95
80	聊城市	山东省	44.91
81	临沂市	山东省	44.73
82	郑州市	河南省	43.91
83	温州市	浙江省	43.67
84	本溪市	辽宁省	43.58
85	吴忠市	宁夏回族自治区	43.48
86	保山市	云南省	42.58
87	梧州市	广西壮族自治区	42.40
88	台州市	浙江省	42.06
89	通辽市	内蒙古自治区	42.01
90	宜宾市	四川省	41.86
91	阳江市	广东省	41.59
92	江门市	广东省	41.37

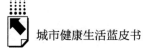

续表

排名	城市	省份	增长率（%）
93	安庆市	安徽省	40.99
94	福州市	福建省	40.92
95	驻马店市	河南省	40.74
96	抚州市	江西省	40.65
97	盐城市	江苏省	39.91
98	常德市	湖南省	39.54
99	鹰潭市	江西省	39.09
100	保定市	河北省	39.05
101	商丘市	河南省	38.94
102	乌海市	内蒙古自治区	38.88
103	宿迁市	江苏省	38.22
104	岳阳市	湖南省	37.63
105	承德市	河北省	37.55
106	张家界市	湖南省	37.02
107	钦州市	广西壮族自治区	36.70
108	宜昌市	湖北省	36.50
109	大庆市	黑龙江省	36.39
110	益阳市	湖南省	36.08
111	泸州市	四川省	35.83
112	荆门市	湖北省	35.54
113	随州市	湖北省	35.40
114	漳州市	福建省	35.39
115	七台河市	黑龙江省	35.23
116	榆林市	陕西省	34.83
117	马鞍山市	安徽省	34.51
118	孝感市	湖北省	34.51
119	泰安市	山东省	34.17
120	白城市	吉林省	33.88
121	滨州市	山东省	33.86
122	安阳市	河南省	33.50
123	济宁市	山东省	33.29
124	泰州市	江苏省	33.27
125	韶关市	广东省	32.98
126	遂宁市	四川省	32.89
127	玉林市	广西壮族自治区	32.87

排名	城市	省份	增长率(%)
128	四平市	吉林省	32.83
129	南通市	江苏省	32.51
130	玉溪市	云南省	32.47
131	丽水市	浙江省	32.44
132	南充市	四川省	32.34
133	内江市	四川省	31.77
134	株洲市	湖南省	31.76
135	辽源市	吉林省	31.67
136	惠州市	广东省	31.49
137	丹东市	辽宁省	31.15
138	朔州市	山西省	31.14
139	芜湖市	安徽省	30.63
140	九江市	江西省	30.61
141	鹤壁市	河南省	29.48
142	绥化市	黑龙江省	29.30
143	衡阳市	湖南省	29.26
144	宜春市	江西省	29.18
145	长治市	山西省	28.62
146	崇左市	广西壮族自治区	28.52
147	安顺市	贵州省	28.03
148	昆明市	云南省	27.68
149	中山市	广东省	27.31
150	平顶山市	河南省	27.27
151	宁波市	浙江省	27.24
152	衢州市	浙江省	26.88
153	湖州市	浙江省	26.78
154	萍乡市	江西省	26.25
155	贵港市	广西壮族自治区	26.24
156	呼和浩特市	内蒙古自治区	26.24
157	十堰市	湖北省	26.15
158	梅州市	广东省	26.04
159	营口市	辽宁省	25.66
160	鹤岗市	黑龙江省	25.63
161	烟台市	山东省	25.57
162	威海市	山东省	25.15

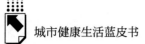
续表

排名	城市	省份	增长率(%)
163	绍兴市	浙江省	23.72
164	贺州市	广西壮族自治区	23.62
165	襄阳市	湖北省	23.59
166	黄山市	安徽省	23.36
167	徐州市	江苏省	23.36
168	龙岩市	福建省	23.07
169	伊春市	黑龙江省	22.55
170	苏州市	江苏省	22.26
171	洛阳市	河南省	21.73
172	廊坊市	河北省	21.28
173	枣庄市	山东省	21.27
174	防城港市	广西壮族自治区	21.20
175	茂名市	广东省	20.50
176	怀化市	湖南省	20.35
177	日照市	山东省	19.76
178	景德镇市	江西省	19.70
179	克拉玛依市	新疆维吾尔自治区	19.63
180	鞍山市	辽宁省	19.60
181	镇江市	江苏省	19.49
182	连云港市	江苏省	18.75
183	无锡市	江苏省	18.47
184	常州市	江苏省	18.42
185	鄂州市	湖北省	18.42
186	扬州市	江苏省	18.31
187	阳泉市	山西省	18.06
188	黄石市	湖北省	17.92
189	蚌埠市	安徽省	17.66
190	雅安市	四川省	17.47
191	池州市	安徽省	17.06
192	东莞市	广东省	16.70
193	佳木斯市	黑龙江省	16.48
194	漯河市	河南省	16.15
195	柳州市	广西壮族自治区	16.09
196	青岛市	山东省	16.06
197	菏泽市	山东省	16.03

排名	城市	省份	增长率(%)
198	莆田市	福建省	15.97
199	合肥市	安徽省	15.56
200	固原市	宁夏回族自治区	15.49
201	淮北市	安徽省	15.36
202	齐齐哈尔市	黑龙江省	15.20
203	唐山市	河北省	15.20
204	包头市	内蒙古自治区	14.80
205	成都市	四川省	14.18
206	舟山市	浙江省	14.14
207	荆州市	湖北省	13.65
208	大同市	山西省	13.33
209	淄博市	山东省	13.28
210	锦州市	辽宁省	13.25
211	宝鸡市	陕西省	13.10
212	吉林市	吉林省	12.82
213	自贡市	四川省	12.43
214	济南市	山东省	12.23
215	六安市	安徽省	11.68
216	阜新市	辽宁省	11.50
217	长春市	吉林省	10.90
218	乐山市	四川省	10.15
219	云浮市	广东省	9.52
220	长沙市	湖南省	8.86
221	莱芜市	山东省	8.84
222	潮州市	广东省	8.27
223	上海市	上海市	7.67
224	攀枝花市	四川省	7.59
225	潍坊市	山东省	7.50
226	新余市	江西省	6.86
227	淮南市	安徽省	6.76
228	三亚市	海南省	6.60
229	武汉市	湖北省	6.08
230	汕头市	广东省	5.40
231	石家庄市	河北省	5.00
232	南京市	江苏省	4.17

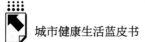
续表

排名	城市	省份	增长率(%)
233	秦皇岛市	河北省	4.14
234	肇庆市	广东省	3.67
235	淮安市	江苏省	3.35
236	三门峡市	河南省	3.31
237	广州市	广东省	3.18
238	杭州市	浙江省	3.04
239	牡丹江市	黑龙江省	2.19
240	北京市	北京市	2.19
241	大连市	辽宁省	1.74
242	珠海市	广东省	1.65
243	东营市	山东省	1.07
244	哈尔滨市	黑龙江省	1.06
245	天津市	天津市	- 0.71
246	厦门市	福建省	- 0.77
247	抚顺市	辽宁省	- 1.11
248	太原市	山西省	- 1.61
249	佛山市	广东省	- 1.85
250	武威市	甘肃省	- 1.90
251	石嘴山市	宁夏回族自治区	- 2.76
252	重庆市	重庆市	- 2.92
253	沈阳市	辽宁省	- 2.94
254	金昌市	甘肃省	- 3.28
255	铜川市	陕西省	- 3.43
256	中卫市	宁夏回族自治区	- 4.15
257	辽阳市	辽宁省	- 4.28
258	绵阳市	四川省	- 5.01
259	嘉峪关市	甘肃省	- 5.92
260	天水市	甘肃省	- 6.10
261	焦作市	河南省	- 6.60
262	安康市	陕西省	- 7.22
263	庆阳市	甘肃省	- 7.75
264	双鸭山市	黑龙江省	- 7.82
265	衡水市	河北省	- 8.80
266	南宁市	广西壮族自治区	- 9.29
267	海口市	海南省	- 9.83

排名	城市	省份	增长率(%)
268	盘锦市	辽宁省	-11.04
269	遵义市	贵州省	-13.01
270	延安市	陕西省	-19.34
271	汉中市	陕西省	-19.76
272	商洛市	陕西省	-19.83
273	邯郸市	河北省	-20.38
274	铜陵市	安徽省	-24.81
275	张掖市	甘肃省	-25.22
276	铜仁市	贵州省	-25.76
277	晋中市	山西省	-30.82
278	银川市	宁夏回族自治区	-34.77
279	开封市	河南省	-35.92
280	乌鲁木齐市	新疆维吾尔自治区	-36.13
281	拉萨市	西藏自治区	-40.61
282	西宁市	青海省	-42.52
283	海东市	青海省	-45.29
284	咸阳市	陕西省	-47.36
285	许昌市	河南省	-48.63
286	贵阳市	贵州省	-51.56
287	张家口市	河北省	-53.43
288	兰州市	甘肃省	-56.86
289	西安市	陕西省	-58.55
平均增长率	—	—	18.83

从其他城市的增长率情况来看，从第51名的亳州市到第289名的西安市，共计239个城市，平均增长率为18.83%，相邻城市之间文化健康增长率水平相差不大，但总体间存在较大差距。其中，有131个城市增长率高于平均值，占比为54.81%，有194个城市增长率均为正数，占比为81.17%，其余45个城市增长率为负数，占比18.83%，说明大部分地区文化建设方面取得不同程度的进步。

从总体的增长率情况来看，289个地级及以上城市文化健康指数年度平均增长率为29.36%，排名靠前的城市文化健康指数有较为明显的增长，但排名靠前和靠后的城市之间文化健康增长率差距较为悬殊。具体来看，有141个城市增长率高于平均增长率，占比为48.79%，有45个城市文化健康指数增长率为负数，占比为15.57%。总体上看，2018年我国城市健康生活中文化健康进步较快，但不同城市之间差距悬殊，部分城市文化健康建设力度仍有待加大。

（四）环境健康年度增长率比较分析

健康生活评价一级指标环境健康年度增长率比较分析使用建成区绿化覆盖率、人均园林绿地面积、工业固体废物处置利用率、城市污水处理率、生活垃圾处理率、二氧化硫排放量、工业粉尘处理率7个三级指标。两年数据均来源于当年的《中国城市统计年鉴》、各省份统计年鉴。为了进一步分析环境健康指数年度变化情况，根据289个地级及以上城市健康生活环境健康指数年度增长率及排名，将其分为环境健康年度增长率50强城市及其他城市，具体情况如表8、表9所示。

表8 环境健康年度增长率50强城市

排名	城市	所属省份	增长率（%）
1	白山市	吉林省	27.58
2	清远市	广东省	25.81
3	张掖市	甘肃省	24.94
4	嘉峪关市	甘肃省	22.94
5	平凉市	甘肃省	21.27
6	临沧市	云南省	19.71
7	三亚市	海南省	18.51
8	荆州市	湖北省	16.99
9	湛江市	广东省	15.97
10	六盘水市	贵州省	14.32
11	贵阳市	贵州省	14.29
12	忻州市	山西省	13.20
13	吴忠市	宁夏回族自治区	12.86
14	株洲市	湖南省	11.70
15	呼和浩特市	内蒙古自治区	10.96
16	烟台市	山东省	10.95
17	东莞市	广东省	10.02
18	拉萨市	西藏自治区	10.02
19	固原市	宁夏回族自治区	9.84
20	咸宁市	湖北省	9.69

续表

排名	城　市	所属省份	增长率(%)
21	银川市	宁夏回族自治区	9.63
22	来宾市	广西壮族自治区	9.24
23	呼伦贝尔市	内蒙古自治区	9.21
24	黄石市	湖北省	9.03
25	十堰市	湖北省	8.98
26	怀化市	湖南省	8.90
27	佳木斯市	黑龙江省	8.88
28	邵阳市	湖南省	8.60
29	廊坊市	河北省	8.50
30	兰州市	甘肃省	8.41
31	崇左市	广西壮族自治区	8.04
32	柳州市	广西壮族自治区	8.01
33	遂宁市	四川省	7.35
34	泰安市	山东省	7.08
35	三门峡市	河南省	6.51
36	吉林市	吉林省	6.30
37	平顶山市	河南省	6.21
38	防城港市	广西壮族自治区	6.19
39	朝阳市	辽宁省	6.13
40	商洛市	陕西省	6.11
41	揭阳市	广东省	6.04
42	赣州市	江西省	5.98
43	阜阳市	安徽省	5.79
44	安顺市	贵州省	5.78
45	益阳市	湖南省	5.71
46	宁波市	浙江省	5.71
47	百色市	广西壮族自治区	5.67
48	南平市	福建省	5.42
49	青岛市	山东省	5.12
50	钦州市	广西壮族自治区	4.99
平均增长率	—	—	10.70

从增长率情况来看，健康生活环境健康指数增长率排名前 50 的城市平均增长率为 10.70%，有 16 个城市的环境健康指数增长率超过平均增长率，所

占比例为 32%。具体来看，排名前 5 的白山市、清远市、张掖市、嘉峪关市和平凉市的增长率较高，依次为 27.58%、25.81%、24.94%、22.94% 和 21.27%，总体各城市之间的差距不大，排名第 1 的白山市仅比第 5 的平凉市领先 6.31 个百分点，相邻城市之间差距则更小，可见相较于 2017 年，环境健康指数增长率靠前的城市发展较快。

表 9 环境健康年度增长率其他城市排名

排名	城市	所属省份	增长率(%)
51	本溪市	辽宁省	4.88
52	娄底市	湖南省	4.80
53	白城市	吉林省	4.72
54	铜川市	陕西省	4.67
55	伊春市	黑龙江省	4.59
56	七台河市	黑龙江省	4.50
57	丽江市	云南省	4.49
58	焦作市	河南省	4.39
59	遵义市	贵州省	4.28
60	江门市	广东省	4.25
61	大同市	山西省	4.02
62	自贡市	四川省	3.98
63	武威市	甘肃省	3.95
64	榆林市	陕西省	3.94
65	泸州市	四川省	3.81
66	鄂尔多斯市	内蒙古自治区	3.77
67	临汾市	山西省	3.76
68	安阳市	河南省	3.67
69	四平市	吉林省	3.59
70	亳州市	安徽省	3.58
71	齐齐哈尔市	黑龙江省	3.47
72	潮州市	广东省	3.47
73	中山市	广东省	3.45
74	庆阳市	甘肃省	3.34
75	九江市	江西省	3.32
76	咸阳市	陕西省	3.29
77	芜湖市	安徽省	3.27

排名	城市	所属省份	增长率(%)
78	铜仁市	贵州省	3.22
79	宝鸡市	陕西省	3.17
80	承德市	河北省	3.09
81	南阳市	河南省	3.09
82	濮阳市	河南省	3.06
83	河池市	广西壮族自治区	3.06
84	济宁市	山东省	3.03
85	济南市	山东省	2.95
86	梧州市	广西壮族自治区	2.92
87	成都市	四川省	2.92
88	郑州市	河南省	2.91
89	安庆市	安徽省	2.91
90	福州市	福建省	2.69
91	长沙市	湖南省	2.61
92	孝感市	湖北省	2.58
93	丽水市	浙江省	2.49
94	蚌埠市	安徽省	2.48
95	泰州市	江苏省	2.46
96	通辽市	内蒙古自治区	2.45
97	宜昌市	湖北省	2.38
98	张家界市	湖南省	2.27
99	衡阳市	湖南省	2.23
100	晋中市	山西省	2.23
101	金华市	浙江省	2.17
102	舟山市	浙江省	2.15
103	锦州市	辽宁省	2.15
104	桂林市	广西壮族自治区	2.12
105	商丘市	河南省	2.12
106	汕头市	广东省	2.03
107	北京市	北京市	2.01
108	太原市	山西省	2.00
109	宿州市	安徽省	1.99
110	惠州市	广东省	1.96
111	金昌市	甘肃省	1.94
112	抚州市	江西省	1.85

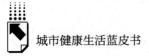
续表

排名	城市	所属省份	增长率(%)
113	白银市	甘肃省	1.85
114	郴州市	湖南省	1.83
115	洛阳市	河南省	1.82
116	南充市	四川省	1.70
117	秦皇岛市	河北省	1.67
118	马鞍山市	安徽省	1.66
119	广州市	广东省	1.66
120	鹤壁市	河南省	1.64
121	驻马店市	河南省	1.62
122	阳江市	广东省	1.61
123	嘉兴市	浙江省	1.53
124	河源市	广东省	1.51
125	佛山市	广东省	1.49
126	吕梁市	山西省	1.43
127	武汉市	湖北省	1.42
128	黄山市	安徽省	1.42
129	内江市	四川省	1.41
130	宿迁市	江苏省	1.40
131	连云港市	江苏省	1.39
132	潍坊市	山东省	1.36
133	阜新市	辽宁省	1.33
134	石家庄市	河北省	1.31
135	邢台市	河北省	1.30
136	漳州市	福建省	1.30
137	海东市	青海省	1.30
138	池州市	安徽省	1.27
139	扬州市	江苏省	1.24
140	淮北市	安徽省	1.23
141	乌海市	内蒙古自治区	1.20
142	常州市	江苏省	1.19
143	吉安市	江西省	1.19
144	湘潭市	湖南省	1.18
145	攀枝花市	四川省	1.15
146	上海市	上海市	1.12
147	绍兴市	浙江省	1.12

续表

排名	城市	所属省份	增长率(%)
148	葫芦岛市	辽宁省	1.11
149	南通市	江苏省	1.11
150	淄博市	山东省	1.06
151	牡丹江市	黑龙江省	0.99
152	赤峰市	内蒙古自治区	0.97
153	新余市	江西省	0.97
154	西宁市	青海省	0.94
155	台州市	浙江省	0.93
156	乌兰察布市	内蒙古自治区	0.91
157	莱芜市	山东省	0.87
158	湖州市	浙江省	0.83
159	保山市	云南省	0.82
160	南昌市	江西省	0.82
161	广元市	四川省	0.79
162	渭南市	陕西省	0.77
163	杭州市	浙江省	0.77
164	辽阳市	辽宁省	0.75
165	衢州市	浙江省	0.75
166	盐城市	江苏省	0.73
167	资阳市	四川省	0.69
168	三明市	福建省	0.68
169	莆田市	福建省	0.67
170	淮安市	江苏省	0.52
171	延安市	陕西省	0.52
172	鸡西市	黑龙江省	0.51
173	天津市	天津市	0.48
174	镇江市	江苏省	0.43
175	威海市	山东省	0.38
176	北海市	广西壮族自治区	0.35
177	枣庄市	山东省	0.32
178	南京市	江苏省	0.29
179	西安市	陕西省	0.18
180	淮南市	安徽省	0.16
181	黄冈市	湖北省	0.08
182	鹰潭市	江西省	0.05

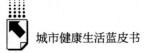
排名	城市	所属省份	增长率（%）
183	无锡市	江苏省	0.03
184	乌鲁木齐市	新疆维吾尔自治区	0.01
185	克拉玛依市	新疆维吾尔自治区	0.00
186	保定市	河北省	－0.02
187	宁德市	福建省	－0.02
188	陇南市	甘肃省	－0.10
189	乐山市	四川省	－0.10
190	普洱市	云南省	－0.14
191	徐州市	江苏省	－0.15
192	漯河市	河南省	－0.22
193	临沂市	山东省	－0.22
194	通化市	吉林省	－0.25
195	达州市	四川省	－0.25
196	梅州市	广东省	－0.27
197	日照市	山东省	－0.28
198	永州市	湖南省	－0.29
199	泉州市	福建省	－0.29
200	雅安市	四川省	－0.30
201	茂名市	广东省	－0.36
202	滁州市	安徽省	－0.36
203	重庆市	重庆市	－0.37
204	昆明市	云南省	－0.40
205	大连市	辽宁省	－0.50
206	松原市	吉林省	－0.52
207	贵港市	广西壮族自治区	－0.57
208	定西市	甘肃省	－0.61
209	景德镇市	江西省	－0.65
210	鞍山市	辽宁省	－0.67
211	天水市	甘肃省	－0.68
212	韶关市	广东省	－0.82
213	厦门市	福建省	－0.85
214	包头市	内蒙古自治区	－0.85
215	玉溪市	云南省	－0.90
216	德州市	山东省	－0.93
217	珠海市	广东省	－1.06

续表

排名	城市	所属省份	增长率(%)
218	常德市	湖南省	− 1. 13
219	哈尔滨市	黑龙江省	− 1. 14
220	岳阳市	湖南省	− 1. 15
221	荆门市	湖北省	− 1. 15
222	聊城市	山东省	− 1. 19
223	鄂州市	湖北省	− 1. 22
224	宣城市	安徽省	− 1. 32
225	汉中市	陕西省	− 1. 41
226	信阳市	河南省	− 1. 57
227	辽源市	吉林省	− 1. 64
228	大庆市	黑龙江省	− 1. 68
229	东营市	山东省	− 1. 73
230	绵阳市	四川省	− 1. 74
231	黑河市	黑龙江省	− 1. 74
232	襄阳市	湖北省	− 1. 79
233	龙岩市	福建省	− 1. 80
234	苏州市	江苏省	− 1. 81
235	南宁市	广西壮族自治区	− 1. 92
236	温州市	浙江省	− 1. 94
237	运城市	山西省	− 1. 96
238	合肥市	安徽省	− 2. 00
239	广安市	四川省	− 2. 13
240	新乡市	河南省	− 2. 20
241	萍乡市	江西省	− 2. 25
242	巴彦淖尔市	内蒙古自治区	− 2. 31
243	盘锦市	辽宁省	− 2. 33
244	玉林市	广西壮族自治区	− 2. 35
245	周口市	河南省	− 2. 72
246	酒泉市	甘肃省	− 3. 07
247	宜宾市	四川省	− 3. 10
248	肇庆市	广东省	− 3. 12
249	六安市	安徽省	− 3. 17
250	安康市	陕西省	− 3. 18
251	晋城市	山西省	− 3. 20
252	长春市	吉林省	− 3. 36

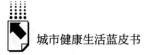

续表

排名	城市	所属省份	增长率(%)
253	曲靖市	云南省	− 3.46
254	海口市	海南省	− 3.46
255	铜陵市	安徽省	− 3.53
256	沧州市	河北省	− 3.63
257	张家口市	河北省	− 3.76
258	石嘴山市	宁夏回族自治区	− 3.78
259	阳泉市	山西省	− 3.88
260	眉山市	四川省	− 3.95
261	沈阳市	辽宁省	− 3.99
262	长治市	山西省	− 4.06
263	丹东市	辽宁省	− 4.50
264	德阳市	四川省	− 4.51
265	巴中市	四川省	− 4.86
266	抚顺市	辽宁省	− 4.90
267	宜春市	江西省	− 4.92
268	绥化市	黑龙江省	− 4.96
269	铁岭市	辽宁省	− 5.20
270	开封市	河南省	− 5.58
271	昭通市	云南省	− 5.80
272	菏泽市	山东省	− 5.87
273	许昌市	河南省	− 6.15
274	随州市	湖北省	− 6.44
275	营口市	辽宁省	− 6.95
276	邯郸市	河北省	− 7.24
277	上饶市	江西省	− 7.45
278	唐山市	河北省	− 7.58
279	朔州市	山西省	− 7.77
280	汕尾市	广东省	− 8.65
281	毕节市	贵州省	− 8.66
282	衡水市	河北省	− 10.30
283	中卫市	宁夏回族自治区	− 10.59
284	深圳市	广东省	− 11.06

排名	城市	所属省份	增长率（%）
285	鹤岗市	黑龙江省	-11.22
286	滨州市	山东省	-11.62
287	云浮市	广东省	-11.64
288	贺州市	广西壮族自治区	-18.41
289	双鸭山市	黑龙江省	-19.22
平均增长率	—	—	-0.32

从其他城市环境健康指数增长率情况看，从第 51 名的本溪市到第 289 名的双鸭山市，共计 239 个城市，平均增长率为 -0.32%，较 2017 年略有下降。在 239 个城市中，环境健康指数增长率高于 -0.32% 的城市共计 150 个，占比 62.76%，其中增长率为正的有 134 个，占 56.07%，增长率为负的有 104 个，占 43.51%，排名最后的贺州市和双鸭山市增长率分别为 -18.41% 和 -19.22%。

综合所有具体增长率情况来看，289 个城市健康生活环境健康指数年度平均增长率为 1.58%，排名相邻的城市之间环境健康指数增值率水平差距不显著，由此可见，2018 年我国环境健康指数较 2017 年有一定程度的提高。此外，有 122 个城市环境健康指数增长率高于平均增长率，占比为 42.21%，有 184 个城市的环境健康指数增长率为正数，占比 63.67%。总体而言，我国各城市健康生活环境建设取得一定成效，但个别城市环境健康水平仍有待提高。

（五）医疗卫生年度增长率比较分析

健康生活评价一级指标医疗卫生年度增长率比较分析使用万人医院数、每千人拥有医院床位、每千人拥有执业医生、每千人拥有卫生技术人员、每千人拥有注册护士、卫生事业经费占财政支出的比重共 6 个三级指标。两年数据均来源于当年的《中国城市统计年鉴》、各省市统计年鉴及统计公报。为了进一步分析医疗卫生指数年度变化情况，根据 289 个地级及以上城市健康生活医疗卫生指数年度增长率的得分及排名，将其分为医疗卫生年度增长率 50 强城市及其他城市，具体情况如表 10、表 11 所示。

表10　医疗卫生指数年度增长率50强城市

排名	城市	省份	增长率(%)
1	亳州市	安徽省	338.32
2	阜阳市	安徽省	241.31
3	宿州市	安徽省	227.97
4	宣城市	安徽省	201.18
5	六安市	安徽省	175.82
6	松原市	吉林省	153.90
7	滁州市	安徽省	153.80
8	池州市	安徽省	140.58
9	白城市	吉林省	124.11
10	安庆市	安徽省	119.90
11	白山市	吉林省	114.51
12	通化市	吉林省	96.97
13	黄山市	安徽省	95.11
14	石家庄市	河北省	94.15
15	呼伦贝尔市	内蒙古自治区	89.29
16	辽源市	吉林省	89.28
17	马鞍山市	安徽省	79.63
18	淮南市	安徽省	75.78
19	蚌埠市	安徽省	65.70
20	雅安市	四川省	64.13
21	芜湖市	安徽省	57.19
22	长春市	吉林省	55.99
23	珠海市	广东省	55.75
24	淮北市	安徽省	55.04
25	上海市	上海市	46.05
26	吕梁市	山西省	44.09
27	合肥市	安徽省	38.42
28	赤峰市	内蒙古自治区	37.70
29	抚顺市	辽宁省	35.93
30	惠州市	广东省	34.62
31	泸州市	四川省	31.23
32	铜陵市	安徽省	31.04
33	云浮市	广东省	28.71
34	佛山市	广东省	28.05

排名	城市	省份	增长率(%)
35	阜新市	辽宁省	27.65
36	克拉玛依市	新疆维吾尔自治区	27.04
37	宝鸡市	陕西省	26.81
38	辽阳市	辽宁省	26.21
39	九江市	江西省	26.07
40	三亚市	海南省	24.50
41	郑州市	河南省	23.44
42	拉萨市	西藏自治区	23.34
43	淄博市	山东省	22.65
44	景德镇市	江西省	21.64
45	焦作市	河南省	21.42
46	杭州市	浙江省	21.27
47	通辽市	内蒙古自治区	21.11
48	丹东市	辽宁省	20.77
49	河源市	广东省	20.14
50	朝阳市	辽宁省	19.43
平均增长率	—	—	73.89

从增长率情况来看，健康生活医疗卫生指数增长率排名前50强城市的平均增长率为73.89%，有18个城市的医疗卫生指数增长率高于平均增长率，所占比例为36%。健康生活医疗卫生指数年度增长率50强城市增长率均为正数且增长均较为明显。从具体数据来看，排在前5名的城市依次是亳州市、阜阳市、宿州市、宣城市和六安市，其增长率依次为338.32%、241.31%、227.97%、201.18%和175.82%，增长很大，其中排名第1的亳州市比排名第2的阜阳市高97.01个百分点，比第3的宿州市高110.35个百分点，排名第2的阜阳市比第3的宿州市高13.34个百分点，可见医疗卫生水平增长较快的城市之间增长率水平差距较大，出现较明显的断层。而在其他城市中医疗卫生增长率差距较小，总的来看50强城市中大部分城市医疗卫生指数呈快速增长趋势。

表11　医疗卫生年度增长率其他城市

排名	城市	省份	增长率(%)
51	呼和浩特市	内蒙古自治区	19.34
52	连云港市	江苏省	18.65
53	莱芜市	山东省	18.61
54	昆明市	云南省	18.29
55	深圳市	广东省	18.01
56	宿迁市	江苏省	17.54
57	咸宁市	湖北省	17.42
58	武汉市	湖北省	17.15
59	佳木斯市	黑龙江省	16.64
60	东莞市	广东省	16.61
61	临沧市	云南省	15.66
62	舟山市	浙江省	15.56
63	德阳市	四川省	15.46
64	中山市	广东省	15.42
65	淮安市	江苏省	15.41
66	大同市	山西省	15.38
67	吉安市	江西省	15.18
68	茂名市	广东省	14.99
69	萍乡市	江西省	14.85
70	新乡市	河南省	14.59
71	本溪市	辽宁省	14.55
72	鞍山市	辽宁省	14.19
73	普洱市	云南省	14.12
74	梅州市	广东省	14.01
75	乌兰察布市	内蒙古自治区	13.93
76	周口市	河南省	13.91
77	邵阳市	湖南省	13.86
78	包头市	内蒙古自治区	13.73
79	威海市	山东省	13.56
80	鹰潭市	江西省	13.33
81	青岛市	山东省	13.14
82	衢州市	浙江省	13.14
83	巴中市	四川省	13.12
84	平顶山市	河南省	12.97

续表

排名	城市	省份	增长率（%）
85	四平市	吉林省	12.96
86	台州市	浙江省	12.93
87	兰州市	甘肃省	12.90
88	十堰市	湖北省	12.86
89	盐城市	江苏省	12.80
90	湛江市	广东省	12.70
91	牡丹江市	黑龙江省	12.41
92	抚州市	江西省	12.30
93	吉林市	吉林省	11.94
94	无锡市	江苏省	11.80
95	吴忠市	宁夏回族自治区	11.65
96	防城港市	广西壮族自治区	11.62
97	南充市	四川省	11.59
98	怀化市	湖南省	11.38
99	渭南市	陕西省	11.34
100	株洲市	湖南省	11.33
101	南通市	江苏省	11.21
102	营口市	辽宁省	11.18
103	荆门市	湖北省	11.14
104	嘉峪关市	甘肃省	11.02
105	常州市	江苏省	10.90
106	苏州市	江苏省	10.66
107	沈阳市	辽宁省	10.61
108	泰安市	山东省	10.59
109	咸阳市	陕西省	10.58
110	绥化市	黑龙江省	10.42
111	太原市	山西省	10.34
112	绍兴市	浙江省	10.31
113	自贡市	四川省	10.30
114	江门市	广东省	9.91
115	岳阳市	湖南省	9.90
116	延安市	陕西省	9.89
117	海东市	青海省	9.88
118	西宁市	青海省	9.82
119	商洛市	陕西省	9.63

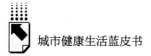

续表

排名	城市	省份	增长率(%)
120	张掖市	甘肃省	9.62
121	昭通市	云南省	9.61
122	扬州市	江苏省	9.52
123	洛阳市	河南省	9.48
124	赣州市	江西省	9.47
125	娄底市	湖南省	9.36
126	酒泉市	甘肃省	9.07
127	金昌市	甘肃省	8.87
128	日照市	山东省	8.86
129	达州市	四川省	8.67
130	安阳市	河南省	8.58
131	信阳市	河南省	8.56
132	郴州市	湖南省	8.49
133	滨州市	山东省	8.41
134	武威市	甘肃省	8.34
135	驻马店市	河南省	8.07
136	安康市	陕西省	7.78
137	天津市	天津市	7.75
138	银川市	宁夏回族自治区	7.73
139	商丘市	河南省	7.66
140	乐山市	四川省	7.65
141	巴彦淖尔市	内蒙古自治区	7.64
142	德州市	山东省	7.62
143	揭阳市	广东省	7.61
144	泰州市	江苏省	7.30
145	荆州市	湖北省	7.27
146	汕头市	广东省	7.27
147	铜川市	陕西省	7.26
148	中卫市	宁夏回族自治区	7.20
149	福州市	福建省	7.17
150	广州市	广东省	7.11
151	漳州市	福建省	7.10
152	柳州市	广西壮族自治区	6.99
153	西安市	陕西省	6.89
154	丽水市	浙江省	6.82

续表

排名	城市	省份	增长率(%)
155	南京市	江苏省	6.41
156	潮州市	广东省	6.39
157	烟台市	山东省	6.24
158	广元市	四川省	6.15
159	新余市	江西省	6.15
160	北京市	北京市	6.08
161	攀枝花市	四川省	6.04
162	永州市	湖南省	5.91
163	金华市	浙江省	5.91
164	湖州市	浙江省	5.83
165	襄阳市	湖北省	5.80
166	孝感市	湖北省	5.78
167	益阳市	湖南省	5.77
168	定西市	甘肃省	5.75
169	沧州市	河北省	5.64
170	贺州市	广西壮族自治区	5.53
171	南昌市	江西省	5.53
172	宁波市	浙江省	5.51
173	遂宁市	四川省	5.50
174	厦门市	福建省	5.49
175	长治市	山西省	5.45
176	铁岭市	辽宁省	5.42
177	菏泽市	山东省	5.34
178	庆阳市	甘肃省	5.20
179	常德市	湖南省	5.15
180	鄂州市	湖北省	5.13
181	镇江市	江苏省	5.03
182	葫芦岛市	辽宁省	4.96
183	宜昌市	湖北省	4.91
184	聊城市	山东省	4.86
185	朔州市	山西省	4.81
186	阳泉市	山西省	4.73
187	保山市	云南省	4.72
188	乌鲁木齐市	新疆维吾尔自治区	4.70
189	晋城市	山西省	4.55

续表

排名	城市	省份	增长率(%)
190	石嘴山市	宁夏回族自治区	4.55
191	宜春市	江西省	4.49
192	锦州市	辽宁省	4.47
193	湘潭市	湖南省	4.47
194	泉州市	福建省	4.36
195	重庆市	重庆市	4.29
196	承德市	河北省	4.19
197	长沙市	湖南省	4.07
198	眉山市	四川省	3.87
199	嘉兴市	浙江省	3.83
200	大连市	辽宁省	3.77
201	濮阳市	河南省	3.76
202	百色市	广西壮族自治区	3.73
203	张家界市	湖南省	3.62
204	伊春市	黑龙江省	3.62
205	鹤壁市	河南省	3.60
206	肇庆市	广东省	3.45
207	平凉市	甘肃省	3.44
208	枣庄市	山东省	3.43
209	汉中市	陕西省	3.39
210	广安市	四川省	3.22
211	徐州市	江苏省	3.15
212	黄石市	湖北省	2.90
213	温州市	浙江省	2.53
214	随州市	湖北省	2.30
215	东营市	山东省	2.07
216	绵阳市	四川省	2.06
217	临汾市	山西省	2.05
218	海口市	海南省	2.02
219	河池市	广西壮族自治区	1.98
220	宜宾市	四川省	1.89
221	潍坊市	山东省	1.77
222	三明市	福建省	1.76
223	廊坊市	河北省	1.65
224	陇南市	甘肃省	1.55

排名	城市	省份	增长率（%）
225	宁德市	福建省	1.41
226	天水市	甘肃省	1.38
227	白银市	甘肃省	1.28
228	哈尔滨市	黑龙江省	1.09
229	临沂市	山东省	0.88
230	南阳市	河南省	0.52
231	济南市	山东省	0.48
232	榆林市	陕西省	−0.99
233	玉溪市	云南省	−1.00
234	乌海市	内蒙古自治区	−1.05
235	内江市	四川省	−1.05
236	丽江市	云南省	−1.19
237	晋中市	山西省	−1.28
238	运城市	山西省	−1.37
239	双鸭山市	黑龙江省	−1.96
240	毕节市	贵州省	−2.27
241	唐山市	河北省	−2.30
242	衡阳市	湖南省	−2.53
243	贵阳市	贵州省	−2.94
244	盘锦市	辽宁省	−3.03
245	漯河市	河南省	−3.18
246	资阳市	四川省	−3.53
247	莆田市	福建省	−3.54
248	成都市	四川省	−4.46
249	邢台市	河北省	−4.83
250	清远市	广东省	−4.86
251	南平市	福建省	−5.12
252	黄冈市	湖北省	−5.32
253	齐齐哈尔市	黑龙江省	−5.36
254	安顺市	贵州省	−5.86
255	韶关市	广东省	−6.45
256	阳江市	广东省	−6.58
257	曲靖市	云南省	−6.66
258	鹤岗市	黑龙江省	−6.68
259	六盘水市	贵州省	−8.09

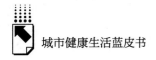
排名	城市	省份	增长率(%)
260	南宁市	广西壮族自治区	− 8.17
261	黑河市	黑龙江省	− 8.51
262	遵义市	贵州省	− 9.69
263	三门峡市	河南省	− 10.18
264	保定市	河北省	− 10.25
265	济宁市	山东省	− 10.38
266	龙岩市	福建省	− 10.53
267	固原市	宁夏回族自治区	− 11.32
268	汕尾市	广东省	− 11.47
269	张家口市	河北省	− 12.13
270	邯郸市	河北省	− 12.42
271	玉林市	广西壮族自治区	− 12.69
272	衡水市	河北省	− 13.14
273	铜仁市	贵州省	− 13.31
274	七台河市	黑龙江省	− 14.53
275	崇左市	广西壮族自治区	− 15.55
276	秦皇岛市	河北省	− 15.82
277	鄂尔多斯市	内蒙古自治区	− 16.31
278	许昌市	河南省	− 16.77
279	贵港市	广西壮族自治区	− 17.52
280	大庆市	黑龙江省	− 18.01
281	钦州市	广西壮族自治区	− 19.02
282	北海市	广西壮族自治区	− 20.73
283	梧州市	广西壮族自治区	− 20.81
284	开封市	河南省	− 20.95
285	上饶市	江西省	− 21.29
286	桂林市	广西壮族自治区	− 21.40
287	忻州市	山西省	− 27.58
288	鸡西市	黑龙江省	− 30.23
289	来宾市	广西壮族自治区	− 45.62
平均增长率	—	—	3.80

从其他城市医疗卫生增长率情况来看，从第 51 名的呼和浩特市到第 289 名的来宾市，共计 239 个城市，平均得分增长率为 3.8%，且排名相邻的城市之间医疗卫生增长率水平相差不大，这反映出 2018 年我国大部分城市健康生活医疗卫生指数较 2017 年有一定程度的增长。具体来看，239 个城市中有 149

个城市增长率高于平均增长率，占比为62.34%。此外这239个城市中有58个城市医疗卫生指数增长率为负数，占比为24.27%，说明总体上2018年我国城市医疗卫生指数都呈现增长趋势，医疗卫生事业建设稳步推进。

从总体的增长率情况看，289个地级城市健康生活医疗卫生指数年度平均增长率为15.93%，排名靠前的城市医疗卫生增长较为明显。除排名靠前城市外，相邻城市之间医疗卫生增长率差距较小。具体来看，有60个城市医疗卫生指数增长率高于平均增长率，占比为20.76%，有231个城市医疗卫生指数增长率为正数，占比为79.93%，58个城市医疗卫生指数增长率为负数，占比达20.07%，说明从全国范围来看各地之间医疗卫生指数增长有较为明显的差距。总体来看，2018年我国城市健康生活医疗卫生水平较2017年有较为明显的上升，整体医疗卫生建设取得一定进展，个别城市仍需加强在医疗卫生方面的投入。

二 城市健康生活综合指数年度增长率分析

通过对健康生活各一级指标赋予权重，利用线性加权法，得到289个城市的健康生活综合指数的两年得分，进一步计算健康生活综合指数增长率，并按得分高低得到289个城市的综合指数增长率排名，排名前50作为城市健康生活综合指数年度增长率50强城市，排名靠后的为其他城市，即51名至289名作为其他城市。在此基础上，将每个省的各个城市的增长率加总平均成省级增长率，对31个省份进行排名。最后将31个省份分成东部、中部、西部三个区域，加总平均，分区域进行排名。

表12　城市健康生活评价一级指标体系

	一级指标	权重
综合指数增长率	经济保障	0.220
	公共服务	0.150
	文化健康	0.100
	环境健康	0.183
	医疗卫生	0.347

（一）综合指数年度增长率50强城市排名及分析

我们根据289个地级及以上城市的健康生活综合指数年度增长率得分及排名，将其分为健康综合指数年度增长率50强城市及其他城市两个部分进行具体的分析，同时，比较了不同城市、不同省份及不同区域的差别，增长率50强城市的具体情况如表13所示。

表13　城市健康生活综合指数年度增长率50强城市

排名	城　　市	所属省份	增长率（%）
1	亳州市	安徽省	58.63
2	阜阳市	安徽省	54.45
3	宿州市	安徽省	50.02
4	白山市	吉林省	45.70
5	六安市	安徽省	45.12
6	宣城市	安徽省	41.42
7	白城市	吉林省	36.96
8	松原市	吉林省	36.89
9	滁州市	安徽省	34.43
10	呼伦贝尔市	内蒙古自治区	33.72
11	安庆市	安徽省	33.48
12	池州市	安徽省	33.31
13	吕梁市	山西省	32.52
14	通化市	吉林省	28.06
15	黄山市	安徽省	27.72
16	雅安市	四川省	26.40
17	辽源市	吉林省	24.66
18	淮南市	安徽省	24.06
19	石家庄市	河北省	22.88
20	蚌埠市	安徽省	22.68
21	赤峰市	内蒙古自治区	22.20
22	芜湖市	安徽省	20.79
23	临沧市	云南省	20.30
24	马鞍山市	安徽省	19.60
25	淮北市	安徽省	18.12
26	三亚市	海南省	17.92

排名	城　市	所属省份	增长率（%）
27	泸州市	四川省	17.42
28	长春市	吉林省	17.15
29	通辽市	内蒙古自治区	16.65
30	珠海市	广东省	15.99
31	吉安市	江西省	14.36
32	九江市	江西省	14.31
33	怀化市	湖南省	14.28
34	上海市	上海市	14.17
35	郑州市	河南省	13.83
36	呼和浩特市	内蒙古自治区	13.73
37	咸宁市	湖北省	13.70
38	湛江市	广东省	13.69
39	佛山市	广东省	13.61
40	克拉玛依市	新疆维吾尔自治区	13.48
41	惠州市	广东省	13.43
42	邵阳市	湖南省	13.41
43	拉萨市	西藏自治区	13.22
44	吴忠市	宁夏回族自治区	12.94
45	普洱市	云南省	12.88
46	赣州市	江西省	12.49
47	嘉峪关市	甘肃省	12.26
48	朝阳市	辽宁省	12.15
49	十堰市	湖北省	11.83
50	中山市	广东省	11.72
平均增长率	—	—	23.29

从评价结果来看，排名前50的城市健康生活综合指数年度平均增长率为23.29%，说明50强城市健康生活水平有明显的提高。增长率排在首位的是亳州市，其增长率为58.63%，第50名的中山市增长率为11.72%，两者之间相差46.91个百分点，由此可见，健康生活综合指数增长率排名前50城市之间存在较大差距。其中，有18个城市健康生活综合指数增长率超过平均增长率，占总数36%，排名前50的城市综合指数增长率均为正数。从具体排名来看，排名前5位的城市依次是亳州市、阜阳市、宿州市、白山市和六安市，其增长

率分别为 58.63%、54.45%、50.02%、45.70% 和 45.12%，增长较快，健康生活综合指数年度增长率在相邻城市之间差距不大，排名第 1 的亳州仅比第 2 的阜阳市高 4.18%，第 3 的宿州市比第 4 的白山市高 4.32%。另外，各省份 50 强城市中所占的份额各有不同，如图 1 所示。

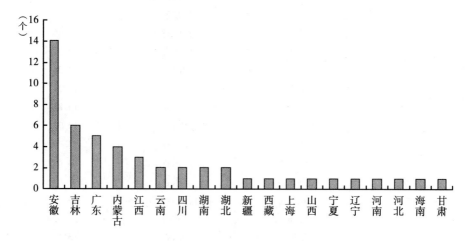

图 1　城市健康生活综合指数年度增长率 50 强城市的省份分布

从健康生活综合指数年度增长率 50 强城市的省份分布情况来看，安徽省拥有的位列 50 强的城市数量最多，其中包括排名第 1 的亳州市、排名第 2 的阜阳市、排名第 3 的宿州市、排名第 5 的六安等 14 个城市；吉林省拥有白山市、白城市和松原市等 6 个城市，其中排名最靠前的是排名第 4 的白山市，可见安徽省和吉林省在城市健康生活方面改善较为明显；其次是广东省，有包括第 30 名的珠海市等在内的 5 个城市；再次是分别有 4 个城市的内蒙古、3 个城市的江西省和 2 个城市的云南省、四川省、湖南省和湖北省，其排名最靠前的城市分别是第 31 名的吉安市、第 23 名的临沧市、第 16 名的雅安市和第 37 名的咸宁市；另外，新疆维吾尔自治区、西藏自治区、上海市、山西省、宁夏回族自治区、辽宁省、河南省、河北省、海南省和甘肃省等省份各占 1 个名额。而北京市、福建省、广西壮族自治区、贵州省、黑龙江省、青海省、山东省、陕西省、天津市、浙江省、江苏省、重庆市等 12 个省份未在 50 强城市中占有名额。最后，50 强城市的地区分布如表 14 所示。

表14　城市健康生活综合指数增长率50强城市的省份分布

地区分类	主要省份	代表城市	平均增长率(%)
东部	上海、辽宁、河北、海南、广东	上海市、石家庄市、三亚市、朝阳市等9个城市	15.06
中部	山西、江西、吉林、湖南、湖北、河南、安徽	亳州市、吕梁市、白山市、白城市等29个城市	28.07
西部	云南、新疆、西藏、四川、宁夏、内蒙古、甘肃	呼伦贝尔市、雅安市、临沧市、克拉玛依市等12个城市	17.93

　　从区域角度看，健康生活综合指数增长率排名50强的城市中，位于东部地区的城市有9个，占总数的18%，这9个城市的健康生活综合指数年度平均增长率为15.06%，低于50强城市健康生活综合指数年度平均增长率的23.30%，其中东部地区排名相对靠前的石家庄市、珠海市、三亚市等在总排名上亦不具有优势，说明东部地区50强城市在健康生活综合指数得分提高上与其他地区相比较慢。位于中部地区的城市有29个，占总数的58%，除了排名第10的城市属于西部地区外，其余排名前10的城市均属于中部地区，且中部地区健康生活综合指数年度平均增长率为28.07%，比50强城市平均增长率高4.78个百分点，比东部地区高13.01个百分点，在健康城市综合指数增长率的数量和质量上占有明显优势。位于西部地区的50强城市有12个，占总数的24%，平均增长率为17.93%，比50强城市平均增长率低5.36个百分点。由此可见，城市健康生活综合指数中部地区增长最为明显，东西部地区健康生活综合指数增长相对于中部地区较慢，但仍保持较为快速的增长，说明这些城市在城市健康生活建设方面取得了明显进步。

（二）综合指数年度增长率其他城市排名及分析

　　其他城市具体情况如表15所示。

表15　城市健康生活年度增长率其他城市排名

排名	城市	所属省份	增长率(%)
51	河源市	广东省	11.69
52	辽阳市	辽宁省	11.55
53	遂宁市	四川省	11.31

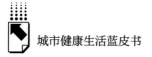
续表

排名	城市	所属省份	增长率(%)
54	商洛市	陕西省	11.26
55	焦作市	河南省	11.15
56	乌兰察布市	内蒙古自治区	10.90
57	德阳市	四川省	10.87
58	鹰潭市	江西省	10.79
59	宿迁市	江苏省	10.79
60	佳木斯市	黑龙江省	10.56
61	荆州市	湖北省	10.54
62	百色市	广西壮族自治区	10.48
63	大同市	山西省	10.41
64	周口市	河南省	10.21
65	平凉市	甘肃省	10.14
66	新乡市	河南省	10.14
67	合肥市	安徽省	10.12
68	连云港市	江苏省	10.08
69	四平市	吉林省	10.03
70	昆明市	云南省	10.00
71	宝鸡市	陕西省	9.96
72	淄博市	山东省	9.88
73	张掖市	甘肃省	9.68
74	娄底市	湖南省	9.62
75	平顶山市	河南省	9.53
76	淮安市	江苏省	9.48
77	自贡市	四川省	9.45
78	金华市	浙江省	9.42
79	盐城市	江苏省	9.36
80	防城港市	广西壮族自治区	9.35
81	丽水市	浙江省	9.22
82	泰安市	山东省	9.11
83	阜新市	辽宁省	9.05
84	南充市	四川省	9.05
85	江门市	广东省	8.88
86	牡丹江市	黑龙江省	8.84
87	抚顺市	辽宁省	8.81
88	丹东市	辽宁省	8.80

排名	城市	所属省份	增长率(%)
89	抚州市	江西省	8.76
90	西宁市	青海省	8.72
91	衢州市	浙江省	8.65
92	南通市	江苏省	8.58
93	台州市	浙江省	8.56
94	郴州市	湖南省	8.51
95	武威市	甘肃省	8.51
96	莱芜市	山东省	8.40
97	商丘市	河南省	8.37
98	景德镇市	江西省	8.32
99	东莞市	广东省	8.23
100	廊坊市	河北省	8.17
101	舟山市	浙江省	8.15
102	株洲市	湖南省	8.15
103	孝感市	湖北省	8.12
104	安阳市	河南省	8.12
105	杭州市	浙江省	8.10
106	河池市	广西壮族自治区	8.02
107	本溪市	辽宁省	8.00
108	巴中市	四川省	7.93
109	南昌市	江西省	7.92
110	揭阳市	广东省	7.89
111	泰州市	江苏省	7.83
112	绥化市	黑龙江省	7.83
113	达州市	四川省	7.82
114	黄冈市	湖北省	7.80
115	常州市	江苏省	7.76
116	武汉市	湖北省	7.75
117	驻马店市	河南省	7.74
118	湘潭市	湖南省	7.74
119	昭通市	云南省	7.68
120	萍乡市	江西省	7.68
121	漳州市	福建省	7.63
122	巴彦淖尔市	内蒙古自治区	7.56
123	定西市	甘肃省	7.50

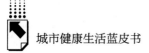
续表

排名	城市	所属省份	增长率(%)
124	云浮市	广东省	7.48
125	威海市	山东省	7.48
126	益阳市	湖南省	7.41
127	吉林市	吉林省	7.38
128	福州市	福建省	7.28
129	清远市	广东省	7.26
130	临汾市	山西省	7.25
131	濮阳市	河南省	7.22
132	广元市	四川省	7.19
133	青岛市	山东省	7.16
134	嘉兴市	浙江省	7.05
135	洛阳市	河南省	6.99
136	泉州市	福建省	6.95
137	扬州市	江苏省	6.75
138	信阳市	河南省	6.69
139	酒泉市	甘肃省	6.69
140	无锡市	江苏省	6.66
141	海东市	青海省	6.57
142	荆门市	湖北省	6.53
143	渭南市	陕西省	6.53
144	宜昌市	湖北省	6.47
145	内江市	四川省	6.39
146	苏州市	江苏省	6.29
147	烟台市	山东省	6.23
148	沧州市	河北省	6.22
149	三明市	福建省	6.18
150	鞍山市	辽宁省	6.16
151	陇南市	甘肃省	6.14
152	榆林市	陕西省	6.13
153	保山市	云南省	6.10
154	宁波市	浙江省	6.05
155	铁岭市	辽宁省	6.01
156	北京市	北京市	5.99
157	张家界市	湖南省	5.98
158	永州市	湖南省	5.96

续表

排名	城市	所属省份	增长率(%)
159	湖州市	浙江省	5.94
160	包头市	内蒙古自治区	5.91
161	长治市	山西省	5.86
162	绍兴市	浙江省	5.85
163	宜春市	江西省	5.79
164	镇江市	江苏省	5.73
165	黄石市	湖北省	5.73
166	岳阳市	湖南省	5.68
167	柳州市	广西壮族自治区	5.65
168	庆阳市	甘肃省	5.62
169	乐山市	四川省	5.58
170	六盘水市	贵州省	5.50
171	常德市	湖南省	5.48
172	丽江市	云南省	5.45
173	黑河市	黑龙江省	5.33
174	宁德市	福建省	5.33
175	南京市	江苏省	5.26
176	广安市	四川省	5.24
177	金昌市	甘肃省	5.24
178	潮州市	广东省	5.14
179	铜川市	陕西省	5.12
180	徐州市	江苏省	5.01
181	新余市	江西省	4.95
182	太原市	山西省	4.94
183	乌海市	内蒙古自治区	4.85
184	襄阳市	湖北省	4.78
185	梅州市	广东省	4.72
186	晋城市	山西省	4.56
187	长沙市	湖南省	4.40
188	日照市	山东省	4.40
189	南平市	福建省	4.32
190	鹤壁市	河南省	4.32
191	眉山市	四川省	4.23
192	温州市	浙江省	4.20
193	潍坊市	山东省	4.16

排名	城市	所属省份	增长率（%）
194	承德市	河北省	4.15
195	延安市	陕西省	4.13
196	鄂州市	湖北省	4.05
197	德州市	山东省	4.01
198	银川市	宁夏回族自治区	4.01
199	南阳市	河南省	3.87
200	白银市	甘肃省	3.75
201	阳泉市	山西省	3.58
202	兰州市	甘肃省	3.49
203	广州市	广东省	3.38
204	肇庆市	广东省	3.35
205	锦州市	辽宁省	3.28
206	宜宾市	四川省	3.28
207	安康市	陕西省	3.27
208	葫芦岛市	辽宁省	3.24
209	聊城市	山东省	3.19
210	衡阳市	湖南省	3.06
211	枣庄市	山东省	3.04
212	伊春市	黑龙江省	3.03
213	重庆市	重庆市	2.95
214	深圳市	广东省	2.92
215	安顺市	贵州省	2.79
216	天水市	甘肃省	2.74
217	天津市	天津市	2.71
218	石嘴山市	宁夏回族自治区	2.67
219	攀枝花市	四川省	2.67
220	哈尔滨市	黑龙江省	2.49
221	滨州市	山东省	2.38
222	中卫市	宁夏回族自治区	2.19
223	营口市	辽宁省	2.18
224	汕头市	广东省	2.17
225	固原市	宁夏回族自治区	2.09
226	汉中市	陕西省	2.08
227	沈阳市	辽宁省	1.98
228	临沂市	山东省	1.98

排名	城市	所属省份	增长率（%）
229	朔州市	山西省	1.62
230	崇左市	广西壮族自治区	1.52
231	阳江市	广东省	1.50
232	运城市	山西省	1.49
233	资阳市	四川省	1.45
234	济南市	山东省	1.39
235	厦门市	福建省	1.26
236	菏泽市	山东省	1.23
237	茂名市	广东省	1.16
238	莆田市	福建省	1.10
239	乌鲁木齐市	新疆维吾尔自治区	1.09
240	晋中市	山西省	0.94
241	海口市	海南省	0.90
242	铜陵市	安徽省	0.88
243	毕节市	贵州省	0.86
244	咸阳市	陕西省	0.78
245	成都市	四川省	0.68
246	随州市	湖北省	0.66
247	漯河市	河南省	0.50
248	鄂尔多斯市	内蒙古自治区	0.31
249	绵阳市	四川省	0.05
250	曲靖市	云南省	0.03
251	唐山市	河北省	− 0.14
252	贵阳市	贵州省	− 0.15
253	玉溪市	云南省	− 0.64
254	贺州市	广西壮族自治区	− 1.00
255	东营市	山东省	− 1.10
256	大连市	辽宁省	− 1.50
257	七台河市	黑龙江省	− 1.67
258	龙岩市	福建省	− 2.01
259	玉林市	广西壮族自治区	− 2.83
260	保定市	河北省	− 3.27
261	桂林市	广西壮族自治区	− 3.41
262	北海市	广西壮族自治区	− 3.43
263	鹤岗市	黑龙江省	− 3.43

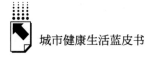
续表

排名	城市	所属省份	增长率(%)
264	钦州市	广西壮族自治区	-3.60
265	齐齐哈尔市	黑龙江省	-4.11
266	韶关市	广东省	-4.14
267	济宁市	山东省	-4.74
268	三门峡市	河南省	-5.02
269	邢台市	河北省	-5.05
270	忻州市	山西省	-5.05
271	西安市	陕西省	-5.12
272	南宁市	广西壮族自治区	-5.29
273	梧州市	广西壮族自治区	-5.71
274	秦皇岛市	河北省	-5.92
275	贵港市	广西壮族自治区	-6.47
276	盘锦市	辽宁省	-6.59
277	铜仁市	贵州省	-6.77
278	汕尾市	广东省	-7.02
279	遵义市	贵州省	-7.18
280	上饶市	江西省	-7.24
281	双鸭山市	黑龙江省	-9.04
282	衡水市	河北省	-9.96
283	邯郸市	河北省	-11.37
284	大庆市	黑龙江省	-11.86
285	张家口市	河北省	-11.98
286	鸡西市	黑龙江省	-12.16
287	来宾市	广西壮族自治区	-13.85
288	许昌市	河南省	-15.88
289	开封市	河南省	-19.14
平均增长率	—	—	4.05

从其他城市健康生活综合指数增长率情况看，从第 51 名的河源市到第 289 名的开封市，共计 239 个城市，平均增长率为 4.05%，排名相邻的不同城市之间的健康生活综合指数增长率相差不大，这说明我国大部分城市 2018 年健康生活综合指数增长率并不存在明显的"断层"。其次，有 146 个城市健康生活综合指数年度增长率高于平均增长率，占比为 61.09%，239 个城市中有 200 个城市综合指数增长率为正数，占比为 83.68%，说明 2018 年我国大部分

地区城市健康生活综合指数均有所提高。

从总体的增长率情况看，289 个地级及以上城市健康生活综合指数年度平均增长率为 7.38%，2018 年城市健康生活综合水平与 2017 年相比提高较快。排名靠前城市健康生活综合指数增长较为明显，其他顺序相邻不同城市之间的健康生活综合指数增长率差距不明显。其次，有 127 个城市的城市健康生活综合指数增长率高于平均增长率，占比为 43.94%，有 250 个城市增长率为正数，占比为 86.51%，其余 39 个城市健康生活综合指数增长率为负数，占比达 13.49%。总体上看，2018 我国大部分城市健康生活综合指数有不同程度提高，整体发展较快，但部分城市健康生活建设仍有待加强。

三 城市健康生活综合指数年度增长率省际及区域分析

（一）综合指数年度增长率省际排名及分析

为了解不同省份的健康生活综合指数年度增长水平，将同一省份各城市的健康生活综合指数增长率相加求平均值来反映各个省份的城市健康生活综合增长水平，各省份城市健康生活综合指数增长率及排名如表 16 所示。

表 16 我国 31 个省份健康生活综合指数增长率排名

排名	省份	增长率(%)
1	安徽	30.93
2	吉林	25.85
3	上海	14.17
4	西藏	13.22
5	内蒙古	12.87
6	海南	9.41
7	江西	8.01
8	云南	7.73
9	湖南	7.67
10	江苏	7.66
11	青海	7.65

排名	省份	增长率(%)
12	四川	7.61
13	浙江	7.38
14	湖北	7.33
15	新疆	7.29
16	甘肃	6.81
17	广东	6.34
18	山西	6.19
19	北京	5.99
20	辽宁	5.22
21	宁夏	4.78
22	陕西	4.41
23	福建	4.23
24	河南	4.04
25	山东	4.01
26	重庆	2.95
27	天津	2.71
28	黑龙江	-0.35
29	河北	-0.57
30	广西	-0.76
31	贵州	-0.83
平均增长率	—	7.42

为了更加清楚地分析各个城市的健康生活综合增长水平，将表16的评价结果画成条形图，如图2所示。

从图2中可以看到，2018年我国各省份健康生活综合指数平均增长率为7.42%，安徽健康生活综合指数增长率最高，达30.93%，其次是吉林和上海，分别为25.85%和14.17%，另有西藏和内蒙古的健康生活综合指数增长率在10%以上。更进一步看，安徽和吉林的健康生活综合指数平均增长率在20%以上；西藏和内蒙古健康生活综合指数平均增长率位于10%至20%之间；海南、江西和云南等15个省份健康生活综合指数平均增长率在5%至10%之间；宁夏、陕西和福建等7个省份健康生活综合指数平均增长率在0至5%之间；而黑龙江、河北、广西和贵州4个省份的健康生活综合指数增长率为负。总体来看，2018年除了个别省份外，大部分地区健康生活综合指数呈现不同程度的提高，健康生活建设工作成效显著，但个别地区健康生活建设工作仍有待加强。

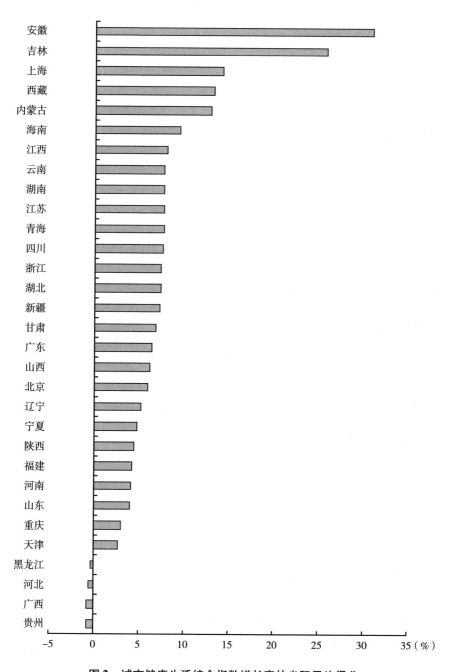

图2　城市健康生活综合指数增长率的省际平均得分

（二）综合指数年度增长率区域排名及分析

按照各个省份所处的区域，本部分将我国31个省份划分为了三个大区域，分别为东部地区、中部地区和西部地区。同样，根据这31个省份的所属区域，计算各个区域健康生活综合指数的平均增长率，并进行排序，如表17所示。

表17　我国东、中、西部地区城市健康生活综合指数平均增长率及排名

排名	区域	省份	综合增长率（%）
1	中部	安徽	11.21
		河南	
		黑龙江	
		湖北	
		湖南	
		吉林	
		江西	
		山西	
2	西部	甘肃	6.14
		广西	
		贵州	
		内蒙古	
		宁夏	
		青海	
		陕西	
		四川	
		西藏	
		新疆	
		云南	
3	东部	北京	6.05
		福建	
		广东	
		海南	
		河北	
		江苏	
		辽宁	
		山东	
		上海	
		天津	
		浙江	
		北京	
平均增长率	—	—	7.80

同样，为了更加清楚地分析三个区域文化健康的情况，将表 17 的评价排名结果画成柱状图，如图 3 所示。

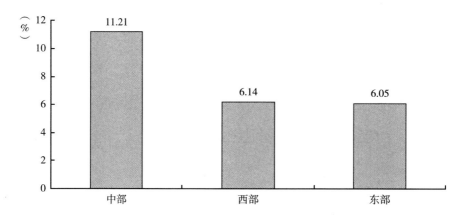

图3 我国东、中、西部地区城市健康生活综合指数平均增长率

由以上分析可知，全国健康生活综合指数增长率平均为 7.80%，三大区域增长率由高到低依次是中部、西部和东部，分别是 11.21%、6.14% 和 6.05%。根据结果来看，我国三大区域健康生活综合指数均有不同程度的提高，其中中部地区提高最多，东部和西部地区增长率相差不大，总体来看三大区域健康生活建设工作均卓有成效。

四 城市健康生活综合指数年度增长率深度分析

（一）指标年度增长率深度分析

综合经济保障指数、公共服务指数、环境健康指数、文化健康指数及医疗卫生服务指数的评价结果，我国城市健康生活综合水平稳步提升，大部分地区健康生活综合指数出现不同程度的提高，省级层面综合水平的提升出现不平衡。经济保障、公共服务、环境健康、文化健康和医疗卫生出现发展不均衡现象，文化健康取得了较为明显的增长，其次是医疗卫生和经济保障，均出现 10% 以上的增长。公共服务和环境健康亦小幅提升，增长率分别为 1.72% 和 1.58%。另外，从具体的增长率城市排名来看，综合指数增长最为明显的亳州市在医疗卫生方面增长率排名第 1，但在经济保障上增长率排名第 59，公共服务增长排名第 58，文化健康排名第 51，环境健康增长排名第 70，因此我们可以看到我国健康生活综合指数的提升并不是综合、全面的提升，各地区均存在某些"短板"，这是限制城市健康生活水平提升的重要原因。

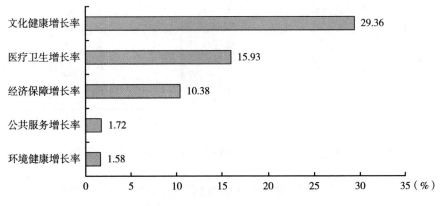

图 4　全国城市健康生活一级指标指数增长率均值

（二）指标年度增长率地区差异分析

根据二八定律，为了分析五个一级指标增长率的地区差距，先将 289 个城市的各指标增长率按照从低到高进行排序，然后通过计算前 20% 城市的该指标增长率总值占该指标增长率汇总值的百分比，得到该指标的地区差距系数。该系数越大，则说明地区差距越小，越小则反之。

表 18　城市健康生活一级指标年度增长率差距系数

评价目标	差距系数（%）	一级指标	差距系数（%）
健康生活综合指数年度增长率	11.64	经济保障	13.10
		公共服务	14.36
		环境健康	13.36
		文化生活	10.09
		医疗卫生	11.50

从表18中我们可以看到城市健康生活综合指数年度增长率差距系数为11.64%，地区增长水平差距较为显著。经济保障、公共服务、环境健康、文化健康和医疗卫生这五个指标也存在较为明显的差距。其中，公共服务的差距系数最大，达到14.36%，说明公共服务指数增长率的地区差距较小，加强公共基础设施建设、提升公共服务质量成为健康城市建设的共识。其次为环境健康和经济保障增长率差距系数，分别为13.36%和13.10%，两个差距系数相差不大。最后是文化生活和医疗卫生指数的增长率差异系数，分别为10.09%和11.50%，低于另外三个指标，差距系数相对较小，说明各地的文化生活和医疗卫生发展存在明显的差距，欠发达地区的城市居民在文化生活和医疗卫生上处于弱势，而医疗卫生指数增长率地区差距较大和医疗卫生指标较大的权重在很大程度上也导致健康生活综合指数年度增长率差距系数较小。

（三）综合指数年度增长率后50名城市排名及分析

与健康生活综合指数增长率排名50强城市相对应，健康生活综合指数增长率较低的后50个城市是从第240名的晋中市至排名第289名的开封市等，如表19所示。

表19　城市健康生活年度增长率后50名城市排名

排名	城市	所属省份	增长率（%）
240	晋中市	山西省	0.94
241	海口市	海南省	0.90
242	铜陵市	安徽省	0.88
243	毕节市	贵州省	0.86
244	咸阳市	陕西省	0.78
245	成都市	四川省	0.68
246	随州市	湖北省	0.66
247	漯河市	河南省	0.50
248	鄂尔多斯市	内蒙古自治区	0.31
249	绵阳市	四川省	0.05
250	曲靖市	云南省	0.03
251	唐山市	河北省	-0.14
252	贵阳市	贵州省	-0.15

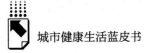

续表

排名	城市	所属省份	增长率（%）
253	玉溪市	云南省	− 0.64
254	贺州市	广西壮族自治区	− 1.00
255	东营市	山东省	− 1.10
256	大连市	辽宁省	− 1.50
257	七台河市	黑龙江省	− 1.67
258	龙岩市	福建省	− 2.01
259	玉林市	广西壮族自治区	− 2.83
260	保定市	河北省	− 3.27
261	桂林市	广西壮族自治区	− 3.41
262	北海市	广西壮族自治区	− 3.43
263	鹤岗市	黑龙江省	− 3.43
264	钦州市	广西壮族自治区	− 3.60
265	齐齐哈尔市	黑龙江省	− 4.11
266	韶关市	广东省	− 4.14
267	济宁市	山东省	− 4.74
268	三门峡市	河南省	− 5.02
269	邢台市	河北省	− 5.05
270	忻州市	山西省	− 5.05
271	西安市	陕西省	− 5.12
272	南宁市	广西壮族自治区	− 5.29
273	梧州市	广西壮族自治区	− 5.71
274	秦皇岛市	河北省	− 5.92
275	贵港市	广西壮族自治区	− 6.47
276	盘锦市	辽宁省	− 6.59
277	铜仁市	贵州省	− 6.77
278	汕尾市	广东省	− 7.02
279	遵义市	贵州省	− 7.18
280	上饶市	江西省	− 7.24
281	双鸭山市	黑龙江省	− 9.04
282	衡水市	河北省	− 9.96
283	邯郸市	河北省	− 11.37
284	大庆市	黑龙江省	− 11.86
285	张家口市	河北省	− 11.98
286	鸡西市	黑龙江省	− 12.16
287	来宾市	广西壮族自治区	− 13.85

排名	城市	所属省份	增长率(%)
288	许昌市	河南省	-15.88
289	开封市	河南省	-19.14
平均增长率	—	—	-4.57

从增长率排名情况看，排名后50的城市健康生活综合指数年度平均增长率为 -4.57%，2018年后50名城市健康生活水平有小幅度下降。其中27个城市的增长率高于平均增长率，23个城市的增长率低于平均增长率。另外，城市之间增长率差距不大，可见健康生活水平增长率靠后的城市间综合指数下降幅度差异较小。后50名城市的省份分布如图5。

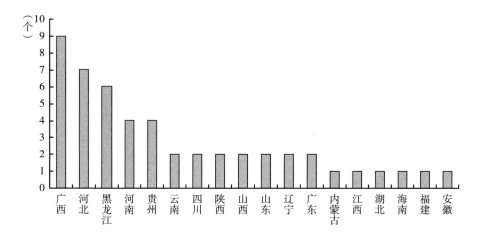

图5 城市健康生活评价后50名城市的省际分布

从城市健康生活综合指数年度增长率后50名城市的省份分布来看，广西壮族自治区拥有排名后50的城市数量最多，其中包括排名第287位的来宾市以及贵港市、梧州市、南宁市、钦州市、北海市、桂林市、玉林市和贺州市等9个城市。另外，河北省和黑龙江省分别拥有7个和6个城市，分别是河北省的唐山市、保定市、邢台市、秦皇岛市、衡水市、邯郸市和张家口市以及黑龙江省的七台河市、鹤岗市、齐齐哈尔市、双鸭山市、大庆市和鸡西市；河南省和贵州省各拥有4个城市，云南省、四川省、陕西省、山西省、山东省、辽宁省、广东省均拥有 2 个城市，内蒙古自治区、江西省、湖北省、海南省、福建省和安徽省均有 1 个城市。最后，后 50 名城市的地区分布如表 20 所示。

表 20　城市健康生活综合指数增长率后 50 名城市的地区分布

地区分类	主要省份	代表城市	平均增长率(%)
东部	山东省、辽宁省、河北省、海南省、广东省、福建省	汕尾市、龙岩市、海口市、唐山市等 15 个城市	-4.93
中部	山西省、江西省、湖北省、黑龙江省、河南省、安徽省	晋中市、上饶市、七台河市、漯河市等 15 个城市	-6.11
西部	云南省、四川省、陕西省、内蒙古自治区、贵州省、广西壮族自治区	玉溪市、成都市、西安市鄂尔多斯市等 20 个城市	-3.14

从区域角度看，健康生活综合指数增长率排名后 50 的城市中，位于东部地区的有 15 个，占总数的 30%，这 15 个城市的健康生活综合指数平均增长率为 -4.93%，低于后 50 名城市平均增长率 0.36 个百分点。位于中部地区的城市有 15 个，占总数的 30%，平均增长率为 -6.11%，而位于西部地区的城市有 20 个，占总数的 40%，平均增长率为 -3.14%。综合来看，东部和中部地区后 50 名城市数量最少，但其下降幅度相对较高，西部地区后 50 名城市数量较多，但下降幅度相对较小，同时三大区域下降幅度总体差距不大。综上所述，后 50 名城市健康生活综合指数有较为明显的下降，尤其是中部地区，健康生活水平发展空间较大，东、西部地区尚需加强其健康生活的协调发展。

五　环保重点城市健康生活增长率分析

（一）环保重点城市健康生活指标及权重

为计算环保重点城市相关指标得分增长情况，下文将以 113 个执行了新环境空气质量标准的环保重点城市作为评价对象，选取可吸入颗粒物（PM10）年平均浓度（$\mu g/m^3$）、细颗粒物（PM2.5）年平均浓度（$\mu g/m^3$）和空气质量达到及好于二级天数占全年比重（%）作为健康生活指标体系中衡量空气质量的重要指标，并基于专家意见重新赋予权重。相关指标及权重情况如表 21 所示。

表21 环保重点城市的健康生活指标体系

一级指标	权重	二级指标	权重	三级指标	权重
A 经济保障	0.220	A1 经济基础	0.543	A1－1 人均国内生产总值	0.196
				A1－2 人均可支配收入	0.394
				A1－3 人均储蓄年末余额	0.326
				A1－4 人均公共财政支出	0.084
		A2 生活消费	0.457	A2－1 人均住房面积	0.280
				A2－2 人均生活用水量	0.170
				A2－3 人均生活用电量	0.130
				A2－4 人均煤气用量	0.090
				A2－5 人均液化石油气家庭用量	0.100
				A2－6 人均社会消费零售总额	0.230
B 公共服务	0.150	B1 社会保障	0.471	B1－1 城市养老保险覆盖率	0.335
				B1－2 城市医疗保险覆盖率	0.393
				B1－3 城市失业保险覆盖率	0.272
		B2 社会稳定	0.286	B2－1 城市登记失业率	0.448
				B2－2 在岗人均平均工资	0.552
		B3 基础设施	0.243	B3－1 人均拥有铺装道路面积	0.224
				B3－2 城市维护建设资金占 GDP 比重	0.259
				B3－3 每万人拥有公共汽车量	0.235
				B3－4 每万人地铁里程	0.141
				B3－5 每万人建成区面积	0.141
C 环境健康	0.183	C1 城市生态环境质量	0.427	C1－1 建成区绿化覆盖率	0.100
				C1－2 人均园林绿地面积	0.120
				C1－3 细颗粒物（PM2.5）年平均浓度	0.250
				C1－4 可吸入颗粒物（PM10）年平均浓度	0.130
				C1－5 空气质量达到及好于二级的天数	0.400
		C2 城市污染治理状况	0.324	C2－1 工业固体废物处置利用率	0.208
				C2－2 城市污水处理率	0.112
				C2－3 生活垃圾处理率	0.293
				C2－4 二氧化硫排放量	0.152
				C2－5 工业粉尘处理率	0.235
		C3 城市环境基础设施	0.249	C3－1 每万人拥有排水管道长度	1.00

续表

一级指标	权重	二级指标	权重	三级指标	权重
D 文化健康	0.100	D1 文化投入	0.371	D1－1 人均科技经费支出	0.540
				D1－2 人均教育经费支出	0.460
		D2 教育水平	0.350	D2－2 万人拥有大学生人数	1.000
		D3 文化设施	0.279	D3－1 人均公共图书馆藏书数	0.130
				D3－2 万人拥有剧场与影剧院数	0.170
				D3－3 万人拥有国际互联网用户数	0.320
				D3－4 人均电话年末用户数	0.380
E 医疗卫生	0.347	E1 医疗资源	0.629	E1－1 万人医院数	0.225
				E1－2 每千人拥有医院床位	0.275
				E1－3 每千人拥有执业医师	0.175
				E1－4 每千人拥有卫生技术人员	0.125
				E1－5 每千人拥有注册护士	0.200
		E2 医疗投入	0.371	E2－2 卫生事业经费占财政支出的比重	1.000

（二）环保重点城市环境健康年度增长率分析

环保重点城市环境健康一级指标下共包括建成区绿化覆盖率、人均园林绿地面积、细颗粒物（PM2.5）年平均浓度、可吸入颗粒物（PM10）年平均浓度、空气质量达到及好于二级的天数、工业固体废物处置利用率、城市污水处理率、生活垃圾处理率、二氧化硫排放量、工业粉尘处理率、每万人拥有排水管道长度等共计11个指标，两年数据均来自当年的《中国城市统计年鉴》、各省市统计年鉴以及统计公报，在此基础上将113个环保重点城市环境健康2017年和2018年的数据进行统一标准化后通过线性加权计算其得分并进一步计算其增长率，具体情况如表22所示。

表22 环保重点城市环境健康年度增长率及排名

排名	城市	省份	增长率（%）
1	烟台市	山东省	19.35
2	荆州市	湖北省	16.59
3	平顶山市	河南省	13.88
4	吉林市	吉林省	11.85

排名	城市	省份	增长率(%)
5	济南市	山东省	10.44
6	淄博市	山东省	9.66
7	三门峡市	河南省	9.25
8	呼和浩特市	内蒙古自治区	8.67
9	本溪市	辽宁省	8.52
10	拉萨市	陕西省	8.40
11	贵阳市	贵州省	8.29
12	哈尔滨市	黑龙江省	8.00
13	湛江市	广东省	7.50
14	济宁市	山东省	7.27
15	郑州市	河南省	7.05
16	珠海市	广东省	6.61
17	枣庄市	山东省	6.19
18	牡丹江市	黑龙江省	6.09
19	株洲市	湖南省	6.08
20	鞍山市	辽宁省	5.79
21	武汉市	湖北省	5.76
22	保定市	河北省	5.01
23	大同市	山西省	4.69
24	青岛市	山东省	4.17
25	沈阳市	辽宁省	4.11
26	宁波市	浙江省	3.72
27	上海市	上海市	3.59
28	长春市	吉林省	3.52
29	绍兴市	浙江省	3.40
30	锦州市	辽宁省	3.39
31	柳州市	广西壮族自治区	3.32
32	镇江市	江苏省	3.32
33	连云港市	江苏省	3.19
34	潍坊市	山东省	3.18
35	唐山市	河北省	3.03
36	赤峰市	内蒙古自治区	2.99
37	扬州市	江苏省	2.97
38	长沙市	湖南省	2.96
39	泰安市	山东省	2.96

排名	城市	省份	增长率(%)
40	南通市	江苏省	2.92
41	大连市	辽宁省	2.86
42	北京市	北京市	2.72
43	湖州市	浙江省	2.63
44	秦皇岛市	河北省	2.61
45	宜昌市	湖北省	2.58
46	齐齐哈尔市	黑龙江省	2.50
47	汕头市	广东省	2.40
48	福州市	福建省	2.33
49	张家界市	湖南省	2.32
50	杭州市	浙江省	2.27
51	桂林市	广西壮族自治区	2.22
52	马鞍山市	安徽省	2.09
53	南京市	江苏省	2.02
54	芜湖市	安徽省	1.86
55	南宁市	广西壮族自治区	1.78
56	南充市	四川省	1.63
57	延安市	陕西省	1.54
58	兰州市	甘肃省	1.41
59	焦作市	河南省	1.39
60	克拉玛依市	新疆维吾尔自治区	1.32
61	海口市	海南省	1.30
62	常州市	江苏省	1.21
63	合肥市	安徽省	1.19
64	岳阳市	湖南省	1.19
65	金昌市	甘肃省	1.16
66	乌鲁木齐市	新疆维吾尔自治区	1.13
67	成都市	四川省	1.07
68	九江市	江西省	1.02
69	天津市	天津市	0.64
70	南昌市	江西省	0.54
71	昆明市	云南省	0.53
72	广州市	广东省	0.45
73	无锡市	江苏省	0.42
74	湘潭市	湖南省	0.41

续表

排名	城市	省份	增长率(%)
75	抚顺市	辽宁省	0.30
76	北海市	广西壮族自治区	0.27
77	银川市	宁夏回族自治区	0.22
78	温州市	浙江省	0.15
79	遵义市	贵州省	0.06
80	攀枝花市	四川省	-0.02
81	邯郸市	河北省	-0.16
82	安阳市	河南省	-0.18
83	苏州市	江苏省	-0.25
84	徐州市	江苏省	-0.40
85	包头市	内蒙古自治区	-0.44
86	重庆市	四川省	-0.61
87	玉溪市	云南省	-0.73
88	日照市	山东省	-0.74
89	韶关市	广东省	-1.13
90	厦门市	福建省	-1.15
91	太原市	山西省	-1.23
92	泉州市	福建省	-1.52
93	自贡市	四川省	-1.59
94	泸州市	四川省	-2.03
95	宝鸡市	陕西省	-2.18
96	常德市	湖南省	-3.23
97	铜川市	陕西省	-3.44
98	石嘴山市	宁夏回族自治区	-3.71
99	绵阳市	四川省	-4.05
100	曲靖市	云南省	-4.41
101	开封市	河南省	-4.73
102	宜宾市	四川省	-5.51
103	西宁市	青海省	-6.59
104	洛阳市	河南省	-6.84
105	石家庄市	河北省	-6.97
106	德阳市	四川省	-7.23
107	临汾市	山西省	-7.26
108	西安市	陕西省	-8.83
109	深圳市	广东省	-9.58

排名	城市	省份	增长率（%）
110	长治市	山西省	－13.46
111	阳泉市	山西省	－16.59
112	渭南市	陕西省	－16.60
113	咸阳市	陕西省	－16.63
平均增长率	—	—	1.36

从环保重点城市环境健康年度增长率来看，环保重点城市环境健康年度平均增长率为 1.36%，说明总体上看，环保重点城市环境健康建设取得一定进步。进一步分析可以看到，烟台市、荆州市、平顶山市、吉林市和济南市环境健康年度增长率相对较高，分别为 19.35%、16.59%、13.88%、11.85% 和 10.44%，说明这些城市环境健康指数提高较为明显；有 59 个城市环境健康年度增长率在平均增长率以上，占比为 52.21%；有 79 个城市环境健康年度增长率为正数，占比为 69.91%；34 个城市环境健康年度增长率为负数，占比为 30.09%。由此看见，在环境健康建设方面，环保重点城市大多取得一定进步，但仍有部分城市需要加强。

（三）环保重点城市健康生活综合指数增长率分析

环保重点城市健康生活综合指数是在原城市健康生活综合指数基础上加入细颗粒物年平均浓度、可吸入颗粒物年平均浓度和空气质量达到及好于二级的天数等指标作为一级指标环境健康下的三级指标。通过对环保重点城市各一级指标赋权，利用线性加权法，得到环保重点城市健康生活综合指数两年得分，并进一步计算出其增长率，并按增长率高低进行排名，具体结果如表 23 所示。

表 23　环保重点城市健康生活综合指数增长率及排名

排名	城市	所属省份	增长率（%）
1	赤峰市	内蒙古自治区	21.99
2	石家庄市	河北省	21.81
3	芜湖市	安徽省	19.59
4	马鞍山市	安徽省	19.11

续表

排名	城市	所属省份	增长率（%）
5	长春市	吉林省	18.38
6	珠海市	广东省	18.00
7	拉萨市	陕西省	17.43
8	郑州市	河南省	16.31
9	泸州市	四川省	15.51
10	克拉玛依市	新疆维吾尔自治区	14.78
11	上海市	上海市	14.70
12	九江市	江西省	14.52
13	呼和浩特市	内蒙古自治区	13.94
14	湛江市	广东省	12.79
15	淄博市	山东省	12.72
16	合肥市	安徽省	12.71
17	焦作市	河南省	12.42
18	平顶山市	河南省	12.37
19	荆州市	湖北省	12.18
20	连云港市	江苏省	11.62
21	大同市	山西省	11.34
22	抚顺市	辽宁省	11.14
23	德阳市	四川省	10.65
24	牡丹江市	黑龙江省	10.63
25	昆明市	云南省	10.43
26	本溪市	辽宁省	10.26
27	烟台市	山东省	9.86
28	武汉市	湖北省	9.85
29	南通市	江苏省	9.57
30	吉林市	吉林省	9.54
31	宝鸡市	陕西省	9.44
32	鞍山市	辽宁省	9.11
33	泰安市	山东省	9.06
34	杭州市	浙江省	8.98
35	安阳市	河南省	8.18
36	自贡市	四川省	8.08
37	常州市	江苏省	8.04
38	湖州市	浙江省	7.82
39	西宁市	青海省	7.78

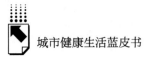

排名	城市	所属省份	增长率(%)
40	湘潭市	湖南省	7.69
41	苏州市	江苏省	7.68
42	福州市	福建省	7.63
43	扬州市	江苏省	7.62
44	南昌市	江西省	7.43
45	宜昌市	湖北省	7.40
46	株洲市	湖南省	7.34
47	泉州市	福建省	7.23
48	南充市	四川省	7.22
49	绍兴市	浙江省	7.19
50	包头市	内蒙古自治区	7.06
51	无锡市	江苏省	6.93
52	镇江市	江苏省	6.74
53	岳阳市	湖南省	6.64
54	宁波市	浙江省	6.51
55	南京市	江苏省	6.38
56	临汾市	山西省	6.20
57	延安市	陕西省	6.17
58	张家界市	湖南省	6.13
59	青岛市	山东省	6.12
60	枣庄市	山东省	5.96
61	温州市	浙江省	5.95
62	北京市	北京市	5.79
63	潍坊市	山东省	5.69
64	金昌市	甘肃省	5.62
65	徐州市	江苏省	5.56
66	常德市	湖南省	5.37
67	柳州市	广西壮族自治区	5.31
68	洛阳市	河南省	5.22
69	长沙市	湖南省	4.93
70	哈尔滨市	黑龙江省	4.77
71	日照市	山东省	4.73
72	沈阳市	辽宁省	4.44
73	汕头市	广东省	4.44
74	石嘴山市	宁夏回族自治区	4.42

续表

排名	城市	所属省份	增长率(%)
75	太原市	山西省	4.31
76	锦州市	辽宁省	4.24
77	深圳市	广东省	4.09
78	宜宾市	四川省	3.81
79	兰州市	甘肃省	3.80
80	广州市	广东省	3.44
81	唐山市	河北省	3.39
82	重庆市	四川省	3.03
83	天津市	天津市	3.02
84	长治市	山西省	2.94
85	海口市	海南省	2.79
86	济南市	山东省	2.59
87	银川市	宁夏回族自治区	2.37
88	攀枝花市	四川省	2.36
89	铜川市	陕西省	2.20
90	厦门市	福建省	1.91
91	乌鲁木齐市	新疆维吾尔自治区	1.59
92	成都市	四川省	1.54
93	曲靖市	云南省	1.12
94	玉溪市	云南省	0.67
95	渭南市	陕西省	0.67
96	阳泉市	山西省	0.45
97	贵阳市	贵州省	- 0.43
98	保定市	河北省	- 0.69
99	绵阳市	四川省	- 0.85
100	大连市	辽宁省	- 1.11
101	韶关市	广东省	- 1.80
102	齐齐哈尔市	黑龙江省	- 2.25
103	北海市	广西壮族自治区	- 2.67
104	咸阳市	陕西省	- 2.97
105	桂林市	广西壮族自治区	- 3.22
106	南宁市	广西壮族自治区	- 3.27
107	济宁市	山东省	- 3.47
108	三门峡市	河南省	- 4.46
109	秦皇岛市	河北省	- 5.56

续表

排名	城市	所属省份	增长率(%)
110	西安市	陕西省	-6.32
111	遵义市	贵州省	-8.25
112	邯郸市	河北省	-9.76
113	开封市	河南省	-19.89
平均增长率	—	—	6.10

从表中可以看出，113 个环保重点城市健康生活综合指数年度平均增长率为 6.10%，排名相邻的城市之间健康生活综合指数年度增长率相差不多，说明环保重点城市中大部分地区健康生活建设工作取得较大进展。增长率高于平均增长率的城市 59 个，占比为 52.21%，有 96 个环保重点城市健康生活综合指数年度增长率为正，占比为 84.96%，有 17 个环保重点城市健康生活综合指数年度平均增长率为负，占比为 15.04%。总体来看，环保重点城市健康生活建设工作稳步推进，但仍有部分城市有待加强。

参考文献

[1] 郭亚军、易平涛：《一种基于整体差异的客观组合评价法》，《中国管理科学》2006 年第 3 期，第 60~64 页。

[2] 王阶、汤艳莉：《试论中医学健康观》，《中医杂志》2011 年第 12 期，第 995~997 页。

[3] 于迎、杜渐、薛崇成、杨秋莉：《基于〈内经〉的中医健康观》，《中国中医基础医学杂志》2011 年第 2 期，第 147~148 页。

[4] 王琦：《9 种基本中医体质类型的分类及其诊断表述依据》，《北京中医药大学学报》2005 年第 4 期，第 1~8 页。

[5] 何伦、彭庆星：《审美与健康——医学美学的核心》，《中国美容医学》1996 年第 4 期，第 174~175 页。

[6] Eysenck SBG, Eysenck HJ, Barrett P. "A revised version of the psychoticism scale," *Personality & Individual Differences*, 1985, 6 (1): 21-29.

[7] Andrews FM, Withey SB, *Social Indicators of Well-Being*, Springer US, 1976.

[8] 王慧英：《新时期我国健康城市化的经济学解释及发展重点分析》，《城市发展

研究》2009 年第 2 期，第 31 ~ 34 页。

[9] 陈明星、叶超：《健康城市化：新的发展理念及其政策含义》，《人文地理》
    2011 年第 2 期，第 56 ~ 61 页。

[10] 蒋涤非、宋杰：《基于包容性增长的健康城市化支持系统研究》，《人文地理》
    2013 年第 2 期，第 79 ~ 83 页。

[11] Braveman P, Egerter S, Williams DR. "The social determinants of health: coming
    of age," *Annual Review of Public Health*, 2011, 32: 381 – 398.

[12] Marmot M, Allen J, Bell R, Bloomer E, Goldblatt P. "WHO European review of
    social determinants of health and the health divide," *Lancet*, 2012, 380 (9846):
    1011 – 1029.

B.10

上海：启动"健康版"新华－崇明区域医疗联合体，助推医疗医保医药联动改革

万广圣 整理*

摘　要： 本案例主要介绍了"新华—崇明区域医疗联合体""一核二翼三会一支撑"（"1231"模式）的组织架构，阐述了该医疗联合体坚持公益性方向的管理和服务模式，以及医疗、医保、医药"三医"联动改革，以医保支付方式改革撬动医联体内"责、权、利"协同改革，做实医联体医保总额打包预付机制，健全"结余留用、合理超支分担"的激励和风险分担机制，提升医疗机构自我管理的积极性等机制创新举措。

关键词： 医疗联合体　医疗　医保　医药

* 万广圣，博士，上海健康医学院护理与健康管理学院副院长，副教授，主要从事健康经济与健康管理研究。

2018 年 1 月 19 日，新华－崇明区域医疗联合体深化改革试点启动大会在上海市崇明区举行，大会宣布"健康版"新华－崇明区域紧密型医疗联合体正式运行。通过整合共享医联体内医疗卫生资源，创新健康管理、医联体运行管理、分级诊疗和医疗保险支付模式，为崇明居民提供更加安全、有效、方便、优质的卫生与健康服务，在岛内解决基本医疗和健康服务。

会上，崇明区卫生计生委代表区所属公立医疗机构与上海交通大学医学院附属新华医院签订合作协议。根据市卫生计生委、市发展改革委（市医改办）、市人力资源社会保障局（市医保办）、市财政局联合印发的《新华－崇明区域医疗联合体改革试点方案》，新华－崇明医联体建立"一核二翼三会一支撑"（"1231"模式）的组织架构，体现国家和本市对区域医疗联合体的建设和发展导向。

"一核"是指医联体由新华医院牵头，以新华医院崇明分院（崇明区中医医院）为核心单位，联合崇明区域内二级医疗机构以及 18 家社区卫生服务中心，以统一管理为纽带，以《章程》为规范的非独立法人组织，医联体所属医疗机构均为独立的事业单位法人，坚持"五个不变"，即：资产归属不变、独立法人不变、功能不变、财政投入不变、职工身份不变。

"二翼"是指上海市第十人民医院崇明分院、崇明区第三人民医院分别在上海市第十人民医院、岳阳医院支持下，主要承担部分疑难疾病和常见多发病诊疗等。

"三会"是指医联体理事会、医联体执行委员会和医联体指导委员会，分别承担重大事项协调与决策、医联体运行和政策指导、试点评估等职能；医联体执委会委托核心医院即新华医院崇明分院，对医联体所属医疗机构享有管理权、经营权、考核权和分配权。

"一支撑"是指市、区各相关委办局在医联体改革试点和发展过程中给予全方位的政策支持与指导。

"健康版"新华－崇明区域医联体将从问题导向、需求导向和效果导向出发，补短板、强弱项、建机制，着重在健康管理、医联体运营管理、分级诊疗和医疗保险支付模式等 4 个方面进行探索，先从城保对象试点，取得初步成效后推广到所有崇明居民，医联体内各单位"上下一条心、权责一家人、管理一张网、服务一体化"，力争实现一系列创新突破，努力实现"推进发展、提

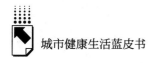

高效率、减轻负担、促进健康"的多赢目标。

在管理和服务模式上，坚持公益性方向，中西医并重，促进治疗、预防、保健相融合，做到管理整合、资源盘活、服务融合，医联体内部人员、资源设备等实行统一管理，医联体所属医疗机构药品、耗材等集中采购、统一配送、分工协作、互利共赢，逐步实现医联体内健康与医疗服务分级分类质量同质化管理，促进优质资源下沉，提升基层医疗服务能力。

坚持创新机制，医疗、医保、医药联动改革，探索财政收入、医保支付、人事管理等方面的合理统筹，以医保支付方式改革撬动医联体内"责、权、利"协同改革，做实医联体医保总额打包预付机制，健全"结余留用、合理超支分担"的激励和风险分担机制，提升医疗机构自我管理的积极性；同时，利用好家庭医生签约服务费和绩效薪酬制度改革的机遇，提高家庭医生有效服务和管健康、管费用的能力，让群众有更多"获得感"。

随着医联体边探索、边推进，从为崇明"输血"，进而推动形成"自我造血"机制，优质医疗资源不断输送到崇明老百姓家门口，通过检验、影像、心电3个诊断中心为社区提供诊断服务，让患者在家门口就能享受到三级医院的医技诊断服务的同时，缩短了就医时间，减轻了重复检查造成的就医负担。

现在，诸如逆行胰胆管造影术、关节镜诊疗技术、腹腔镜手术、射频消融术，以及肺结节和甲状腺结节联合门诊、胃肠肿瘤联合门诊等60余项新技术、新项目被一一引入，填补了岛内医疗技术的空白。数据显示，2016年崇明人均期望寿命82.33岁，其中男性79.77岁，女性84.92岁；孕产妇死亡率0；婴儿死亡率0.96‰；甲乙类传染病发病率132.84/10万，各项指标均达到发达国家和地区水平。

2018年，"建设新华－崇明区域医疗联合体，为老百姓提供家门口的优质医疗服务"项目，经市民投票、医改专家评审，当选"首届上海医改十大创新举措"。

（本篇根据2018年1月19日东方网上的文章整理而成）

南京：从家庭养老到社会养老、从简单照料到综合护理、养老服务业从"自助"到"智能"

施毓凤 整理*

摘　要：　本案例主要回顾了南京市养老服务业从家庭养老到社会养老、从简单照料到综合护理的具体历程，介绍了南京市养老服务业用高科技点亮老人晚年生活、实现养老服务从"自助"到"智能"的具体举措和成效，以及开展养老"喘息服务"试点、构建15分钟养老服务圈的主要做法和目标。

关键词：　家庭养老　社会养老　综合护理　互联网＋养老院　"喘息服务"

改革开放以来，南京养老服务业实现了从家庭养老到社会养老、从简单照料到综合护理、从传统护理到智慧养老的变迁，实现了从"自助"到"智能"的悄然蜕变，成千上万的老人是巨大变化的见证者与受益者。

一　从家庭养老到社会养老

改革开放初期，南京市正规的养老院很少，更别说社区居家养老服务中心了。当时南京市养老方式以传统的家庭养老为主，绝大部分老人在家由子女养老送终。

---

* 施毓凤，博士，上海健康医学院护理与健康管理学院副教授，主要从事健康管理研究。

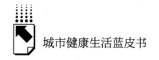

随着人口老龄化程度日益加剧，政府对养老事业重视程度越来越高。1996年国家颁布了《老年人权益保障法》，提出"发展城乡社区养老服务，鼓励、扶持专业服务机构及其他组织和个人，为居家的老年人提供生活照料、紧急救援、医疗护理、精神慰藉、心理咨询等多种形式的服务"。

据此要求，南京先行先试，鼓楼区更是率先试水社会养老。当时，该区出台了《关于资助社会力量兴办社会福利机构的实施办法》，引进民间组织，采取民办公助方式，鼓励民间社会力量开办养老机构。

韩品嶍被称为"南京养老第一人"。1998年，50岁的她从工厂下岗后开办了个人第一家养老院，1999年成立了协和老年大学，2001年成立了心贴心老年人服务中心，开始为老人提供居家养老服务。

"时代不断发展变化，国家政策也在不断调整，老人需求也不断发生变化。"韩品嶍说，自己创办养老组织的初衷和目标就是满足老人们的需求。

2003年，心贴心老年人服务中心受鼓楼区民政局委托，建立居家养老服务网，为鼓楼区高龄、独居等9类老人提供生活照料、精神慰藉等服务。这一创举当时引起全省乃至全国的强烈反响，得到了政府及社会的肯定与好评，继而在全省逐步推广。

目前在南京市，政府购买养老服务已经常态化，内容涵盖生活照料、医疗保健、助餐、紧急救助、精神陪护等多个方面。政府"托底"、社会力量充分参与，南京正在实现从家庭养老到社会养老的变迁，在"深度老龄化社会"背景下为独生子女减负、为百万老人提供晚年幸福生活保障。

二 从简单生活照料到专业综合护理

"我今年快90岁了，一个人住，家庭条件又不好，多亏了'心贴心'这么多年的关心和照顾，每周都安排工作人员上门服务。以前多是打扫卫生，如今他们的服务项目越来越多，经常还有护理员提供专业医疗服务呢。有他们在，我这把老骨头可以多活几年。"近日，家住鼓楼区凤凰街道凤凰二村社区的赵金兰老人说。

赵金兰的话，从侧面反映了南京市居家养老服务的一个显著变化：从简单生活照料到专业综合护理。

韩品嵋说，心贴心老年人服务中心的居家养老服务网从开始运行到现在，服务的老人逐月增多，从第一个月的 75 人逐渐增加到 5000 多人。服务内容也从单一的钟点工服务，拓展到生活照料、康复护理、保健娱乐、精神慰藉等多方位服务。

新的问题接踵而来。随着老龄化程度加剧，失能半失能老人、有精神健康问题的老人增加，老人和家属希望社会能提供相关服务。

2018 年，南京市出台了《关于全面放开养老服务市场提升养老服务质量的实施意见》，一大亮点就是推进社区、居家和机构养老优势互补、融合发展，让老人们在家里就能享受到养老院里的贴心服务。其中包括，开展家庭养老床位试点，为居家的失能失智、半失能等老年人提供"机构化"养老服务。

设立家庭养老床位就是依托养老机构和专业医疗服务机构，让在家养老的老人享受到与入住养老院或医院同等的专业护理服务。2017 年南京市在秦淮区等区试点，很受老人和家属欢迎，2018 年已在全市全面试点该做法，让更多老人不用去养老院就能享受到养老院的专业服务。

"生活照料等是基本服务，目前我们还追求有特色的关爱失智老人服务。"韩品嵋告诉记者，关爱失智老人包括失智老人日间照料、康乐活动、老人家属"喘息服务"等，这一系列服务满足了失智老人、老人家属的急切需要。

据南京市民政局统计，截至 2017 年年底，全市 1200 多个城乡社区有居家养老服务中心 1428 个，已实现社区全覆盖，服务内容涵盖助餐、助浴、助医、上门探望、上门护理、精神关爱、开展家庭养老床位等 14 个方面。

三 用高科技点亮老人晚年生活

党的十八大以来，除了居家养老、助餐服务、日间照料中心、嵌入式养老等模式，适老化改造、"喘息服务"、综合护理站、智慧养老等都是南京市目前正在进行或探索中的新型养老模式。

以鼓楼区为例，该区老年人口总量位列全市各区首位，加上老旧小区多，原有的房屋布局和养老服务设施已不能满足老年人日常生活需要。2016 年，该区选择辖区部分经济困难的老人家庭，对其部分家用设施进行"适老化改造"，费用全部由政府买单。

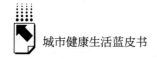

与适老化改造项目相伴相随，由南京市率先推出的"区域统括医养服务系统1＋N平台"养老创新服务模式正在全省推广。所谓"区域统括医养服务系统1＋N平台"是指依托核心养老资源，构建养老服务网络，为区域内的老人提供全方位、立体化的医养服务。该平台的核心是以养老院和较大型的居家养老服务综合体为基础，以N个社区居家服务中心为支点，通过智能信息技术，将服务范围辐射到3公里半径区域内。

不仅如此，南京市养老服务"智能化"趋势明显。如果说，各种高科技设备延伸了老人的手和脚，那么信息服务平台就是智慧养老的中枢和大脑。2017年，江宁区"互联网＋养老院"投入运营，其依托互联网技术整合社会、社区、机构养老资源，致力打造目前为止全国规模最大、技术最先进、信息系统整合最成功的服务平台，为居家老人提供便捷化、物联化、智能化、专业化的养老服务。

至今，"互联网＋养老院"初步实现了"线上线下实时联动、需求供给无缝对接"的居家养老服务目标。该"互联网＋养老院"还为江宁区1.2万多名低保、低保边缘、城镇三无、农村五保、经济困难老人、计生特扶老人、百岁老人等"五类老人"和75周岁以上独居老人提供全天候一键通紧急呼叫服务，如有老人发生紧急状况，平台通过对话或数据记录及时做出判断，就近通知护理员立即上门或转接120、110、119，高效呵护老人安全。

2014年以来，南京相继被批准为"全国养老服务业综合改革试点城市""中央财政支持居家和社区养老服务改革试点城市""全国医养结合试点城市"，并在医养结合、社会参与、养老评估、政策创新等方面率先取得突破。2018年1月，财政部对第一批中央财政支持开展居家和社区养老服务试点工作年度绩效考核结果进行了通报，全国26个试点市中共有5个城市获得优秀等次，南京获评优秀。

四 试点养老"喘息服务"，构建15分钟养老服务圈

2018年8月3日，南京市政府公布了《关于全面放开养老服务市场提升养老服务质量的实施意见》（以下简称《意见》）。《意见》中提出了一系列举措提升养老服务质量，比如开展家庭养老床位试点、探索建立养老"喘息服

务"、支持开发代际亲情住宅等。

1. 构建15分钟养老服务圈

所有的养老服务都在 15 分钟内触手可及，南京要构建 15 分钟养老服务圈。

《意见》中提出，加强社区居家养老设施建设，落实好公共养老设施配套和社区 40% 办公服务用房用于社区居家养老的政策。围绕老年人需求开发基本服务清单，为有需求的老年人提供日间托养、短期照料以及上门护理、助餐、助浴等服务。到 2020 年，全市建成 1400 个社区居家养老服务组织，其中专业化运营的占 50% 以上。全市建成老年人日间照料中心 100 个、老年人助餐点 700 个，享受政府购买服务的老年人占老年人总数的 10% 以上。

2. 开展家庭养老床位试点

《意见》中提出，推进社区、居家和机构养老优势互补、融合发展，将养老机构内的助餐、助浴、康复护理等各种专业化服务延伸到周边社区有需求的老年人。开展家庭养老床位试点，通过设立家庭养老床位，养老服务机构按照养老机构的服务标准，为居家的失能失智、半失能等老年人提供"机构化"养老服务。家庭养老床位老年人与入住机构老年人实行统一评估办法、服务标准、管理流程。

3. 2020年养老机构医养融合率达95%以上

医养融合养老模式是这几年的热词，南京也在大力推进。

《意见》中提出，到 2020 年，南京养老机构医养融合率达 95% 以上，护理型床位占养老机构床位总数达到 50%；每个街镇至少建成 1 个社区医养融合机构；65 岁以上老年人健康管理率达到 70% 以上；全市 70% 的城市社区和50% 的农村社区要设立适合老年人的康复场所。

4. 2018年起试点养老"喘息服务"

"喘息服务"顾名思义，是政府花钱为失能老人家庭提供服务，或是请专业人员去家中照料，或是把老人接到养老院照看，既让家属喘口气，也让老人康复得更好。

目前南京一些地区开始试点"喘息服务"。而此次《意见》中明确，南京探索建立养老"喘息服务"。由长期居家照护的失能老年人本人或监护人申请，通过政府购买服务，每年安排老年人短期入住养老机构或专业养老组织居家上门照护，使其家庭照顾者得到"喘息"。2018 年起，全市开展街镇、社区

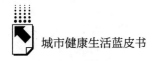

试点，成熟后逐步推开。

5. 支持开发代际亲情住宅

所谓代际亲情住宅，是指可以满足家庭成员与老年人共同生活或就近居住的大型社区。"一碗汤"的距离最好，老人与子女住得近既能相互照应又能各自享受独立空间。

《意见》中提出，南京要大力推进居住区和老年人家庭的适老化建设。支持开发新建老年宜居住宅和代际亲情住宅。

此外，重点做好老旧居住区缘石坡道、轮椅坡道、公共出入口、走道、楼梯等设施和部位的无障碍改造，对无电梯老旧住宅，创造条件加装电梯。到2020 年，全市新建和现有社区适老化改造项目达到 10 个以上。

（本篇根据 2018 年 8 月 17 日、11 月 27 日《南京日报》及 2018 年 8 月 8日《扬子晚报》上的文章整理而成）

B.12
廊坊：推进以"1+3+6+N"为核心的
"健康廊坊·健康家庭"建设

程洪涛 整理*

摘　要： 本案例主要阐述了廊坊市以"1+3+6+N"为核心的"健康廊坊·健康家庭"的建设思路，介绍了廊坊市实施区域专科联盟、构建全民健康信息系统的具体举措和成效。

关键词： 健康廊坊　健康家庭　区域专科联盟　全民健康信息系统

2018年是全面贯彻落实党的十九大精神开局之年，是改革开放40周年，是决胜全面建成小康社会、实施"十三五"规划承上启下的关键一年。按照2018年河北省卫生计生工作会议确定的"坚决打好深化医药卫生体制改革、补齐发展短板、保障公共卫生安全、京津冀医疗卫生协同发展、治理能力和治理体系建设'七套组合拳'"工作部署，结合廊坊实际，廊坊市确定了以"1+3+6+N"为核心的"健康廊坊·健康家庭"建设思路，即紧紧围绕"构建以人民为中心、家庭为核心，覆盖全业务、全人群、全生命周期的健康照护模式"一条主线，强化"政策法规、人才队伍、信息技术"三个支撑，完善计划生育服务、医疗卫生服务、疾病预防控制、综合监督执法、卫生应急保障、健康宣传教育六大体系；继续实施服务基层，指向家庭的N个健康项目包，力求更加精准、更加注重实效，让百姓真正享受到指向"家庭"的健康福利。

特别是在贯彻落实"七套组合拳"关于"深化医药卫生体制改革、补齐

---

*　程洪涛，博士，上海健康医学院发展规划处信息统计科科长，主要从事健康产业研究。

发展短板、京津冀医疗卫生协同发展"的决策部署，廊坊市卫计委在坚决执行上级业务主管部门统一要求的基础上，充分发挥廊坊独特的区位优势，以实施跨区域专科联盟为"抓手"，以构建全民健康信息系统为"支撑"，深入推进京津冀医疗卫生协同发展，深入推进分级诊疗制度等医改重点任务的落实。

一 实施区域专科联盟

一是针对市域内，抓好"城市医联体、县域医共体"建设。

（1）打造域内三级医院为班底的平台医院。在提升自身能力建设的基础上，承接京津和省会知名专科医院的学科指导管理。同时，联通管理范围内的医共体和医联体，承担应有的"平台医院"职责。

（2）打造县（市、区）二级"平台医院"和医联体、医共体联盟。向上，接受上级三级医院（医疗集团）的帮扶和支持、接受域内专科联盟的指导；向下，联通本县域内医联体、医共体及签约服务，接受联盟医院的转诊需求；横向，联通相关兄弟县（市、区）的二级医院联盟。

（3）打造乡镇卫生院和社区卫生服务中心的县域内"节点"医疗机构。提升自身综合能力和服务水平，承担家庭医生签约服务，管理签约服务团队，联通居民家庭，做好本级基本医疗和基本公共卫生服务。

（4）打造签约服务包（1＋X）。抓签约医生服务培训和管理，找到签约团队的人、财、信息化支撑和考核、激励手段。通过对家庭服务对象的服务满意度和效果测评，考核从政府"资源端"到"家庭端"的全链条服务成果。

二是放眼京津冀，抓好基于"专病、专科"的跨区域联盟。

（1）找到北京、天津或省会大专院校、医疗机构作为跨区域专科联盟的"塔尖"医疗机构和顶级专科团队，通过"互联网＋远程会诊平台"实现联通，把远离省会的劣势变成优势。同时，通过签约或购买服务的方式，把廊坊作为构建跨区域分级诊疗体系的"实验田"。"塔尖"基于专业、不限于一家医院、不排斥当前已经确定的合作项目。

（2）与域内"医联体"联合，选择愿意并有能力做此项工作的三级或二级医院为"平台医院"。不排斥域内二级医院或其他专科医院直接与北京联通，用好二级平台、节点医院，指向家庭。

（3）在"家庭端"设计、培养如"客厅医生、家庭中医师、准急救师"家庭角色，解决家庭内部成员的自我健康管理问题。

目前已经提上日程的跨区域专科联盟：①与北京安贞医院合作，构建跨区域"胸痛"急诊急救中心；②与陆军总院八一脑科医院、北京宣武医院合作，构建跨区域"脑卒中"急救和诊疗中心；③与首都儿科研究所合作，构建跨区域儿童发展中心；④与中国中医科学院眼科医院合作，构建跨区域眼科中心；⑤与北京佑安医院合作，构建跨区域传染病防治中心；⑥与北京回龙观医院合作，构建跨区域"精神卫生"防治中心；⑦与天坛医院、癫痫协会合作，构建癫痫病防治中心。

二 构建全民健康信息系统

廊坊全民健康信息化建设起步于2013年，虽然起步较晚，但是立足"高标准、高起点"，从建设伊始，就聘请国家、省卫生计生信息主管部门和国内顶级专家为"智库"，经过学习、调研、思考，边学边干，独辟蹊径，联合做出顶层设计，在国家"46312"总体规划要求下，花费少量投入，利用很短时间，将区域卫生信息平台建成"松耦合、强兼容、可替换"的集成平台，并采用"云"部署，面向不同应用人群建设"一云四端"，即行政管理端、诊疗结算端、患者应用端、家庭健康管理端，开创了"政府主导、规划管控、服务集成、开放兼容、颠覆传统"的廊坊模式。

特别是基层医疗卫生机构信息管理系统，由于廊坊建市时间短、区域卫生信息化底子差，基层医疗卫生机构的信息化基本"空白"，且各县（市、区）又不具备建设县级平台的能力，市级平台就成为"国家、省、市、县"四级平台规划中的实质性基底工程。因此，廊坊在"顶层设计"中严格落实国家发改委出台的建设指导意见，决定建设廊坊市级基层医疗卫生机构管理信息系统。历时9个月的时间，廊坊基层系统于2016年9月完成开发，2017年先后在大厂县、广阳区、霸州市部分基层医疗机构上线试运行。待廊坊"云"部署资源到位并与省建系统接口完成对接后，逐步实现与省、市、县的三级联通，既符合国家和省"医改要求"，又满足廊坊"市级平台"建设需求，实现"互利共赢"。①节约了资金，廊坊的基层项目经费被纳入全市区域卫生信息化建设项目整体范畴，由市财政统筹解决，不分占省建系统专项资金；②实现了创新，廊坊的基层项目在符合国家发改委和省卫计委项目建设要求的基础上，克服了"全市基层医疗卫生机构信息数据汇集到市级平台"的功能瓶颈，实现了"电子病历模块、分级诊疗上下转诊功能及安全体系建设"等功能创新，支撑分级诊疗制度等医改重点任务的落实，支撑京津冀医疗卫生协同发展等省定"七套组合拳"工作部署的落实，支撑以"1＋3＋6＋N"为核心的"健康廊坊·健康家庭"建设思路的落实。

此外，在推进实施跨区域专科联盟、构建全民健康信息系统的基础上，集约资源，创新方法，围绕"家庭端"设计和落实健康服务项目，如健康扶贫"六个一"项目（试点先行，为每户家庭组建1个签约医生团队、制定1个健康促进方案、发放1张健康优惠卡、开通1个就医绿色通道、配备1套健康服务信息终端、装备1个急救保健药箱）等，实现"政府、部门、机构、社会"各方积极参与；市、县、乡各级携手共建，让百姓"不出家门"就能享受到如"健康教育与促进、突发事件应急救援、体检及检验检测结果互查、计划生育服务、食品药品安全提示、违法违规医疗卫生行为的举报投诉以及预约挂号、就医绿色通道、居家养老照护、临终关怀"等。

（本篇根据廊坊市卫生健康委员会官方网站公布的资料整理而成）

B.13
江西：大力发展中医药大健康产业

陈　泓 整理*

摘　要： 本案例主要介绍了江西省发展中医药大健康产业所具备的资源优势、为发展中医药大健康产业所出台的政策文件，简要总结了江西省发展中医药大健康产业已取得的成效、进一步加快中医药大健康产业发展将采取的措施，以及中医药大健康产业未来的发展目标。

关键词： 中医药　健康产业　物流中心

党的十八大以来，江西大力发展中医药大健康产业，努力走出一条具有江西特色的健康发展之路。省委省政府明确提出了建设国内一流、世界知名的中医药强省目标。一批中医药大健康产业、养生基地在江西生根发芽、开花结果，而以健康养生、健康医药、健康养老、健康医疗、健康运动及健康食药材为主的中医药大健康产业发展之路，正为江西经济绿色健康发展插上腾飞的翅膀。

一　发展中医药大健康产业底气足政策强

"樟树帮"与"建昌帮"，是我国南方古药帮和中药炮制的重要流派，它们合称为"江西帮"。中医药界至今还有"药不到樟树不齐，药不过建昌不灵"之说。"建昌帮"中药业发祥于南城县，以擅长传统饮片加工炮制、药材

---

* 陈泓，硕士，上海健康医学院发展规划处副处长，主要从事健康教育研究。

集散交易著称。樟树的中药加工炮制逐渐自成体系，形成了至今仍享誉华夏的"樟帮"中药加工炮制技术。现代的江西中医药业也继承和发扬了传统，江西发展中医药大健康产业可谓底气十足。

江西发展中医药大健康产业具有资源、政策等优势。江西属亚热带温暖湿润季风气候，降水充沛，水网稠密，拥有丰富的中药材资源。江西的中药材资源达 2061 种，占全国资源总数的 16.1%。其中，药用植物 1901 种，有枳壳、黄栀子、厚朴、杜仲、黄檗、蔓荆子、茯苓、绞股蓝等 20 多个道地药材品种，以"三子一壳"（车前子、黄栀子、吴茱萸和枳壳）为代表的道地药材在全国市场均占重要份额。

近年来，江西省高度重视中医药大健康产业发展，密集出台了促进中医药大健康产业发展的若干政策文件，政策机遇不断叠加，政策红利不断释放。特别是国家中医药管理局已经批准江西省为国家中医药综合改革试验区，江西省政府出台的《国家中医药综合改革试验区（江西）建设行动计划（2018～2020 年)》《江西樟树"中国药都"振兴工程》《江西省森林药材产业工程》《江西省中药材产业发展工程》《中国（南昌）中医药科创城建设方案》等政策，为江西发展中医药大健康产业提供了强有力的政策保障。

二 发展步入快车道，中药行业主营收入增长11.53%

通过近 5 年的努力，江西中医药大健康产业竞相发展，迈上了转型升级发展的快车道，发展速度与质量并进，发展态势良好，成效显著——上饶市成功入选首批 15 个国家中医药健康旅游示范区创建名单；省中医院入选国家中医药传承创新工程项目库；全省完成 33 个国家中医重点专科评估验收；中国（南昌）中医药科创城首期开工项目 163 个，总投资达 876 亿元。

2018 年 3 月 9 日，《江西日报》报道，南城县江西广明实业集团有限公司 3000 余平方米的中药展示厅堆满了黄精、人参、莲子等 2000 余种中草药。该公司成立于 2016 年，以总投资 50 多亿元挺进江西中医药大健康产业，像广明集团这样的中药大企业落户江西的还有很多。近年来，江西省立足中医药资源实际和基础，充分发挥医药资源禀赋和比较优势，引进了国内外知名中医药龙头企业，初步形成了南昌高新区、小蓝、桑海医药产业基地，进贤医疗器械产业基地，樟树医药产业基地和袁州医药产业基地等多个绿色生物医药（含中药）产业基地，中药加工制造产业保持较快发展势头。

此外，江西省还不断拓展中医药产业的新领域，其中，中医食疗产品是江西中医药大健康产业发展的新方向。目前，江西省将传统的中医药食疗配方与现代食品相结合，选择药食两用的原料，用"制药精神"研发相关食疗产品，用"药品临床"验证新产品效果，探索建立了食疗新产品评价体系，发挥了中医药在治未病中的主导作用。

三 建全国最好的现代制药基地和交易物流中心

2018 年是改革开放 40 周年，站在这个新的历史起点，江西将进一步推进中医药大健康产业又好又快发展。让江西山更绿、天更蓝、水更清、人更健康。

江西在中医药大健康产业发展上如何更上一层楼？江西在全面落实《国家中医药综合改革试验区（江西）建设行动计划（2018～2020 年）》的同时，还将不断加强中医药大健康产业的组织领导和队伍建设，建立全国最重要的中药材种植养殖、加工、现代制药基地和交易物流中心；基本建成以中医医疗、养生保健、康复养老、健康旅游为重点的省、市、县（市、区）三级中医药健康服务体系，实现中医药健康养生文化创造性转化、创新性发展。

此外，还将建设国家级和省级区域中医医疗中心、中医临床研究基地，建设省级国医院、市级国医馆、县级国医堂、基层中医药综合服务区，加快江西省中医医疗集团和江西省中西医结合医院建设步伐，在全省培育并形成一批重点（特色）专科和优势（专病）治疗中心，建设区域优势专科（专病）分级诊疗协同体。

（本篇根据 2018 年 3 月 16 日《江西日报》上的文章整理而成）

B.14
云南：改革完善全科医生培养与使用激励机制

万广圣 整理*

摘　要： 本案例简要回顾了云南省全科医生制度实施 5 年来所取得的
积极进展，分析了云南省全科医生队伍建设存在的主要差距，
介绍了云南省 2020 年全科医生队伍建设的目标、主要任务，
阐述了全面加强全科医生培养、提高人才培养质量、进一步
加强全科医生培养力度、建立健全全科医学服务体系、强化
落实全科医生使用激励机制政策创新的具体措施，以及对社
会力量举办全科诊所给予的优惠政策。

关键词： 全科医生　全科医学服务体系　云南省

全科医生是综合程度较高的复合型临床医学人才，主要在基层承担常见病
多发病诊疗和转诊、预防保健、病人康复、慢性病管理和健康管理等一体化服
务，为个人和家庭提供连续性、综合性和个性化的医疗卫生服务，是居民健康
和控制医疗费用支出的"守门人"，在基本医疗卫生服务中发挥着重要作用。
培养大批合格的全科医生，建立以全科医生为核心的服务团队，提供预防为
主、防治结合为特征的基本医疗卫生服务，形成基层首诊、双向转诊、各级医
疗机构各司其职、分工协作的医疗卫生服务体系，直接关系到重大疾病的有效
防控、人民群众健康水平的提高和医疗费用的合理控制，是实现健康云南的基

---

* 万广圣，博士，上海健康医学院护理与健康管理学院副院长、副教授，主要从事健康经济与
健康管理研究。

本保障和前提，真正体现中国特色社会主义卫生事业的公益性。加快培养大批合格的全科医生，对于加强基层医疗卫生服务体系建设、推进家庭医生签约服务、建立分级诊疗制度、维护和增进人民群众健康，具有重要意义。

全科医生制度实施5年来，云南省的全科医生队伍建设工作取得了积极进展，院校教育、毕业后教育、继续教育三阶段有机衔接的全科医生培养体系逐步形成，以"5＋3"为主体、"3＋2"为补充的全科医生培养模式逐步建立，实施全科医生特岗计划，全科医生职称晋升、岗位聘用等多方位的协同保障政策不断完善，通过全科专业住院医师规范化培训、助理全科医生培训、转岗培训、农村订单定向医学生免费培养等多种渠道，加大全科医生培养力度，全科医生队伍不断壮大。目前全省通过全科培训合格人员有7693名，达到每万名居民有1.6名，为卫生与健康事业发展提供了有力支撑。

同时，受经济社会发展水平制约，云南省全科医生队伍建设与深化医改和建设健康云南的需求相比还有较大差距，基层仍然是医疗卫生事业发展的短板，基层人才队伍依然是短板中的短板。通过全科培训合格人员中实际注册为全科专业执业范围的只有1233名，每万人只有0.26名，与国家要求到2020年城乡每万名居民拥有2～3名合格的全科医生差距甚远；从培养的角度要达到国家要求（每万名居民拥有2名合格的全科医生），只差1920名；但从注册的角度还差8367名。农村基层临床医生普遍学历偏低，且多数没有接受过严格、规范的住院医师培训。在职业发展上，由于全科医生薪酬待遇较低、职称晋升较难、发展空间小等诸多困难，全科岗位还缺乏吸引力。这些问题不解决，分级诊疗制度将难以全面落实。

针对当前全科医生队伍建设中的突出问题，云南省确定了改革完善全科医生培养与使用激励机制的指导思想、工作目标和具体措施。

一　工作目标和主要任务

工作目标：到2020年，新增培养全科医生不少于5000人，力争城乡每万名居民拥有2～3名合格的全科医生。到2030年，在2020年基础上再培养全科医生不少于15000人，城乡每万名居民拥有5名合格的全科医生，全科医生队伍基本满足健康云南建设需求。

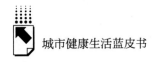

改革重点任务：围绕全面加强全科医生培养、建立健全全科医学服务体系、强化落实全科医生使用激励机制、加大政策保障等提出了若干重点改革举措。

二 全面加强全科医生培养，提高人才培养质量

院校医学教育方面：一是全面加强全科医学教育。要求高校面向全体医学类专业学生开展全科医学教育和全科临床见习和实习。2018年底前，各高等医学院校要制订建设规划，成立全科医学教研室、全科医学系或全科医学学院，加强全科医学教学研究，开设全科医学概论等必修课程。二是深入实施农村订单定向医学生免费培养，推进农村基层本地全科医学人才培养。三是依托全科专业住院医师规范化培训基地和助理全科医生培训基地，建设一批全科医学实践教学基地。四是加强全科医学师资队伍建设。全科医学实践教学基地有教学潜质的全科医生可聘任高校教师专业技术职务。

毕业后医学教育方面：一是加强全科专业住院医师规范化培训，逐步扩大招收规模；将农村订单定向免费培养的本科医学生毕业后全部纳入全科专业住院医师规范化培训。二是加大助理全科医生培训力度，以县级综合医院为重点，加强助理全科医生培训基地建设；将农村订单定向免费培养的专科医学生毕业后全部纳入助理全科医生培训。三是明确到2020年，全省所有新进入基层医疗卫生机构的临床医生，须接受全科专业住院医师规范化培训或助理全科医生培训。四是加强全科医学师资培养，实行全科导师、专科导师、社区导师三导师制，将导师的教学业绩纳入绩效考核，带教经历和教学质量作为职称晋升的重要因素。五是完善全科专业住院医师规范化培训人员取得硕士专业学位的办法，推进住院医师规范化培训与专业学位研究生教育的衔接。

继续医学教育方面：强化全员培训，制定全科医学继续教育指南，实现全科医生继续医学教育全覆盖，加强全科继续医学教育基地建设，建立基层全科医生定期进修培训制度，加强对全科医生的中医药和康复医学知识与技能培训。继续开展基层在职在岗卫生人员中等职业学历教育和成人高校专科学历教育。到2020年，力争全省乡村医生达到中专及以上学历、乡镇卫生院和社区

卫生服务中心（服务站）执业（助理）医师达到专科及以上学历。加大全科医生转岗培训力度，扩大培训实施范围。

三 进一步加大全科医生培养力度

一是着眼长远，加大全科专业住院医师规范化培训力度。扩大全科专业住院医师招收规模，力争到 2020 年全科专业招收数量达到当年总招收计划的 30% 以上。2018 年起，新增临床医学和中医硕士专业学位研究生招生计划重点向全科等紧缺专业倾斜。二是立足当前，继续做好助理全科医生培训、全科医生转岗培训和农村订单定向医学生免费培养，加快壮大全科医生队伍。三是加强在岗全科医生、乡村医生进修培训，不断提高医疗卫生服务水平。通过以上多种方式，力争到 2020 年全科医生达到 1 万人以上，力争 2030 年全科医生达到 2.5 万人，基本实现城乡每万人口拥有 5 名全科医生的目标。

四 建立健全全科医学服务体系

结合云南省工作实际从四个方面明确了在全省建立健全全科医学服务体系，为培养合格的全科医生明确了出口和职业前景。

第一方面是明确要求在认定为住院医师规范化培训基地、助理全科医生培训基地的二、三级综合医院和基层医疗机构建立全科医学科，并明确要求按照国家有关规定，结合云南省实际，制定全科医学科设置标准和诊疗规范，让全科医生有发挥作用的岗位。

第二方面是在国家意见基础上结合云南省实际进一步明确对社会力量举办全科诊所的鼓励措施。

第三方面是提出加强县域内紧密型医共体建设，使之成为服务、责任、利益、管理、发展的共同体，推动区域内医疗资源有效共享；促进全科医生在其中充分发挥作用和实现有效流动。

第四方面是对全科医生注册管理方面做了规定，明确各级医疗机构中符合经全科培训合格等条件的执业（助理）医师应当变更或加注册全科执业范围，为相关人员依法履职和加快全科医生队伍建设清除了障碍。

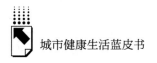

五 强化落实全科医生使用激励机制的政策创新

1. 改革完善全科医生薪酬制度

一是进一步推进落实基层绩效工资改革。按照"允许医疗卫生机构突破现行事业单位工资调控水平，允许医疗服务收入扣除成本并按规定提取各项基金后主要用于人员奖励"的要求，合理核定政府办基层医疗卫生机构绩效工资总量，向艰苦边远地区以及聘用住院医师规范化培训合格全科医生的基层医疗卫生机构倾斜。基层医疗卫生机构可根据实际情况自行确定基础性绩效工资和奖励性绩效工资比例，实施考核后发放，合理体现工作人员的实绩和贡献。二是完善绩效工资分配，基层医疗卫生机构绩效工资内部分配时设立全科医生津贴项目，在绩效工资中单列。三是提升基层医疗卫生机构全科医生工资水平，使其工资水平不低于当地县级综合医院同等条件临床医师工资水平。四是推进家庭医生签约服务，签约服务费主要用于对签约责任医生经考核认定提供有效服务的报酬，不纳入其他应得的奖补经费总额。

2. 到基层就业享受优惠政策

一是优先纳入编制管理。推进实施县域内医疗卫生机构编制备案管理制度，由县级卫生计生行政部门统筹分配、调剂、使用县域内医疗卫生机构人员编制。人员编制优先保证政府办基层医疗卫生机构全科医生配备。二是招聘程序更加便捷。招聘本科及以上学历医学毕业生或具有执业医师资格的人员，或经住院医师规范化培训合格的全科医生到乡镇卫生院工作，可采取直接面试或考察的方式招聘。三是创新人事管理政策。可实行"县管乡用"或"乡管村用"。

3. 拓展职业发展前景

一是将住培合格全科医生与专硕研究生同等对待。对经住院医师规范化培训合格的本科学历全科医生，在人员招聘、职称晋升、岗位聘用等方面，与临床医学、中医硕士专业学位研究生同等对待。二是参加事业单位招聘享受优惠政策。省内各级各类医疗卫生机构公开招聘事业单位工作人员时同等条件下优先聘用全科医生；县级医疗卫生机构在面向社会公开招聘编制内工作人员时，应统筹安排一定数量岗位，采取定向的方式招聘在基层医疗卫生机构服务满5

年的全科医生。三是职称晋升享受优惠政策。对到基层医疗卫生机构工作的全科医生，放宽中、高级职称晋升的学历和资历条件，各类学历人员均有机会晋升到高级职称。四是职称评价更加契合实际。侧重评价临床工作能力、签约居民数量、接诊量、服务质量和群众满意度等指标。五是职称晋升政策进一步向边疆民族地区、贫困地区倾斜。对长期扎根边疆民族地区、贫困县农村基层工作，有较强的临床工作能力、签约居民数量多、接诊量大、服务质量好、群众满意度高的全科医生，可不受学历限制，破格晋升高级职称；经全科医生规范化培训合格、取得中级职称后在边疆民族地区、贫困县农村基层连续工作满10年的，经州市基层卫生高级职称评审委员会考核认定，直接评为基层卫生高级职称，享受相应待遇。

4. 继续推进全科医生特岗计划工作

覆盖所有贫困县的乡镇卫生院，所需资金由各级财政共同承担并适当提高补助标准。鼓励各州市结合实际实施本地全科医生特岗计划，引导和激励优秀人才到基层工作。对服务期满的特岗全科医生，可直接聘用为所服务乡镇卫生院事业编制人员；对其中特别优秀的人员，可采取直接面试或考察的方式定向招聘为县级医疗卫生机构事业编制工作人员。

5. 显著提升全科医生职业荣誉感和社会地位

在推优评先、表彰奖励等评选工作中，向基层全科医生倾斜。

六 对社会力量举办全科诊给予优惠政策

一是明确规定支持符合条件的全科医生开办全科诊所，医疗机构相关规划布局不对全科诊所的设置做出限制。二是鼓励二级及以上医院与全科诊所建立双向转诊机制，畅通转诊渠道。三是非营利性全科诊所，在人才培养、提供基本医疗和基本公共卫生服务提供、医保定点申报、全科医生实践基地认定等方面，执行与政府办基层医疗卫生机构同等政策。四是鼓励有条件的地方对全科诊所基本建设、设备购置等给予适当的财政补助。

（本篇根据云南省卫生健康委员会官网上的文章整理而成）

B.15
甘肃：持续发力"健康扶贫"不让"病根"变"穷根"

濮桂萍 整理*

摘　要： 本案例从一人一策健康动态数据库跟踪管理、"赤脚120"团队"送医上门"、深化医改三个方面系统介绍了甘肃省由省、市、县、乡、村五级医疗机构医务人员共同组成家庭医生签约服务团队，通过分片包干联合入户的方式，为贫困人口制定"一人一策"帮扶措施，保障群众健康，持续深入推进健康扶贫工作的具体做法和所取得的健康扶贫成效。

关键词： 健康扶贫　家庭签约医生　甘肃省

健康是基本的民生，没有全民健康，就没有全面小康。2018年甘肃省卫计委等7部门联合出台《甘肃省建档立卡贫困人口因病致贫返贫户"一人一策"健康帮扶指导方案》，在通过2.2万入户调查员全面摸底调查后，将由省、市、县、乡、村五级医疗机构医务人员共同组成家庭医生签约服务团队，通过分片包干联合入户的方式，为贫困人口制定"一人一策"帮扶措施，把保障群众健康作为推进脱贫攻坚和全面建成小康社会的重要抓手，持续深入推进健康扶贫工作。

一　一人一策建立"动态"数据库跟踪管理

2018年初，甘肃省多部门联合启动了全省贫困人口因病致贫、返贫状况

---

* 濮桂萍，硕士，上海健康医学院护理与健康管理学院教师，主要从事健康经济研究。

摸底调查工作。为全面摸清情况，甘肃省以视频专题培训会形式，集中对省、市、县、乡四级6000余计生人员进行专题培训，组建了2.2万人的入户调查员队伍和2600人的县乡督导员队伍。

入户调查员陈博一边操作着调查软件，一边告诉记者："为了确保调查数据真实可靠，内容规范，这款软件还可以即时查询，各级督导员可随时查询、督促、掌握本辖区内每个调查员的工作进度，极大地促进了调查工作按时、保质、保量完成。"

根据甘肃健康扶贫相关计划，甘肃省将于2018年3月底前制定全省189万贫困人口中25万患病人口的"一人一策"帮扶措施，4月底前制定全部建档立卡贫困人口健康管理"一人一策"帮扶措施，6月底前制定未纳入建档立卡管理的62.58万农村兜底保障户和73万持证残疾人员健康管理"一人一策"帮扶措施。

甘肃省积石山县刘集乡阳洼村村民韩全海对"一人一策"健康帮扶措施的好处深有体会。"以前，提到健康扶贫，帮扶干部们都比较关心我们对于一些医疗报销制度的理解，以及家庭成员出现重大疾病后如何申请、享受国家、省上的一些救助。"韩明福说，"这样的健康帮扶，的确让我们对于一些医疗卫生政策比较了解，一旦有需要，我们也都能够很好地利用和享受政策，减轻家庭负担。但是，在正常的生活中，不同的家庭需要的医疗帮助，往往也都不一样。"

"对于我们家来说，因为患有糖尿病的是60多岁的老人，在长期药物治疗的基础上，需要定期去医院复查。但是，由于交通条件限制，加上老人年纪大，每次去一趟县城的医院，都很麻烦。"韩全海坦言，"甘肃开展'一人一策'健康帮扶，入户调查员在了解我们家的情况以后，联系了我们当地的卫生部门，定期安排医护人员上门为老人做检查，给我们解决了实实在在的就医困难。"

此次入户摸底不仅对重大疾病、慢病、常见病、多发病和有病看不了、看病就医难等情况进行精准分类，还建立了建档立卡贫困人口、因病致贫返贫户"一人一策"健康帮扶管理台账和动态跟踪销号管理制度，对已完成帮扶任务的对象及时销号，对病情不清的患病人群进行免费体检确诊，对新发生的患病人群及时纳入管理帮扶，有针对性地制定"一人一策"健康帮扶方案。

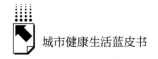

与此同时，甘肃省还建立了专病专家、家庭医生、患者信息库和互动服务平台，实现患者、家庭医生与上级专家互动、预约就诊、远程指导、寻医问诊、在线支付等全程健康信息化服务，并利用"健康甘肃"手机 App 和健康帮扶微信群等方式，远程指导县、乡、村做好长期实效的健康管理。

值得一提的是，甘肃省卫计委还将健康扶贫摸底调查信息准确率和政策知晓率纳入"一票否决"约束性指标，对组织调查不力、任务完成不及时、帮扶措施不落实、数据质量有偏差、政策宣传不到位的，进行责任追究，实行诫勉谈话。

同时，为了督促各项工作落到实处，甘肃省"反转"以往监督体系，建立基层计生人员为主的监督员队伍，每月上门询问帮扶措施落实情况，了解帮扶效果和需求，在为上级签约团队提供可靠信息的同时，"倒逼"健康扶贫工作进程。

二 签约服务"赤脚120"团队"送医上门"

高淑芳是甘肃省陇西县云田镇二十铺村村民，长期患有高血压、高血糖、腰椎间盘突出等多种慢性病，儿子患有精神疾病，她们家是当地典型的因病致贫户。

前些年，为给儿子看病，高淑芳一家人省吃俭用，她自己连一次健康检查都没舍得做。直到 2017 年 5 月，根据甘肃省家庭医生服务相关政策，云田镇组织医疗团队来到高淑芳家里，与她们签订了"4 + 1"家庭医生服务协议，高淑芳"久病未治"的情况，得到了根本性的改变。

"大夫经常上门，每个月还有医院用车接（我们）检查，再方便不过了。儿子看病花的钱全部报销了。如果不报销真的没办法治疗，现在政策真的好得很。"高淑芳说，"自从有了家庭医生，全家人体检、治疗、报销这些程序一下子简便了，家庭负担也减轻了不少。"

如今，在甘肃农村多地活跃着一支支"4 + 1"家庭医生联包签约服务团队，每个团队由乡镇卫生院全科医生、村医、驻村干部、计生专干和一名县乡医疗联合一体化管理上级医院的医疗专家组成。他们以保障村民的健康为己任，风雨无阻为贫困户提供服务，被村民亲切地称作"赤脚120"。

"村民打电话随叫随到，服务过程中可以免费体检，发现重大疾病时，联系医院住院治疗。"村医成映忠告诉记者。在"4+1"家庭医生服务团队里，村医充分发挥"熟门熟户"的优势，不仅可以为贫困户提供体检、健康宣传、疾病预防等服务，还可以在其就医和报销过程中起到"桥梁纽带"作用，有效解决"小病拖成大病"的难题。

与此同时，甘肃省在组建和启用县乡级家庭医生签约团队的基础上，为进一步给存在"有病看不了""看病就医难"等情况的贫困人口提供"送医上门"和"送人就医"服务，2018年3月，甘肃省启动推进深度贫困地区"组团式"健康扶贫行动。截至目前，甘肃省9家"组团式"健康扶贫省级医院与深度贫困的"两州一县"17个县级分院实现全部挂牌。

根据帮扶计划安排，甘肃省卫生部门积极完善由省、市、县、乡、村五级医疗机构医务人员组成的家庭医生签约服务团队，并与每一位因病致贫、返贫人员建立"一对一"帮扶关系，为因病致贫返贫户提供个性化、全方位、免费的家庭医生签约服务，力争到2020年，实现"两州一县"深度贫困地区基层医疗机构分级诊疗病种达到250种以上，患者在县域内诊治率达到90%，家庭医生签约服务实现全覆盖。

为方便有病看不了、看病就医难的贫困患病人口，甘肃省卫计委还规定，乡村两级医疗机构可以诊治的患者，由签约团队提供"送医上门"服务；需向上级转诊的患者，由乡村两级人员负责联系车辆，提供"送人就医"服务，并由签约团队的上级专家负责联系床位，做好医疗救治各项准备。

"完善组建后的签约团队将根据签约对象病情制定'一人一策'的帮扶措施，各级医务人员有明确分工：乡村两级负责慢性病、常见病和多发病帮扶；县级专家负责重大疾病帮扶，需到上级医院进一步住院治疗的，由县级专家帮助联系床位，预约专家和车辆；省市级专家要定期入户随访，发现问题及时解决。"甘肃省卫计委基层卫生与流动人口处负责人说道。

三 深化医改，破解"看病难、看病贵"问题

"两个小时左右，县中医院的救护车就把我送到了省中医院，一点都没有耽误治疗时间。在兰州看病总共花了21万多，出院的那天就报下来15万多。"

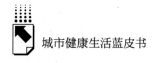

王海平说。

王海平是甘肃省庄浪县阳川镇苟贫村村民，半年前因患急性肾功能衰竭而生命堪忧，现在身体已经恢复健康。"转诊速度快，异地看病可以直接报销结算，这对于我们来说是最大的实惠。"王海平说。

村民看病难的问题得到了缓解，村医的各项待遇也有了提高。徐永宏是白银市平川区水泉镇枣园村一名村医，近年来，随着甘肃省乡村医生公共卫生经费逐年提高，徐永宏的工作也在发生变化。"实行乡村计划管理以后，村医的收入提高了，养老待遇得到了解决，没有了后顾之忧，给老百姓服务的干劲更大、信心更足了。"徐永宏坦言。

小病不出村、常见病不出乡、大病不出县、疑难危重再转诊。随着医药卫生体制改革的深入，作为基层"守门人"的乡镇卫生院可以开展 50 多个病种的诊疗，从以前的"冷冷清清"到现在的"红红火火"，焕发出勃勃生机。

目前，甘肃省已经全面建立医疗机制分级分工制度，实行病种动态管理，完善"省级医院负责 50 + N 种疑难危重疾病、市级医院负责 150 + N 种常见大病、县级医院负责 250 + N 种常见病多发病、乡镇卫生院负责 50 + N 种一般疾病"的诊疗制度，推动医疗机构功能精准定位，为群众提供服务。

贫困人口在各级定点医疗机构就诊均不设起付线。从 2018 年 6 月 1 日起，农村贫困人口在省内各级定点医疗机构就诊实行"先看病后付费"。

除此之外，甘肃拥得天独厚的中医药资源，省内约有中药材 1600 多种。大力发展中医药，充分利用中医药"简便廉验"的优势，既是甘肃的医改特色，也是甘肃医疗控费工作的重大举措。

作为全国唯一的中医药改革综合试点省，近年来，甘肃省大力推动中医药与健康融合，在走中医特色甘肃医改道路的基础上，全省 14 市州、146 家城市公立医院全部实行药品零差率。截至 2017 年，甘肃全省平均住院费、门诊费连续四年保持全国最低。

为筑牢健康扶贫政策网底，切实解决贫困人口看病就医难题，2017 年，甘肃实施健康扶贫工程"三个一批"行动计划，基本实现了贫困村标准化村卫生室建设全覆盖，将建档立卡贫困人口纳入家庭医生签约服务重点人群，年内为 203.75 万名建档立卡贫困人口进行免费体检，对 2776 名大病患者开展了集中救治。

在此基础上，从 2018 年 6 月 1 日起，全省城乡居民参保患者住院和门诊慢特病费用按现行基本医保政策报销后，个人自负合规医疗费用超过 5000 元（不含 5000 元）的部分纳入大病保险，按比例分段递增报销，补偿基数为：0～1 万元（含 1 万元）报销 60%；1 万～2 万元（含 2 万元）报销 65%；2 万～5 万元（含 5 万元）报销 70%；5 万～10 万元（含 10 万元）报销 75%；10 万元以上报销 80%。

建档立卡贫困人口、城乡低保、特困供养人员，个人自负合规医疗费用超过 2000 元（不含 2000 元）的部分纳入大病保险，按比例分段递增报销，补偿基数为：0～1 万元（含 1 万元）报销 72%；1 万～2 万元（含 2 万元）报销 77%；2 万～5 万元（含 5 万元）报销 82%；5 万～10 万元（含 10 万元）报销 87%；10 万元以上报销 90%。

面对"看病难、看病贵"这一长期困扰政府和人民群众的难题，新一轮医改启动实施以来，甘肃把深化医改作为全面深化改革的突破口和增进民生福祉的重要抓手，把解决"看病难、看病贵"列为深化医改关键问题予以破解，成效显著。

国家卫生健康委员会对 2017 年健康扶贫工作扎实、成效突出的甘肃等 17 个省给予了通报表扬。甘肃将以更加坚定的决心、更加扎实的工作、更加优良的作风，推动健康扶贫工作不断深入开展，实行"挂图作战"，不让健康问题拖后腿，坚决打赢健康扶贫攻坚战。

（本篇根据 2018 年 6 月 6 日人民网·甘肃频道上的文章整理而成）

B.16
吉林：医疗服务从前"开口十公分"，
现在"微创钥匙孔"

吴孟华 整理*

摘　要： 本案例简要介绍了吉林省深化医疗卫生领域供给侧结构性改革，调整优化优质医疗资源结构布局，组建医联体，完善分级诊疗制度体系建设，落实各级各类医疗机构功能定位，引导三甲医院主攻疑难杂症的做法，阐述了吉林省开辟绿色通道、提高急诊急救能力，推行日间手术、缩短患者住院时间，实施远程会诊、"互联网＋"助力基层，提供优质护理服务、从"治疗疾病"转向"照护病人"，推动医养结合、提升老年生活幸福指数，实行积极的妇幼政策、促进家庭健康发展的具体措施和经验做法。

关键词： 医疗服务　远程会诊　医养结合

　　1978 年，农村家庭联产承包责任制的实行，拉开了中国 40 年改革的序幕，一方面为医改提供了动力，另一方面经济体制改革深刻影响中国社会的发展，不断为卫生事业提出新的要求。

　　中国的发展道路是以创新为动力本源的，医疗服务能力的提升，必然离不开科学技术创新的支持。随着国力不断增强，医疗技术、高端器械、检测装备、诊断能力、临床服务能力等飞速发展，共同推动医学更大程度更大范围地服务于百姓的健康福祉。

---

*　吴孟华，上海浦江健康科学研究院副院长，主要从事心内科与健康管理研究。

医疗服务是综合工程，涉及制度建设、医院管理、技术设备、专家水平、服务理念等，而微创手术不过是其中的一项技术手段，却是展现医疗水平提升更好服务百姓健康的有力切面。它发展十几年，更注重患者的心理、社会、生理（疼痛）、精神风貌、生活质量的改善与康复，最大程度体贴患者，减轻患者的痛苦。具有创伤小（被称为"钥匙孔"）、疼痛轻、恢复快的优越性，降低了传统手术"大开口"对人体的伤害，极大地减少了疾病给患者带来的不便和痛苦。

"改善就医体验、增强健康获得感"是民之所望、政之所向。吉林省从2015年起，持续开展改善医疗服务行动计划，推出预约诊疗、优质护理、日间手术、远程医疗、检验结果互认等措施，深入开展大型医院巡查、医疗机构考核评价和平安医院创建活动，夯实医疗质量根本，改善群众就医体验。

一　创新医学科技，获奖 N 次

目前，吉林省建有国家重点实验室 1 个（吉大公卫学院放射生物学重点实验室）、重点专科 33 个、省级重点实验室 48 个、重点专科 54 个。近三年共承担国家级科研项目 524 项，获得省部级科技奖励 326 项、专利授权 968 项。在基础研究方面，吉大一院于晓方团队开展的艾滋病病毒的分子致病机制研究，成果荣获 2017 年度国家自然科学奖二等奖。在临床研究方面，省肿瘤医院程颖团队在参与肺癌精准靶向治疗研究方面获得重大突破，改写了中国和世界肺癌诊治指南，研究成果荣获 2017 年度国家科技进步二等奖。

二　三甲医院，主攻疑难重症

近几年，吉林省按照"抓重点、补短板、强弱项"的思路，深化医疗卫生领域供给侧结构性改革，调整优化优质医疗资源结构布局，组建政府主导的多层次医联体，完善分级诊疗制度体系建设，落实各级各类医疗机构功能定位，引导三级公立医院逐步减少普通门诊，向疑难重症和医学关键技术攻关转型。按照"城市三级医院主要提供急危重症和疑难复杂疾病的诊疗服务"功能定位，省内几所大型三甲医院按照分级诊疗要求，探索由诊治普通疾病加快

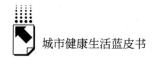

向疑难重症攻关转型。2018 年 1 月，吉林大学第一医院、第二医院和吉林省肿瘤医院入选国家疑难病症诊治能力提升工程项目储备库。

着重推进以重症医学、心脑血管、肿瘤防治、妇产科、儿科、精神卫生为重点的专科建设，打造在东北地区乃至全国有影响的特色医疗卫生品牌。

三 绿色通道，提高急诊急救能力

吉林大学第一医院成立"吉林省卒中专病联盟""吉林省卒中中心联盟"，并成立了"吉林省卒中中心管理指导委员会"。2018 年 7 月吉林省卒中急救地图（第二版）正式对外发布，已有各市县区共 40 家医院加入，细化了溶栓和取栓的推荐级别，在吉林省形成了脑血管疾病快速救治网络。

为全面提高急诊急救能力，吉林大学中日联谊医院已建设成为国家首批"中国胸痛中心示范中心"，同时与全省 79 家心脏病诊疗中心共同建立"吉林省胸痛中心区域联盟"，建立吉林省胸痛救治网，为吉林省分级诊疗救治模式提供了模板。标志着医院胸痛患者的规范化诊疗服务能力已处于国内领先水平，年均成功抢救急性 ST 段抬高心肌梗死患者 500 余例，死亡率 2.70%，明显低于国际 5% 的标准。

四 推行日间手术，缩短患者住院时间

当天入院，当天手术，当天回家，患者住院费用大幅下降，医保基金得到明显节约，医院床位压力有效缓解，住院患者等待时间明显缩短，这就是《行动计划》中重点推广的就医新模式——日间手术。全省大型三甲医院利用专科优势，积极推行日间手术，包括吉林大学第一医院、中日联谊医院、省医院、吉林市人民医院、梅河口市中心医院已被国家确定为日间手术试点医院。模式自实施以来，在全体医护人员的共同努力下，取得了显著的阶段性成效。年均完成日间（门诊）手术 1.5 万余例，年均增长 10% 左右。

据了解，根据相关工作方案，吉林大学中日联谊医院制定了包含 11 个专科 44 个病种的《日间手术病种目录》，明确了收治标准和收治流程，采取"分散收治、分散管理"的模式运行。

五　远程会诊，"互联网＋"助力基层

2016 年，吉林省财政连续两年投入 2150 万元专项资金用于远程会诊系统升级改造，搭建远程医疗服务会诊平台。2018 年 9 月，平台横向贯通省级 5 家大型三甲医院，纵向链接 9 个市（州）的 43 家县级医院，同步延伸到 23 个国家级和省级贫困县、陆路边境县和少数民族自治县所辖的 355 个乡镇卫生院，构建覆盖省市县乡四级"互联互通"的网络运行平台。以"互联网＋智慧医疗"为纽带，让群众在家门口就能享受到省级专家的诊疗服务，有效促进优质医疗资源下沉，提高基层医疗服务能力和水平。

截至 2018 年 11 月底，省远程医疗会诊平台以五大医联体为依托，可以为全省 43 家县级医疗机构和 355 家乡镇卫生院提供全天候的远程单学科、多学科、同步远程病理、非同步远程病理会诊服务和远程心电、远程检验、B 超、DR、CT、MIR 等远程影像诊断服务。平台汇聚远程会诊、远程诊断等相关数据 65046 条，其中影像数据 41622 条，检验检查 23424 条。五大医联体针对基层医疗机构共开展会诊 213 例，定期举办远程医学教育培训 40 期，近6562 人参加。

六　优质护理，从"治疗疾病"到"照护病人"

护理工作是整个医疗卫生工作的重要组成部分，但它又有其自身的相对独立性和特殊性，护理人员的专业水平如何，关系到能否协调医生、护士、病人三者的关系，直接影响着医疗质量。

2010 年初，国家在全国卫生系统部署开展"优质护理服务示范工程活动"，旨在全面加强临床护理工作，提升护理专业水平和服务质量，构建和谐护患关系。至 2017 年底，吉林省全部二级以上医疗机构均开展了优质护理服务。

作为国家级优质护理单位，吉大一院护理工作紧紧围绕《进一步改善医疗服务行动计划》的要求，推行垂直管理，增设护理副院长管理岗位，医院实现了医护分开，建立以护理管理为框架的临床工作平台，减少管理层级及半

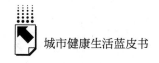
径，提高工作效率。

有条件的医院还为患者提供延伸性护理服务，比如孕妇学校等，解决了许多家庭后顾之忧，增进了护患互信。

七 推动医养结合，提升老年生活幸福指数

目前，吉林省已经进入老龄化的快速发展阶段，为积极应对严峻形势，2017年，吉林省下发了《吉林省关于推进医疗卫生与养老机构融合发展的实施意见》，把医养融合发展作为深化医改的关键措施和完善基本医疗卫生制度的基础性工作。

一是卫生健康部门积极支持有条件的养老机构内设医疗机构。目前，吉林省已有87家养老机构具备医疗资质，占养老机构总数的5.1%。二是医疗机构积极支持和发展养老服务。目前，吉林省有202个社区卫生服务中心和776家乡镇卫生院及1万多个村卫生室（家属发展处），为城乡老年人提供方便快捷的医疗卫生服务。

在医养结合人才队伍建设方面，研究制定养老机构医护人员的定向培养、合作培养和针对性培养政策，不断加强医养融合发展的人才保障。

八 妇幼政策，促进家庭健康发展

按照中央关于调整生育政策决策部署，吉林省两次修订颁布《吉林省人口与计划生育条例》，同步出台婚假、产假等配套衔接政策，实现了从"单独两孩"到"全面两孩"的历史性转折。

两孩政策实施以来，全省累计出生28.27万人，其中出生一孩18.52万人，占出生人口65.51%，出生二孩9.18万人，占出生人口32.47%，二孩出生占比逐年递增（2015年为28.36%，2016年为30.82%）。2017年吉林省出生人口性别比下降到106.10（正常范围103~107）。

省政府印发实施《关于全面加强妇幼健康服务工作的指导意见》，启动妇幼健康服务能力提升计划，省级财政累计投入资金3.7亿元，全面推开妇幼保健机构标准化建设，在全国率先启动妇幼健康服务联合联动试点，累计为农村

妇女免费宫颈癌筛查 140 万人，为 7 岁以下儿童免费视力筛查 146 万人，全省妇女儿童健康状况得到明显改善。计生特殊家庭特别扶助标准实现城乡统一，联系人制度和计划生育两项扶助制度全面落实，流动人口均等化示范县（市、区）建设实现市州级全覆盖。

目前，吉林省已完成 34 家较大规模医疗机构考核评价、15 家医疗机构大型医院巡查和 10 家医疗机构巡查"回头看"工作，医疗行为和就医秩序进一步改善。全省三级医院医责险覆盖率达到 100%，二级医院医责险覆盖率达到 95%。白山市深入开展医务人员收受"红包"专项治理行动，累计拒收和上缴红包 167 万元，患者满意度明显提升。实施基层医疗卫生服务能力提升年活动，92 家乡镇卫生院分别被国家评为群众满意和全国百佳乡镇卫生院，20 家社区卫生服务中心分别被评为全国优质示范和全国百强社区卫生服务中心。

第三方调查结果显示，2017 年度全省公立医院出院患者综合满意度达到 95.58%，较前一年度提高了 1.79 个百分点。

（本篇根据吉林省卫生健康委员会官网上的文章整理而成）

案例篇：产业视角

Case Study：Industrial Perspective

B.17
上海市生态环境局：打响蓝天、碧水、净土保卫战，给出了"生态之城"的"绿色答卷"

张俭琛 整理*

摘　要： 本案例从"以大气、水和土壤污染治理为重点，打响污染治理攻坚战；完善环保地方法治建设，加大环境执法力度"两个发面介绍了 2028 年上海市生态环境局大力推进污染治理和改革创新的具体举措和经验做法，并用大量的数据佐证了 2018 年上海市"蓝天、碧水、净土"保卫战所取得的成效。

关键词： 上海　环保　污染物浓度

---

* 张俭琛，硕士，上海市戒毒康复中心副主任，上海浦江健康科学研究院副院长，主要从事健康管理研究。

随着生态文明建设的不断加速，"污染防治"是决胜全面建成小康社会三大重点之一。2018 年，上海市积极贯彻习近平生态文明思想、全国生态环境保护大会精神，按照市委市政府坚决打好污染防治攻坚战的工作部署，大力推进污染治理和改革创新，主要污染物排放总量进一步下降，生态环境质量持续改善。

一 全市生态环境质量明显改善，主要污染物浓度进一步下降

环境空气质量持续改善，但臭氧污染仍较突出。2018 年，上海市环境空气质量指数（AQI）优良天数为 296 天，较 2017 年增加 21 天；AQI 优良率为 81.1%，较 2017 年上升 5.8 个百分点。细颗粒物（PM2.5）年均浓度为 36 微克/立方米，较 2017 年下降 7.7%，较基准年 2015 年下降 32.1%；可吸入颗粒物（PM10）年均浓度为 51 微克/立方米，较 2017 年下降 7.3%；二氧化硫（SO_2）年均浓度为 10 微克/立方米，较 2017 年下降 16.7%；二氧化氮（NO_2）年均浓度为 42 微克/立方米，较 2017 年下降 4.5%。上述四项污染物浓度均为历年最低；SO_2 已连续五年达到国家环境空气质量年均一级标准，PM10 已连续四年达到国家环境空气质量年均二级标准。但是，PM2.5 和 NO_2 均未达到国家环境空气质量年均二级标准；臭氧在污染日中首要污染物占比达 50.7%，臭氧污染仍较突出。

在空间分布上，由于上海市主导风向为东南风，PM2.5 和 PM10 受区域输送和二次生成影响，总体呈西高东低的分布态势；SO_2 全面达标，浓度总体较低；NO_2 总体呈市中心向周边区域递减的趋势，浦西地区浓度总体高于浦东地区，与机动车聚集度基本一致。

地表水环境质量进一步改善，氮磷污染问题有所缓解，但仍为主要污染指标。2018 年，上海市地表水环境质量较 2017 年进一步改善。全市主要河流的 259 个考核断面中，水质达到 Ⅱ～Ⅲ 类的断面占 27.2%，Ⅳ～Ⅴ 类断面占 65.8%，劣 Ⅴ 类断面占 7.0%，主要污染指标为氨氮和总磷。与 2017 年相比，全市主要河流劣 Ⅴ 类断面比例下降了 11.1 个百分点，氨氮、总磷平均浓度分别下降了 31.4% 和 1.9%。上海市 4 个在用集中式饮用水水源地水质全

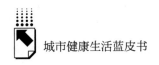
部达标（达到或优于Ⅲ类标准）。上海市近年来不断加大截污治污力度，地表水环境质量持续改善，但氮磷仍为影响全市地表水环境质量状况的主要污染指标。

地下水环境质量总体保持稳定。2018年，原市规划国土资源局开展的地下水水质监测结果显示，上海市13个国家级地下水监测点中，水质为Ⅲ类、Ⅳ类、Ⅴ类的数量分别为1个、10个和2个，分别占7.7%、76.9%、15.4%。上海地区地下水水质总体保持稳定。

海洋环境质量总体保持稳定。2018年，上海市海域符合第一类、第二类海水水质标准的监测点位占10.8%，符合第三类、第四类标准的监测点位占18.4%，劣于第四类标准的监测点位占70.8%，主要污染指标为无机氮和活性磷酸盐。长江河口水域水质优良且总体稳定，但由于海水水质标准与地表水水质标准存在较大差异，劣于第四类海水水质标准的现象较为普遍。

声环境质量基本保持稳定。2018年，上海市区域环境噪声有所改善；道路交通噪声昼间时段和夜间时段均保持稳定。

辐射环境质量总体情况良好。2018年，上海市辐射环境背景值和辐射设施周边的辐射强度均处于正常水平。

生态环境状况良好。2017年上海市生态环境状况指数（EI）为62.60，生态环境状况评价等级为"良"，植被覆盖度较高，生物多样性较丰富。

二　以大气、水和土壤污染治理为重点，打好污染防治攻坚战

2018年，市委市政府召开全市生态环境保护大会，对打好污染防治攻坚战进行全面动员部署。对标中央坚决打好污染防治攻坚战要求，结合上海实际，形成了具有上海特色的污染防治攻坚"1＋1＋3＋X"综合体系。市委市政府出台《关于全面加强生态环境保护坚决打好污染防治攻坚战建设美丽上海的实施意见》，市政府印发实施《上海市2018～2020年环境保护和建设三年行动计划》（即第七轮环保三年行动计划）和《上海市清洁空气行动计划（2018～2022年）》，深入推进水污染防治行动计划，有序实施土壤污染防治行

动计划。聚焦产业、能源、交通和用地等结构调整和综合整治，印发并启动实施 11 个专项行动（优"化"、减煤、治柴、绿通、减硝、消重、净水、清水、清废、增绿、绿农等行动）。

2018 年，上海市贯彻落实国家生态文明建设改革任务，聚焦本市生态环境突出短板，推进完成 30 余项改革任务。重点包括：出台了《生态文明建设目标评价考核办法》。实施本市两批 6 个区环保督察。深化落实河湖长制。出台实施《关于建立完善本市生活垃圾全程分类体系的实施方案》和三年行动计划。发布本市生态保护红线划定方案。落实环评改革试点，大幅简化社会投资项目审批流程。出台《上海市深化环境监测改革提高环境监测数据质量实施方案》，加强环境监测机构监督管理。出台《上海市生态环境损害赔偿制度改革工作实施方案》。启动新一轮生态环境机构改革。

2018 年，上海市各项重点工作顺利推进并完成年度任务目标。排污许可与总量减排工作持续推进，超额完成年度污染减排目标；持续加强固体废物管理、辐射安全管理、海洋环境治理与保护、自然保护区监督管理；金山地区环境综合整治取得较好成效，环境质量持续好转，大气恶臭污染明显改善，河道黑臭基本消除，环境信访投诉显著下降，群众感受度明显提升；长三角区域大气和水污染防治协作聚焦打好污染防治攻坚战，加强大气和水协作与长三角一体化发展合作平台的联动对接，出台《长三角区域空气质量改善深化治理方案（2017～2020 年）》《长三角区域水污染防治协作实施方案（2018～2020 年）》和近期重点任务清单，滚动实施。

三　完善环保地方法制建设，加大环境执法力度

2018 年，上海加快完善环保地方法制建设。根据国家要求，结合上海实际，完成了《上海市大气污染防治条例》《上海市九段沙湿地国家级自然保护区管理办法》等地方性法规规章的修改工作。修订出台《上海市环境违法行为举报奖励办法》，拓宽举报投诉途径，扩大举报奖励范围，提高举报奖励标准，鼓励和引导公众参与监督环境违法行为。

在完善法律法规的同时，环境执法力度不断加大。2018 年全市环保系统查处案件 3047 件，处罚金额近 5.3 亿元，同比增长 11.07%。多种执法手段有

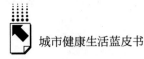

效运用，做出按日计罚 8 件，处罚金额共 2021.8 万元，实施查封扣押 139 件，限制生产、停产整治 9 件，移交公安部门行政拘留 23 件，涉嫌环境污染犯罪移交公安部门 38 件。

（本篇根据上海市生态环境局发布的《2018 年度生态环境状况公报》整理而成）

B.18

杭州市体育局：借势借力亚运东风打造
国际赛事之城

罗宇舟 整理*

摘　要： 本案例从认真总结成功举办世游赛经验、深入创设体育国际化环境、全面提升杭州国际体育赛事组织能力、进一步提高杭州竞技体育综合水平四个方面，系统介绍了杭州市体育局借势借力亚运东风打造国际赛事之城的具体做法和典型经验。

关键词： 亚运会　世界游泳锦标赛　国际赛事

杭州紧紧围绕省委省政府整体工作部署，在省体育局的关心重视和指导下，以成功举办第 14 届世界游泳锦标赛（25 米）和筹办 2022 年第 19 届亚运会为契机，全面推进城市国际化建设，出台了《中共杭州市委关于全面提升杭州国际化水平的若干意见》，提出了抢抓"后峰会、亚运会、现代化"战略机遇，把杭州建设成为具有世界水准的国际会议举办城市、会展之都、赛事之城的目标。2018 年 12 月 8 日~16 日，杭州成功举办了世界游泳锦标赛（25 米）和世界水上运动大会，共有来自世界各地 185 个国家和地区的 3179 人（外宾 2503 人）来杭参赛参会，赛事组织和服务保障工作精细精准、高效周到，得到了国际泳联和参赛参会代表团的高度赞扬和肯定，被称为是历届世游赛（25 米）的最佳赛事，被誉为"杭州标准"。许多国外媒体记者发出同样的感慨："最好的世游赛，最好的杭州。"

---

* 罗宇舟，广西高校引进海外高层次人才"百人计划"，国务院经济发展研究中心博士，主要从事机器学习研究。

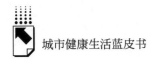

一　认真总结成功举办世游赛经验

世界游泳锦标赛（25 米）是杭州乃至浙江有史以来举办的最高规格、最大规模的国际单项体育赛事。赛事的成功举办为杭州举办 2022 年亚运会积累了经验，杭州体育局的主要做法是：一是建立赛事统筹机构。本届赛会有会议、有比赛、有典礼，即世界水上运动大会、世界游泳锦标赛（25 米）和国际泳联年度颁奖盛典。为筹办好赛事，杭州组委会在原来一办九部一组的基础上，专门组建了办公室（综合部）作为赛时总协调运行机构和赛事运行指挥部，并按照场馆化和赛事组织运行要求，组建了 34 个工作团队，建立完善了一系列赛前赛时决策、运行、协调工作机制。二是做细赛事服务保障。按照一流场馆设施、一流组织保障、一流开闭幕式、一流城市形象"四个一流"标准，扎实推进比赛场馆建设、功能布局和运行，做好住宿餐饮、安保服务、礼宾接待、志愿者服务、参赛报名等全方位服务保障工作。实行车辆统一调动，住宿接待统一安排，志愿者综合管理、食品安全监测和医疗急救统一联动，实现了赛事服务保障工作的无缝对接。三是强化赛事新闻宣传。准确把握赛事的宣传节点，正面舆论引导，全方位宣传赛事，讲好杭州故事，让广大市民关注、关心、支持赛事；切实强化各类新闻宣传媒体的融合，形成赛事宣传合力，借宣传赛事，推介城市、展示形象。

二　深入创设城市体育国际化环境

今后几年，杭州正处在"后峰会、亚运会、现代化"的重要时间窗口，特别是 2022 年亚运会再次提供"办好一个会，提升一座城"的重大契机，也是推进城市国际化建设的重要时期。一是建设一流的场馆设施。目前，规划面积 6 平方公里的杭州奥体中心已矗立在钱塘江南岸，8 万人的主体育场、1 万人网球中心（世游赛比赛场馆）已经建设完成，主体育馆、游泳馆、综合训练馆以及亚运村正在加紧建设。同时，分布杭州各区县市的亚运场馆项目正在按计划推进，8.8 万平方米的杭州市全民健身中心项目力争年底向社会开放；积极推动全民健身设施建设，正会同规划部门对《杭州市体育设施专项规划》进行修编，充分利用空置场地，规划建设一批小型的群众身边的全民健身设施；结合省"四提升，四覆盖"，扎实推进体育中心、体育公园、体育广场等城乡公共体育设施建设。二是开展全民健身迎亚运活动。以"全民健身迎亚运活动"为主题，举办好"美丽中国·健康杭州"等各类全民健身活动；深入推进中小学校体育场地设施向社会开放、公共体育场馆设施向社会免费或低收费开放等工作，不断完善全民健身条件；依托社会体育团体组织，广泛开展各类群体活动，提升群众参与度。以健身活动为载体，充分利用各类媒体，广泛宣传杭州亚运和杭州体育，形成"我参与、我运动、我健身"的良好氛围，提升人民群众对亚运会的支持度。三是打造国际一流体育营商环境。充分运用"最多跑一次"改革的理念、思路和机制，以机构改革为载体，规范体育职业资格准入制度；以推荐省体育产业发展引导资金项目为抓手，提升体育企业内生动力和核心竞争力，引导健身服务业、体育制造业、旅游休闲业、竞赛表演业等各业态全面发展；加快构建以数字经济为核心的现代化体育产业体系，努力打造国际一流的体育营商环境。四是高标准开展城市体育国际化标志标识改造。制定标准的国际化体育标志标识，加快推进全市体育场馆设施国际标志标识改造，营造体育国际化氛围。

三　全面提升杭州国际体育赛事组织能力

"赛事之城"建设既要吸引和办好一系列重大体育赛事，同时要培育和提升本土赛事品牌的国际知名度和影响力。一是承办更多高规格国际体育赛事。杭州作为长三角中心城市和中国特色社会主义的重要窗口，面对杭州打造"赛事之城"、承办2022年亚运会，杭州还有很多方面要学习、要实践、要积累。在成功举办世游赛的基础上，在亚运会举办前，力争举办10余项洲际以上单项体育赛事，为举办亚运会积累经验，提升杭州体育国际化水平。二是培育本土国际品牌赛事。"赛事之城"既要外延，更要内涵。在做深做细钱塘江国际冲浪对抗赛、杭州国际城市定向赛、国际（杭州）毅行大会等10余项本土品牌赛事的基础上，结合杭州城市特点和自身优势，积极培育杭州西湖国际名校赛艇挑战赛、杭州西湖国际女子半程马拉松、中国杯国际排舞公开赛、国际拳击挑战赛等品牌赛事。三是加强与国际体育组织的合作。以打造"一区县一品牌"赛事为抓手，加强与国际泳联、世界摩托艇联合会、国际冲浪运动协会、国际徒步联盟等国际体育组织的交流与合作，举办好国际泳联 10 公里马拉松游泳世界杯、世界 XCAT 摩托艇锦标赛等。加强与国际奥委会、国际足联、国际拳联等的交流与合作，逐步将优质体育赛事资源引入杭州。四是强化体育人才培养和赛事公司培育。从举办世游赛来看，杭州的专业体育赛事人才非常缺乏，既懂体育赛事组织又有很好的外语沟通能力的人才更是缺乏。在亚运周期内，通过政府、高校、体育行业组织等大力引进和培养体育赛事运行人才、场馆管理人才、体育广告、特许商品营销的经营人才，以及资本运作、体育电视媒体报道等方面的各类人才。组织建设各类人才培训基地，引入知名体育经纪公司和体育管理公司，培育壮大体育赛事组织专门机构和企业。五是强化区域合作，大力发展体育文化创意产业。强化与长三角城市和体育先进城市的合作，加强体育产业与文化产业、旅游业、动漫业的融合发展，打造杭州特色体育经济品牌。

四 进一步提高杭州竞技体育综合水平

"赛事之城"建设必须内外兼修。一是立足省运、面向全运、目标亚运、展望奥运。深入贯彻落实奥运争光和《2022 年杭州"亚运争光"保障计划》，优化全市竞技体育项目布局，努力做大做强游泳等优势项目，提高潜优项目，固强基础项目；强化体育科研，努力提升杭州竞技体育科技水平；全力做好杭州籍运动员参加全运会、亚运会、奥运会的服务保障工作，力争有更多的杭州运动员在 2022 年亚运赛场、2020 年奥运赛场上取得优异成绩。二是积极推进国字号体育项目建设。积极推进国家冲浪训练基地、国家冲浪集训队建设，提高杭州冲浪运动水平；加快推进中国游泳运动学院建设，做大做强杭州游泳，将杭州游泳这张"金名片"擦得更亮；继续加强全国排舞推广中心建设，办好中国杯国际排舞公开赛，把排舞打造成杭州样板。三是加强国际体育交流与合作。深入推进与斯洛文尼亚马里博尔市的体育深度合作，推动高山滑雪和跳台滑雪等冬季运动项目开展。推动与新西兰高尔夫球协会的交流，举办好中新青少年高尔夫球邀请赛。推进与荷兰摩托艇协会的合作，积极引进世界摩托艇研发基地，推动摩托艇项目发展。

（本篇根据 2019 年 1 月 24 日浙江在线上的文章整理而成）

B.19
黄山市黄山区旅游委：以全域旅游"品质革命"助力实现绿色崛起

濮桂萍 整理*

摘　要： 本案例介绍了黄山市黄山区旅游委通过抓项目建设，夯实全域旅游发展基础；抓产品创新，优化全域旅游产品供给；抓旅游扶贫，助力全区脱贫攻坚；抓精准营销，巩固拓展客源市场；抓综合监管，优化旅游市场环境来实现全域旅游"品质革命"，助力实现绿色崛起，持续保持全区旅游产业快速增长的典型经验和做法，以及所取得的成效。

关键词： 黄山市　全域旅游　项目建设　旅游扶贫　精准营销

2018 年，安徽省黄山市黄山区旅游委以党的十九大精神为指引，深入贯彻科学发展观，不断深化旅游供给侧改革，持续推进旅游项目建设，创新开展旅游市场营销，大力提升旅游服务质量，以全域旅游"品质革命"助力实现绿色崛起，全区旅游产业持续保持较快增长态势。

一　抓项目建设，夯实全域旅游发展基础

一是重点旅游项目扎实推进。2018 年全区列入省市区重点建设的旅游项目 35 个（其中续建项目 16 个，新建项目 19 个），总投资 337.99 亿元。其中总投资在 5 亿元以上的项目有 13 个，东黄山国际小镇市政基础设施、太平湖

---

* 濮桂萍，硕士，上海健康医学院护理与健康管理学院教师，主要从事健康经济研究。

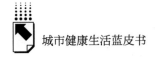

创建国家级旅游度假区 2 个项目列入省级重点旅游项目。

二是风景道建设全面启动。醉美 218、环太平湖、经典 205、名山秀水等四条旅游风景道启动建设，以国省道、县道为骨架，有机串联景区景点景观、田园茶园果园、古城古镇古村。以"旅游+"为导向，整合全域旅游资源，打造旅游新产品新业态。2018 年，重点抓好风景道旅游基础设施和公共服务设施建设，已建成旅游风景道交通标识牌 24 块，沿线 5 个"一体四中心"旅游咨询服务点正在加快建设，与邮政部门合作在焦村郭村、谭家桥东黄山度假区设立"徽邮驿站"，为游客提供旅游咨询服务和邮政物流服务，醉美 218 和环太平湖风景道沿线观景台、摄影点建设有序进行。

三是精品景区提质升级。黄山旅游通过股权收购方式进入黄山太平湖文化旅游有限公司，景区转型升级、创意策划有条不紊，2018 年"十一"黄金周效益初显，接待人次和旅游收入翻倍增长（同比增加 98.6% 与 105.82%）；芙蓉谷景区投资约 1.2 亿元，对住宿餐饮、消防设施、安全设施、旅游公厕、游客中心和 WiFi 覆盖等进行提升，建设智慧停车场，新增音乐喷泉、夜间激光秀、水幕电影等新业态；东黄山旅游度假区投资约 500 万元，红松楼、桂花楼、茶花厅升级改造并投入运营，新增第三卫生间；丰大浩瀚天下投资 1200 万元，新建水乐园、海洋世界、冰雪世界项目对外营业；九龙瀑景区新建和维修护栏、观景平台、休憩坐凳、游览步道、监控设施和停车场，提升游客游览舒适度，增加游客体验项目"喊泉"提升游客参与度；洞天湾景区完成了石林景点、景区停车场、观光平台及游览步道等基础设施的改造提升。

四是公共服务设施逐步完善。实施旅游厕所革命"新三年行动计划"，2018 年新建旅游公厕 13 处；完成京台高速太平湖服务区"旅游化"改造，旅游咨询和旅游商品销售进驻太平湖服务区；全区 4A 级景区和涉水景区监控接入省旅发委智慧旅游平台，星级酒店、A 级景区实现无线 WiFi 全覆盖，北大门智慧停车场建成并投入使用。

二 抓产品创新，优化全域旅游产品供给

一是推动"旅游+"跨界融合。推进"旅游+文化"，推出知青文化体验游、红色缅怀教育游、苏雪林故里寻踪游、猴魁茶文化体验游等多条精品文化

旅游线路；推进"旅游+农业"，结合各地农业资源，推出茶乡风情游、油菜花赏花游、果蔬采摘游等产品，"三姐人家"被评为省级休闲农业与乡村旅游示范区；推进"旅游+渔业"，推出太平湖观光渔场、焦村龙虾、泉水鱼等特色体验产品；推进"旅游+工业"，开展工业园区旅游商品生产企业调研，精选一批特色"旅游伴手礼"；推进"旅游+研学"，指导旅游企业按标准创建省级研学旅游基地，与省内专业机构合作，开发了"航天航海""无人机体验""自然环保教育"等特色研学旅游产品，引进中科大下属安徽朗巴智能中心在黄山区设立科普教育基地；推进"旅游+体育"，举办了太平湖铁人三项赛、宝马摩托车骑行大会等，开展体育旅游摄影作品征集等。

二是推动乡村旅游助力乡村振兴。把发展乡村旅游作为实现乡村振兴的重要抓手，实施休闲农业和乡村旅游精品工程，结合全区美丽乡村建设，推出乡村观光、农事体验、主题节庆等特色旅游产品，联合制作《黄山区美丽乡村专题旅游宣传片》，全方位展示黄山区美丽乡村建设成果和乡村旅游蓬勃发展的态势；推动乡村旅游"四级联建"，全区正在创建文化旅游名县，正在申报创建特色旅游名镇6个，特色旅游村4个；大力发展乡村精品民宿，全区乡村精品民宿数量近30家，山里什帖、云门山居、东园艺栈、溪竹山居、隐溪逸舍、暖山町、花筑、松也、遇见未迟8家民宿列入"徽州民宿50佳"，《安徽日报》等多家媒体专题报道黄山区乡村精品民宿发展情况。

三是打造"四季花海"扮靓青山绿水。充分利用国省道路肩、农村抛荒地种植条块状"花海"，通过油菜花、荷花、格桑花、百日红、向日葵等不同季节花卉打造四季赏花看点。各乡镇、交通及公路部门在风景道沿线景区点周边及乡村旅游重点区域种植块状花海5413亩，在国省道两旁播种花带52.8公里，初步形成与乡村美景融为一体的花海景观，带动乡村旅游全域延伸。盛放时节，吸引众多游客停车驻足。

三 抓旅游扶贫，助推全区脱贫攻坚

一是加快"八个一"建设行动。加快省级乡村旅游扶贫重点村"八个一"工程建设，龙门乡轮渡村和焦村镇陈村2017年已完成"八个一"工程实施内容，新丰乡盛洪村结合美丽乡村中心村建设和传统古村落保护项目高标准推进

"八个一"工程,剩余任务 2018 年底也已完成。焦村镇陈村、龙门乡轮渡村成功创建 2A 级旅游村庄。2018 年通过对上争取省市旅游扶贫奖补资金 75 万元用于扶贫村旅游公共服务设施完善建设。

二是推动涉旅企业"帮村帮户"行动。重点开展涉旅务工、涉旅销售(农产品采购)、涉旅分红(资金、资源入股)、涉旅创业(实体经营)等四类旅游扶贫。奇瑞途居露营地与仙源镇俐欣家庭农场进行合作,长期收购越山村建档立卡贫困户的农副产品,形成"政府 + 企业 + 基地 + 贫困户"的 3 + 1 模式,荣盛阿尔卡迪亚阳光酒店与太平湖二都村签订了三年的贫困户茶叶采购协议。2018 年,乡村旅游带动扶贫 888 户 2167 人,实现增收 440 余万元。

三是实施乡村旅游"志智扶贫"行动。帮助指导焦村镇陈村、龙门乡轮渡村、新丰乡盛洪村、太平湖镇二都村、仙源镇弦歌村 5 个省级贫困村编制了旅游发展规划,帮助永丰乡岭上村编制了旅游产业策划方案;开展乡村旅游新型职业农民技能培训。对乡镇旅游分管领导、旅游干事、旅游企业及农家乐业主等进行服务技能、营销技能和安全知识培训;结合"帮扶走访日",对帮扶对象进行政策宣传,帮助对接就业创业,提供技能培训机会。

四 抓精准营销,巩固拓展客源市场

一是做好多媒体宣传推广。邀请安徽卫视、安徽日报社、新华社安徽分社、香港卫视、《海峡旅游》杂志等主流媒体来黄山区采风踩线,邀请马蜂窝旅行达人、一点资讯、今日头条等专业媒体来黄山区开展深度体验。央视《回家吃饭》栏目介绍黄山区乡村美食和地方餐饮文化,央视《相约》栏目再次走进翡翠谷实地拍摄专题节目,宣传黄山区乡村旅游和民宿旅游产品。常态化运营官方微博微信,官方微博"@ 黄山区微旅游"再次荣获"安徽旅游最具影响力政务微博"称号,截至 2018 年底,发布微信 108 篇,阅读量 5.7 万次;发布微博 305 条,阅读量 68 万次,旅游外宣发稿共计 70 篇。

二是多渠道拓展客源市场。发挥"山湖联姻"优势加频营销联动,推出"黄山 + 太平湖"暑期亲子产品套票、"酒店 + 景区"产品套票等,在苏浙沪、河南等主要客源地市场开展旅游宣传营销活动。巩固拓展长三角、省内以及北方旅游市场，加大对航空线路、高铁线路的旅游市场开发，组织旅游企业参与全市整合旅游营销，赴广东湛江、河南、重庆及江苏、浙江、上海等地及杭黄高铁途经城市开展宣传活动。推进旅游宣传进高速服务区，利用服务区自驾车游客数量多、停留长的特点，开展精准宣传和推广。

三是开展主题活动凝聚人气。以"乡村美食"为切入点，创新举办"健行渐美、品味太平"主题活动，挖掘乡村美食元素，精心烹调乡愁味道，线下吸引40多家餐饮企业和农家乐参与其中，线上活动访问量超5万，筛选29道招牌菜品吸引近3万市民参与投票品鉴。着力打造"一镇一品"特色节庆活动，指导和支持乡镇举办新丰蚕桑文化节暨桑葚采摘节、玫瑰谷玫瑰花节、太平猴魁茶文化旅游节、新华笋竹文化旅游节、仙源瓜蔬采摘节、焦村龙虾美食节、中国黄山七夕情人节、芙蓉谷国际音乐节、杨家寨渔乐节、龙门乡湖鲜节等10余项特色主题活动，进一步凝聚人气，提升乡村旅游知名度。成功举办太平湖铁人三项国际精英赛、宝马摩托车友联谊活动、太平湖百公里山径越野赛等体育赛事活动，推出"体育+旅游"主题产品。

五　抓综合监管，优化旅游市场环境

一是强化旅游市场监管。持续在行业内开展"鹰眼计划""利剑行动"，全年开展各类检查33次，检查旅游企业96家（次）。办理行政处罚案件13起，行政强制案件8起，受理旅游投诉71起，办结率100%。健全完善对旅游企业和从业人员的诚勉谈话制度和法制教育，专门成立了行政执法案件审理委员会，在规定的审理范围内经调查终结的旅游行政执法案件，保证行政执法公开公正。加强与交通、海事、体育、市管、物价、湖管会等部门的联合执法力度，形成长效的联合执法检查机制。区法院在4个旅游景点设立法官工作室，为解决旅游投诉纠纷增加新的A渠道，2018年7月，黄山区旅委与太平湖法官工作室联合对区域内发生的一起旅游投诉纠纷进行调解，公正高效化解一次旅游纠纷。在旅游行业开展"扫黑除恶"专项斗争，积极开展扫黑除恶宣传，以旅游景区和旅游投诉为切入点开展线索摸排，强化游客及从业人员意识。

二是狠抓旅游安全工作。认真落实安全监管责任，联合相关部门对旅游景区、宾馆酒店等大型游客聚集场所进行安全检查23次，排查各类安全隐患75处，整改率100%。在旅游行业开展了包车安全整治行动、涉水旅游安全检查专项行动、高风险旅游项目安全规范行动、节假日旅游安全检查专项行动、旅游景区新增项目营业前安全联合检查等，认真开展安全生产月、安全生产铸安行动、安全生产网格化管理等工作，积极履行旅游安全综合监管职责，与消防、公安、安监等部门联合开展农家乐（民宿）消防安全大排查，牵头开展1万平方米以上星级酒店消防安全排查，并积极督促企业整改；与建委、安监、气象等部门联合开展旅游景区防雷安全大排查；做好安全宣传、景区安全员、农家乐业主安全培训等工作，通过手机短信、QQ平台、微信平台、微信公众号等方式实时提示旅游安全，强化从业人员、游客安全意识，营造安全工作的浓厚氛围。

三是抓好旅游行业文明创建。加强对星级饭店、旅行社等"涉创"单位文明创建工作，承办国家文化和旅游部——2018"文明旅游为中国加分"百城联动黄山分会场活动，传播"文明旅游绿色出行"理念。加大文明旅游宣传引导，要求旅行社将文明旅游要求写入旅游合同，纳入行前说明会，把好"组团关"，要求导游在旅游行程中落实业务工作与文明督导的"一岗双责"，切实担负起文明旅游宣传引导的职责，把好"行程关"。积极开展文明旅游志愿服务，在4A级旅游景区和三星级以上酒店设立志愿服务岗，节假日期间4A级旅游景区和高速下口、重要节点设置志愿服务台。

四是注重质量品牌建设。抓好旅游行业品牌建设提升，抓好旅游景区品质革命，制定和实施景区品质提升三年行动方案。开展省级诚信旅行社、旅游行业"青年文明号"等创建，参加全市品牌故事演讲大赛、"徽州百工"导游技能大赛。按照全市统一部署安排开展星级饭店复核、A级旅游景区复核工作，定期发布旅游行业红黑榜。

五是重视旅游人才队伍建设。开展2018年农家乐业主能力提升培训班、乡村旅游专题研讨班暨"乡村旅游英才论坛"；承办第六期"海外名师大讲堂"暨"太平讲堂"，邀请日本旅游专家介绍国外发展乡村旅游的典型经验；开展首届百名优秀人才（旅游人才）评选活动，在旅游行业初步推选10名优秀旅游人才，示范引领旅游行业素质提升。举办了全域旅游讲解技能大赛，培养景区点和乡村旅游接待点专业讲解队伍；组织导游员、讲解员参与全市导游员、讲解员比赛活动；组织研学旅行社和研学示范点参加全市首批研学导师培训班，培养研学旅游专业人才队伍；组织召开"黄山区旅游人才专场招聘会"，27 家旅游企业提供就业岗位 335 个，现场 50 余人达成就业意向。

（本篇根据黄山区旅游委员会 2018 年的工作总结整理而成）

B.20
海南省人民医院：大数据推进精准智慧医疗

程洪涛 整理*

摘　要：　本案例介绍了海南省人民医院通过在全院推广使用电子病历智能检索系统，有序整合了多元化数据，并通过对医疗大数据的挖掘分析，提升了诊疗精度和效率的经验做法。

关键词：　海南省人民医院　电子病历智能检索系统　精准智慧医疗

在海南省人民医院内，由于电子病历智能检索系统的推广，患者360度全景视图已应用到了手术麻醉场景。麻醉医师在术前能方便查看患者完整的健康档案，提供完整的、实时的、随时随地的病人信息访问，数字化医疗使得医疗质量大大提升。该系统不仅将原先的分散的医疗数据得以互联互通，还成为医疗大数据在临床科研应用的突破点，为推进精准医疗和智慧医疗服务体系建设奠定了基础。

一　多元化数据源复杂情况得到"有序整合"

近年来，医院对电子病历的重视程度逐步升高，利用电子病历来提升医疗质量成为许多医院的重要课题。但就目前而言，全国大多数医院的电子病历系统只解决了病历电子化问题，并没有解决电子病历数据的应用问题。

摆在面前的主要有两道"槛"：一方面，在医院内部同时运行着HIS、

---

* 程洪涛，博士，上海健康医学院发展规划处信息统计科科长，主要从事健康产业研究。

HRP、HIP、CIS、EMR 等过百种医疗业务信息系统，致使各医疗数据处于孤岛状态，无法得到有效利用。另一方面，大数据技术在临床科研落地过程中，存在着分散度高且数据质量低的问题。如患者临床全流程相关数据分散在医院的各个子系统中，抽取与管理的难度高，在实际过程中存在数据缺失、无效、时效性延迟、合规性弱、一致性差、完整性差等诸多问题。

要想利用电子病历中的临床数据进行大数据分析或是科研，首先需要解决一系列标准化问题。只有将非标准化的场景标准化、规范化，从电子病历中获取到的数据才是最真实、连续、完整的。

为推进大数据与人工智能技术在我国医疗行业的研究落地，海南省人民医院与易建科技在 2018 年初签订协议成立"医疗健康大数据联合实验室"，易建科技利用其自身雄厚的 IT 技术实力，与海南省人民医院优质的医疗资源和丰富的业务场景相结合，实现强强联合，共同进行医疗健康大数据的技术探索和产品研发，力求在医院信息化方面取得突破性的成果。

"基于语义分析的电子病历智能检索系统"是实验室研发的首个软件产品，以患者为核心的设计思路，通过医疗大数据的分析、挖掘和利用，实现对医疗数据的管理上升为对医疗知识的管理。

医院业务数据量巨大，结构化、半结构化、非结构化数据源等三大类构成的多元化数据源，情况复杂。电子病历智能检索系统采用主流的分布式存储架构进行数据的存储与备份，基于大数据设计理念，在数据源采集方面使用多模式的采集方案，同时对数据采集过程和数据采集的质量进行严密把控，实现数据高可用、高速度、高质量。

二 医疗大数据挖掘提升诊疗精度和效率

电子病历智能检索系统以其技术的先进性、创新性及良好的实施效果获得专家评委的好评。该系统能实现医疗数据的快速检索，提供基于 Elastic Search 搜索引擎的数据查询工具，用于进行病历教学、回顾或科研分析，方便医生快速检索海量病历记录。医生可以在任何办公终端调阅患者的全流程就诊资料，以及从电子病历中获得最真实、连续、完整的数据。系统还提供患者 360° 全景视图功能，可以嵌入任何业务系统中，包括医生站、医技系统、手麻系统

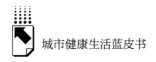
等。此外，系统还引进了知识图谱技术，从电子病历中抽取临床知识，通过本体建模方法构建病历图谱、结合专科知识库构建专科知识图谱；并通过与医疗知识库相关联，为医学知识检索、疾病预测、用药推荐和相似病历提供帮助。

系统从数据处理、储存到搜索方式都利用先进、高效的人工智能技术及云计算，有效使用计算资源，能够在短短几秒内响应用户的请求，快速处理百万乃至千万级别的医疗电子病历数据，为管理、教学、公共卫生提供了良好的数据源。

自 2017 年 11 月电子病历智能检索系统上线以来，已完成海南省人民医院 2014 年至今近 500 万条医疗事件的整合及 160 万份电子病历数据的清洗、脱敏、结构化、标准化，将患者分散在医院系统中的病历记录进行融合处理展示，使得医院原先分裂的医疗数据得以互联互通。

截至目前，该系统已在全院推广使用，能够服务于临床医师、科研工作者、医学院的学生以及临床患者，最大化挖掘电子病历价值，提升临床科研的支撑保障能力。该项目的成功落地，对海南省医疗大数据应用起到积极的推动作用，还为全国贡献了优秀的医疗大数据和人工智能的应用案例。

下一步，联合实验室还将通过协同云平台实现医联体的信息互通互连，逐步形成完整的软硬结合医疗信息化综合解决方案，构建覆盖全流程的智能医疗服务，将越来越多的智慧医疗成果惠及更多百姓民生。

（本篇根据海南省人民医院官网上的资料整理而成）

B.21

吉林大学中日联谊医院：整合院前医疗资源，优化诊区布局与时间赛跑，打造脑卒中患者生命绿色通道

摘　要： 本案例介绍了吉林大学中日联谊医院通过加强院前识别，与120无缝衔接；合理调配医院资源，优化住院流程；加强宣传，增强意识等，缩短脑卒中患者发病到血管再造时间，为患者打通绿色生命通道的经验做法和取得的成效。

关键词： 脑卒中　资源整合　绿色通道

脑卒中已经成为我国人口死亡和致残的第一位原因，卒中疾病以其高发病率、高复发率、高致残率、高死亡率及逐年递增的医疗费用已成为严重影响我国国民健康的重要公共卫生问题。然而，脑卒中的黄金抢救时间只有4.5～6小时，抢救越及时，大脑损伤就越小，患者所能取得的治疗效果也就越好。所以，对于脑卒中患者来说，发病后的每一分每一秒都意义重大，一条脑卒中急救绿色通道，一个24小时随叫随到的卒中团队，合理调配资源，优化就诊流程，缩短发病到血管再通时间，决定着患者未来能否回归正常生活。吉林大学中日联谊医院综合卒中中心团队，就是这样一个与时间赛跑，为患者打通绿色生命通道的团队。

---

* 吴萍，硕士，上海健康医学院发展规划处规划科科长，主要从事健康教育研究。

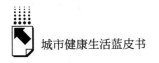
一　加强院前识别，与120无缝衔接

急性脑卒中的救治生存链可概括为 7 个环节，包括发现、派遣、转运、到达医院、临床检查、治疗决策和用药，生存链中的每一环都是脑卒中患者生命或大脑功能康复的希望之环，每一环的断裂都意味着患者生命或大脑功能康复希望的破灭。其中前三个环节为院前识别与处理环节，因为院前延迟，很多患者因到达医院太晚而无法接受及时治疗，因此优化院前卒中救治的所有环节，可大大缩短救治时间，使更多的急性卒中患者能得益于时效性的治疗。为此，吉林大学中日联谊医院综合卒中中心团队与长春市 120 急救中心密切沟通，通过多种形式改进院前急救环节：综合卒中中心主任南光贤教授及卒中团队成员多次到 120 急救中心介绍脑卒中院前识别及脑卒中超早期治疗的前沿技术，介绍吉林大学中日联谊医院综合卒中中心急救流程，讲解脑卒中急救软件"扁鹊系统"的应用；与 120 急救中心定期召开总结会议，改进合作中的不足；建立与 120 脑卒中急救互动微信群，利用该平台进行脑卒中的知识宣传，每天公布脑卒中卫士电话，随时联系并对接，大大提高了脑卒中的院前识别能力，缩短患者救治的等待时间，医生第一时间了解患者的情况、迅速前往急救大厅等待救治患者，真正实现了医院与 120 急救中心的无缝对接，极大地提高了脑卒中患者的成功救治率。

二　合理调配医院资源，优化住院流程

急性缺血性脑卒中救治成功的关键是进行快速有效再通，因此要求医院尽可能缩短从就诊到诊断及治疗的时间，需要优化院内急救及住院流程，合理调配医院资源，缩短到院至应用静脉溶栓药物时间（DNT），直接影响患者的临床预后。因此，吉林大学中日联谊医院综合卒中中心的带头人南光贤教授，积极推动脑卒中抢救绿色通道的建设，在院领导的大力支持下，2016 年 12 月 22日成立吉林大学中日联谊医院综合卒中中心，率先实现了真正意义上的脑卒中急救绿色通道，建立了一支 24 小时随叫随到的卒中团队，优化了溶栓及血管内治疗的流程，保证为患者提供全天 24 小时急诊溶栓及取栓服务；在院内急诊、住院部、门诊等各处对卒中绿色通道制作各种醒目标识；对经济困难的急需救治的患者，实行先救治后付费的政策；向社会公布卒中卫士电话，实现患者与医院的无缝对接，当急诊患者入院时，第一时间启动脑血管病绿色通道，由卒中卫士对接，迅速投入诊治工作，快速完成问诊、查体、挂号、头部 CT 检查，对于合适的患者，急诊就地给予静脉溶栓，并桥接血管内治疗，确保绿色通道的有效实施，极大地缩短了 DNT，平均 DNT 46 分钟，最短 DNT 达 5 分钟。所有卒中患者于 NICU 给予专业化规范化治疗管理，提高了卒中患者的成功救治率。

2016 年 11 月 10 日深夜，一名突发左侧肢体活动不灵的 76 岁男性患者由双阳转诊到吉林大学中日联谊医院，在接到双阳地区急救转诊电话后，神经介入团队迅速到达医院完成集合待命，经过 1 个小时的努力奋战，将堵塞右侧大脑动脉的血栓取出，成功挽救了患者生命。2017 年大年初六，南光贤教授在重症监护病房查阅一位以"炸裂样头痛 1 小时"为主诉入院的患者腾某时，依靠丰富的临床经验，判定患者病情危重，立即做出决定，第一时间通知并带领科室神经介入团队，成功完成 DSA 检查并行破裂动脉瘤栓塞术，成功救治一名蛛网膜下腔出血患者。2017 年 8 月，一位来长春参加某项活动的华侨在即将离开时，在长春龙嘉国际机场突发脑梗死，机场工作人员马上拨打 120 急救，120 火速救援，并提前通过拨打卒中卫士电话及微信平台，与吉林大学中日联谊医院综合卒中中心的卒中卫士取得了联系。医院的卒中卫士迅速行动起来，值班人员和随后赶来的医生提前到达急诊大厅等候患者的到来。患者很快被 120 送到医院，但身边没有亲属陪护，无法支付费用，医院启动了先救治后付费的绿色通道。在医护人员一路陪同下，患者快速完成了化验、心电及 CT 等一系列的检查，通过血管造影发现，该患者为左侧大脑中动脉主干闭塞，如果不及时开通血管的话，患者将面临严重致残或者死亡。南光贤教授亲自为患者进行了手术，利用 Solitaire 支架进行了两次动脉取栓治疗，最终血管被打通了，从患者入院到手术结束仅仅用了两个多小时的时间。吉林大学中日联谊医院卒中团队就是这样一支特别能吃苦，特别能忍耐，特别能奉献，特别能战斗的团队，团队人员经常加班加点，随叫随到，不计得失，坚持一切为了患者，为了患者一切，全心全意为患者服务的良好职业道德，不管白天黑夜、刮风下雨，患者的需要就是无声的命令，遇重大抢救全员上阵，没有一人推托，表现

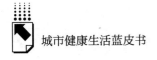

出良好的团队协作和敬业奉献精神。一分收获，一分耕耘，当把患者一个个从死亡线上拉回来的时候，也是医务人员最感欣慰的时候，同时也得到了患者及家属的肯定，多次收到患者赠送的锦旗和院领导的好评，也多次被新闻媒体报道。

三 加强宣传 增强意识

吉林大学中日联谊医院综合卒中中心多次举办省级、国家级学术会议，加强学术交流，不断提高团队脑卒中急诊急救理论水平，并进行实践交流。为加强公众及基层医院对脑卒中急诊急救知识的掌握，避免错过卒中患者的最佳救治时间，卒中团队在南光贤教授的带领下，积极打造脑卒中生命救治圈，建立快速的接转诊模式，多次到基层医院讲课，免费为基层医院培养神经介入医生，并帮扶基层医院完善卒中中心建设，通过媒体、宣传材料、住院患者健康宣教等方式，不断提升公众对脑血管病危险因素的控制及脑卒中早期治疗重要性的认识，进一步缩短院前延误时间，使脑卒中患者得到最佳救治。

综合卒中中心团队是一个团结、和谐、创新、拼搏、奉献、与时俱进的团队，团队的带头人南光贤教授更是一位爱岗敬业、无私奉献、敢想敢干的领头雁，2017年荣获吉林大学白求恩式医务工作者荣誉称号。综合卒中中心团队，将继续坚持不懈地实施高水准卒中患者的抢救，让生命绿色通道畅通无阻，为每一位患者争取获得最大程度痊愈的机会。

（本篇根据2018年10月16日吉林大学中日联谊医院官网上的文章整理而成）

B.22

临夏州中医院：健康扶贫——远程会诊，
把好医生"请"到咱身边来

施毓凤 整理*

摘　要：　本案例介绍了甘肃省临夏回族自治州中医院通过和中国人民
解放军总医院合作建立远程会诊平台的方式，将优质的医疗
资源引到西部地区，有效进行疑难危急病历的诊治和分级诊
疗的开展，促进当地医务人员技术水平的提升，同时，也让
西部地区的患者能在家门口看名医，减轻贫困地区患者的就
医负担，为避免因病致贫、因病返贫提供更多保障的做法和
成效。

关键词：　远程会诊　互联网＋医疗健康　健康扶贫　分级诊疗

国务院办公厅2018年印发的《关于促进"互联网＋医疗健康"发展的意
见》中强调，中西部地区、农村贫困地区、偏远边疆地区要因地制宜，积极
发展"互联网＋医疗健康"，引入优质医疗资源，提高医疗健康服务的可
及性。

"第一步，医生提出会诊申请准备会诊资料；第二步，医务科确认审核；
第三步，会诊中心工作人员上传患者资料；第四步，会诊申请方式……"这
些步骤用箭头示意在一张流程图上，最下方是两名医生的姓名和联系电话。这
张简单明晰的流程图呈现的是临夏州中医医院在"互联网＋医疗健康"的一
次探索——远程会诊。

---

* 施毓凤，博士，上海健康医学院护理与健康管理学院副教授，主要从事健康管理研究。

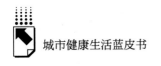

一 建平台，健康扶贫创新举措

临夏回族自治州位于黄河上游、甘肃省中部西南面，属于国家确定的深度贫困地区"三区三州"之一。近年来，临夏回族自治州将健康扶贫作为助力打赢脱贫攻坚战役的重要抓手，努力克服当地医疗基础设施建设滞后、卫生人员紧缺和医疗服务能力不足等短板。

为进一步有效地诊治疑难危重病例，减轻贫困地区患者的就医负担，同时促进当地医务人员技术水平的提升，在 2018 年年初，临夏州中医医院与中国人民解放军总医院（北京 301 医院）就两院建设远程会诊系统开展了交流合作，并于 8 月建成了临夏州中医医院远程会诊平台，这也是甘肃省唯一一家与中国人民解放军总医院建立远程会诊的医院。9 月 3 日，临夏州中医医院与中国人民解放军总医院通过这一平台，成功开展了首例患者远程视频交互式会诊。

走进临夏州中医医院远程会诊中心，在 40 平方米左右的房间正前方墙壁上嵌有两块高清显示屏，正同步显示着中国人民解放军总医院和临夏州中医医院两地远程会诊中心的实时状态。会诊中心临窗的墙上标有"厚德精业　传承创新"八个红字，十分醒目。

"远程会诊中心配备了完整的高清音频采集系统、视频采集显示系统和双流发送平台，患者的病历和一些对应的检查资料都可以通过这里传给北京的专家。我们的患者和医生也是在这里与北京的专家进行交流。"专职负责远程会诊工作的医务人员介绍，在患者或主管医生提出申请后，他们会协调预约中国人民解放军医院的专家，并通过互联网传送患者的相关资料，然后患者和主管医生通过远程中心与专家进行"面对面"互动交流，解答疑惑和难点，中国人民解放军总医院的专家会帮助制定最佳的诊疗方案。

"目前，选择申请远程会诊的患者多是一些疑难杂症。一些患者家庭贫困、治疗过程长、经济压力已经很大，如果再去外地看病的话就医成本会变得更高，包括来回的路费，陪同家属的住宿等，这些都是患者比较担忧的问题。"临夏州中医医院姚景才院长说。姚景才介绍，远程会诊中心正式启用后，已有 16 名患者通过这座利用先进互联网技术搭建而成的"桥梁"，接受了中国人民解放军总医院知名专家的细心会诊。

二 用平台，交互会诊为民解忧

小乐（化名）从1岁4个月开始无明显原因出现多次左股骨骨折，家人带着他先后曾在多家医院进行过手术治疗。2018年，6岁的小乐再次出现患肢疼痛，家人带他来到临夏州中医医院进行医治。

"医生，你说孩子这病可咋办啊？"

"你们想不想让北京的权威专家看看孩子的病？"看到小乐家人对于孩子病情的百般忧愁，小乐的主管医生想到了远程会诊。小乐的家人在向主管医生咨询远程会诊的详细情况后，便向医院提出了远程会诊申请。

远程会诊当日，两地视频一接通，小乐的主管医师介绍了小乐的基本病情、诊疗情况及需要专家给予帮助解决的疑虑。视频另一端的中国人民解放军总医院小儿外科专家许瑞江教授先详细查看了上传的病历和检查影像资料，然后和小乐的主管医师进行了交流，逐项解答治疗过程中的疑虑。许瑞江教授分析了小乐的病情，进一步对病情做了分析和判断，并提出了明确的治疗方案和注意事项，还针对小乐的具体情况推荐了适宜治疗的相关药品。现场听完专家的会诊建议，小乐家人悬着的那颗心终于放了下来。

"受益匪浅！对于患者来说这是一剂'强心针'，对于我们医生来说，这就是'营养剂'，借着这个平台，我们也学到了不少东西。"这次远程会诊让小乐的主管医生深有感触。

对于很多像小乐一样的贫困边远地区患者来说，接触北上广的先进医疗资源原本是件想都不敢想的事情。正如姚景才所说，抛开高额的医疗费用不说，仅仅是来回的交通费、住宿费就已经让很多贫困家庭望而却步。远程会诊把知名专家"请"到了西北贫困地区，"请"到了患者的身边来，让群众在看病过程中没有了这些后顾之忧。

三 推平台，分级诊疗有序进行

"我们先把远程会诊中心建立了起来，以后怎么用好这个平台，让这个平台真正发挥出更大的用途，这都是我们迫切需要考虑的问题。"姚景才说，下

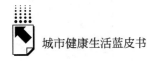

一步，医院还将借助远程会诊平台，组织医院医生定期参加案例分析、培训讲座等，进一步加强与中国人民解放军总医院的紧密联系，搭建起东西部地区在医疗资源、医疗信息上的互通"桥梁"。

按照国家卫健委、国家中医药管理局 2018 年发出的通知，要在全行业开展"互联网＋医疗健康"便民惠民活动。通知中要求，要加快推进智慧医院建设，运用互联网信息技术，改造优化诊疗流程，改善患者就医体验，让患者真正实现少花钱、少跑腿。

远程会诊平台是互联网在医疗行业中的新应用，创新了医疗服务模式，同时降低了医疗服务的成本。不久前在北京召开的社会力量参与健康扶贫协作论坛上有数据显示，建立互联互通的远程医疗网络，贫困地区医疗卫生机构基础设施建设、服务条件得到改善，服务能力提升。中国人民解放军总医院是全国规模最大的综合性医院之一，专业人才密集、技术力量雄厚。以搭建远程会诊平台的方式，将优质的医疗资源输出到西部地区，让西部地区的患者在家门口看名医，也让这些地区的医院医生有更多的渠道提升医技，真正实现"重心下移、资源下沉"。

以已建成的远程会诊中心作为一个中转站，发挥辐射带动作用，让偏远地区的群众在家门口就能接触到名医诊治，为他们提供更多的就医便利；利用远程会诊中心平台与更多的医院建立紧密合作，以"互联网＋医疗健康"思维，缩小东西部地区医疗机构间的现实差距，提高医疗服务质量，能够为避免因病致贫、因病返贫提供更多的保障。

想患者之所想，急患者之所急。让老百姓没了"不敢进医院"的心理压力和经济负担，真正信任起"家门口"的医院，充分享受到"互联网＋"时代便捷经济的医疗健康服务，是认真写好群众普遍关心的基础"1"，只有夯实这个关系群众健康的基础"1"，贫苦地区的群众才能在脱贫攻坚战中树立信心、鼓足干劲，创造无限的可能，尽早步入小康生活。

（本篇根据 2018 年 11 月 16 日人民网·甘肃频道上的文章整理而成）

Abstract

With the rapid development of China's economy and the accelerating urbanization process, the people's demand for healthy living is becoming more and more urgent. The construction of healthy China has risen to the national strategy, and the healthy living standard of the city is an important embodiment of healthy China. Studying the healthy living conditions of cities is of great significance to the construction of healthy China. This book takes the city as the evaluation object and takes the healthy living feel degrees of urban residents as the criterion, selects nearly 50 indexes from five dimensions of economic security, public service, environmental health, cultural health and health care, constructs the evaluation index system of the healthy life of the city, and provides an objective evaluation of the healthy life of the city, and evaluates the healthy living conditions of 289 prefecture-level and above urban residents in China. The comprehensive evaluation of urban healthy living index reflects the comprehensive level of healthy living in each city. The evaluation of the five first-level indicators of economic security, public service, environmental health, cultural health and medical health reflects the level and differences of different cities in various aspects. In addition, the healthy living in key cities of environmental protection and healthy living among provinces are evaluated, and the healthy living index in different years is compared and analyzed, which reflects the healthy living quality, regional differences and dynamic changes of cities from different angles. On the basis of the evaluation, the evaluation results are analyzed in depth to further discover the problems and causes of the healthy living of urban residents in China, so as to provide solutions and relevant ideas for improving the healthy living quality of urban residents, so as to continuously narrow the healthy living gap in different regions. In addition, it summarizes typical cases of outstanding performance in urban healthy living construction from the government and industry levels, and provides valuable experience and decision-making reference for governments at all levels to optimize urban healthy living, promote sustainable and healthy urban development,

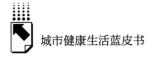

and promote the construction of "healthy China".

Keywords: Healthy Living; Evaluation Index System; Comprehensive Evaluation; Interprovincial Evaluation; Key Environmental Protection Cities

Contents

I　General Report

Abstract: China has entered a new era of healthy living, and the health
problem is getting extensive attention from the whole society. This report expounds
the concept of health and the background and meaning of urban health living
evaluation, analyzed the urban residents in China are faced with the complex health
problems, clarified the city health living index and principles of the selection of
evaluation methods, multiple attribute evaluation method was applied to urban health
living evaluation, constructs the evaluation index system of city and provincial health
living, and according to the established index system to the health of China's 289
urban residents living conditions are analyzed in comprehensive evaluation and depth.
　　Keywords: Healthy Living; Evaluation Method; Indicator System

II　Topical Reports

Abstract: Economic security is the basis of healthy living and plays an important
role in the healthy living of residents. This report elaborates the concept of economic

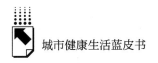
security and the significance of economic security evaluation. On the basis of the existing evaluation indexes at home and abroad for reference, from two aspects of economic base and living consumption picked 10 evaluation index, constructed the evaluation index system of the urban residents health economic security, to evaluate the economic security conditions in 289 cities, and the evaluation results are analyzed in depth.

Keywords: Economic Security; Healthy Living; Evaluation Index

B. 3 Evaluation on the Public Service of Urban Healthy Living

Yu Liping, Zhang Jianchen and Luo Yuzhou / 101

Abstract: Public service is an important condition for ensuring the healthy living of urban residents. Its development level directly affects the survival and health of urban residents. Establishing a scientific and rational evaluation system is of great significance for promoting social harmony and healthy development. This report expounds the connotation of public service and the significance of evaluation of public service, on the basis of the existing evaluation indexes at home and abroad for reference, ten indexes were selected from three aspects of social security, social stability and infrastructure, build the evaluation index system of the urban residents health public service, evaluate the country's 289 cities public service condition, and the evaluation results are analyzed in depth.

Keywords: Public Service; Healthy Living; Evaluation Index

B. 4 Evaluation on the Environment of Urban Healthy Living

Wang Quan / 137

Abstract: Urban environment is closely related to the healthy living quality of residents. It is of great significance to evaluate the urban environment based on the perspective of urban residents to improve the healthy living standard of residents. This report expounds the concept of the urban environment, the importance and significance of urban environment evaluation, on the basis of the existing evaluation indexes at home and abroad for reference, eight indexes were selected from the three aspects of urban ecological environment quality, urban pollution control and urban drainage infrastructure, build the evaluation index system of the urban residents health living environment, evaluate the country's 289 cities environment condition, and the evaluation results are analyzed in depth.

Keywords: Urban Environment; Healthy Living; Evaluation Index

B. 5　Evaluation on the Culture of Urban Healthy Living

Leng Song, Lan Guokai and Chen Hong / 170

Abstract: With the great enrichment of urban residents' material life, cultural life based on spiritual satisfaction has gradually become an important symbol of residents' healthy living. Scientific evaluation of urban residents' cultural life is of great significance to improve the healthy life quality of urban residents. This report expounds the concept of urban culture, the importance and the significance of cultural evaluation, on the basis of the existing evaluation indexes at home and abroad for reference, Seven indexes were selected from three aspects of cultural input, education level and cultural facilities to construct the evaluation index system of the healthy living culture of urban residents in China, evaluate the country's 289 cities environment condition, and the evaluation results are analyzed in depth.

Keywords: Urban Culture; Healthy Living; Evaluation Index

B. 6　Evaluation on the Health Care Serve of Urban Healthy Living

Huang Gang, Wu Menghua and Tang Lijun / 202

Abstract: Health care is the most directly related content to people's physical and mental health. Scientific evaluation of urban medical and health services is of great significance for ensuring the healthy life of urban residents. This report elaborates the concept, importance and significance of health care services evaluation. This report expounds the concept of health care, the importance and the significance of health care evaluation, on the basis of the existing evaluation indexes at home and abroad for

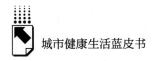
reference, six indexes were selected from two aspects of medical resources and medical investment to construct the evaluation index system of health care services for urban residents in China, evaluate the country's 289 cities health care condition, and the evaluation results are analyzed in depth.

Keywords: Health Care; Healthy Living; Evaluation Index

III Special Topics

B. 7 Comprehensive Evaluation of healthy Living in Key Cities of Environmental Protection

Yu Liping, Shi Yufeng and Cheng Hongtao / 234

Abstract: Air quality is of vital importance to the survival and health of residents, and air pollution has posed a serious threat to the healthy living of urban residents. It is of great significance to establish an evaluation system of urban healthy living based on air quality to improve urban air quality and residents healthy living. This report describes the air quality the important influence to the residents health living, focus on the national 113 key environmental protection cities as the research object, especially in environmental health indicators include PM2. 5 annual average concentration, PM10 annual average concentration, air quality to reach and is better than two days three reaction of air quality indicator, constructed based on air quality evaluation index system of urban health living, to has carried on the comprehensive evaluation of 113 key environmental protection cities, and the evaluation results are analyzed in depth.

Keywords: Air Quality; PM2. 5; PM10; Key Cities of Environmental Protection

B. 8 Comprehensive Evaluation of Interprovincial Health Living Index

Qian Zhiwang, Wan Guangsheng and Wu Ping / 250

Abstract: The healthy life evaluation of 289 cities reflects the healthy living quality of a single city. It is of great significance to study the healthy living conditions of different provinces from the perspective of provinces to narrow the regional gap of healthy living and improve the overall healthy living quality of China. This report is not limited to a single city, focusing on 31 provinces in China as research objects, and the evaluation indexes are also different. On the basis of the original index system, population development is specially added as a first-level index to build an inter-provincial healthy life evaluation index system. On the basis of the comprehensive evaluation of healthy living in 31 provinces in China, the evaluation of each level index is carried out, which comprehensively reflects the healthy life quality of different provinces, and the evaluation results are deeply analyzed.

Keywords: Provincial Evaluation; Healthy Living; Comprehensive Evaluation

B. 9　Comparative Analysis of Annual Indicators of Urban Healthy Living　　　　　　　　　　　*Leng Song* / 270

Abstract: The healthy living condition of urban residents is a dynamic change process. It is very important to compare and analyze the healthy living index of different years, which is of great significance to improve the healthy living quality of our country. This report focuses on the comparative analysis of the healthy living index of cities in 2017 and 2018. It analyzes the comprehensive index of healthy living and the growth rate of each first-level index from the perspective of cities and provinces respectively, reflecting the changes of the overall healthy living index of individual cities and different provinces. In addition, the healthy living index growth rate of 113 key cities of environmental protection was analyzed. It comprehensively reflects the changes of China's healthy living index from different levels.

Keywords: Healthy Living; Growth Rate; Composite Index

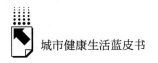

Ⅳ　Case Study：Government Perspective

B. 10　Shanghai：Start "Healthy Edition" of Xinhua-Chongming
Regional Medical Consortium to Promote Medical Insurance
and Medicine Linkage Reform　　　　*Wan Guangsheng* / 354

Abstract：This case mainly introduces the organizational structure of "Xinhua-Chongming Regional Medical Consortium", "One Nuclear, Two Wings, Three Meetings and One Support" ("1231") and expounds the management and service mode of the medical conglomerate which adheres to the direction of public welfare, as well as the linkage reform of medical treatment, medical insurance and medicine, and the reform of the payment mode of medical insurance. We should leverage the coordinated reform of "responsibility, power and benefit" in the medical union, take the packaging and prepayment mechanism into action, improve the incentive and risk sharing mechanism of "balance retention, reasonable over expenditure sharing" and enhance the enthusiasm of self-management of medical institutions.

Keywords：Medical　Consortium；Medical　Care；Medical　Insurance；Medicine

B. 11　Nanjing：From Family Pension to Social Pension, from Simple
Care to Comprehensive Care, and from "Self-help" to
"Intelligence" in Pension Service Industry　　*Shi Yufeng* / 357

Abstract：This case mainly reviews the development of Nanjing's pension service industry from family pension to social pension, from simple care to comprehensive care, and introduces how Nanjing's pension service industry uses high-tech to light up the elderly's life, and how to realize the specific measures and results of pension service from "self-help" to "intelligence". The main methods and objectives of carrying out the experiment project of "breathing service" for the aged and building a 15-minute service circle for the aged are discussed.

Keywords: Family Pension; Social Pension; Comprehensive Nursing; Internet + nursing Home; Breathing Service

B. 12 Langfang: Promoting the Construction of "Healthy Langfang and Healthy Family" with "1 +3 +6 +N" as the core

Cheng Hongtao / 363

Abstract: This case mainly expounds the construction idea of "Healthy Langfang and Healthy Family" with "1 +3 +6 +N" as the core in Langfang City, and introduces the concrete measures and results of implementing regional specialist alliance and building national health information system in Langfang City.

Keywords: Healthy Langfang, Healthy Family; Regional Specialist Union; National Health Information System

B. 13 Jiangxi: Develop the Health Industry of Traditional Chinese Medicine

Chen Hong / 367

Abstract: This case mainly introduces the resource advantages of developing the health industry of traditional Chinese medicine in Jiangxi Province and the policy documents issued for developing the health industry of traditional Chinese medicine. It briefly summarizes the achievements of developing the health industry of traditional Chinese medicine in Jiangxi Province and the measures to be taken to further accelerate the development of the health industry of traditional Chinese medicine, and the future development goals of the health industry of traditional Chinese medicine.

Keywords: Chinese Medicine; Health Industry; Logistics Center

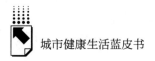
B. 14   Yunnan: Reform and Improve the Incentive Mechanism for Training and Using General Practitioners   *Wan Guangsheng* / 370

Abstract: This case briefly reviews the positive progress made in the implementation of the general practitioner system in Yunnan Province in the past five years, analyses the main gaps existing in the construction of the general practitioner team in Yunnan Province, introduces the objectives and main tasks of the construction of the general practitioner team in Yunnan Province in 2020, and expounds how to comprehensively strengthen the training of general practitioners and improve talents. It gives the detail measures to improve the quality of training, further strengthen the training of general practitioners, establish and improve the service system of general practitioners, strengthen the implementation of specific measures to innovate the policy of using incentive mechanism for general practitioners, and give preferential policies to the social forces in organizing general practitioners clinics.

Keywords: General Practitioners; General Practice Medical Service System; Yunnan

B. 15   Gansu: Sustained Efforts to "Health Poverty Alleviation" will not Let "Disease Root" Become "Poverty Root"

Pu Guiping / 376

Abstract: This case systematically introduces Gansu Province's family doctor contract service, group composed of medical staff from five medical institutions at provincial, municipal, county, township and village levels from three aspects: health dynamic database tracking management based on each person, "barefoot 120 team" sending doctors to the door, deepening medical reform and solving the problem of "difficult and expensive medical treatment". The team, through the way of dividing and contracting out the work and jointly entering the household, formulates "one person, one policy" to help the poor, guarantees the health of the masses, and continuously and thoroughly promotes the concrete practices of the healthy poverty alleviation work and achieves the results of the healthy poverty alleviation.

Keywords: Health Poverty Alleviation; Family Contract Doctor; Gansu

B. 16   Jilin Province: Medical Services Used to be "Open 10 cm",
         now "Ninimally Invasive Keyhole"   *Wu Menghua* / 382

Abstract: This case briefly introduces Jilin Province's practice of deepening the structural reform of the supply side in the field of medical and health care, adjusting and optimizing the structural layout of high-quality medical resources, establishing medical consortia, perfecting the construction of hierarchical diagnosis and treatment system, implementing the functional orientation of various medical institutions at all levels, and guiding third-class hospitals to tackle difficult and complicated diseases. The province will open up green corridors, improve the ability of emergency treatment, carry out daytime surgery, shorten the length of stay in patients, implement tele consultation, "Internet plus" help grass-roots units, provide quality care services, shift from "treating diseases" to "caring for patients", promote the combination of medical treatment and maintenance, enhance the happiness index of elderly life, and implement active women and child policy, specific measures and experience to promote the healthy development of families.

Keywords: Medical   Service;   Remote   Consultation;   Combination   of Medicine and Nursing

V   Case Study: Industrial Perspective

B. 17   Shanghai Eco-environment Bureau: Launched the Battle of
         Defending the Blue Sky, Clear Water and Pure Land, and
         Gave the "Green Answer Sheet" of "Eco-city"
                                              Zhang Jianchen / 388

Abstract: This case introduces the specific measures and experience of Shanghai Municipal Eco-environment Bureau in promoting pollution control and reform and

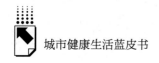

innovation in 2028 from two aspects: focusing on air, water and soil pollution control, launching a battle for pollution control; perfecting the local legal construction of environmental protection and strengthening the enforcement of environmental law. And it proves the effectiveness of Shanghai's "Blue Sky, Blue Water and Pure Land" defense campaign in 2018.

Keywords: Shanghai; Environment Protection; Pollutant Concentration

B. 18　Hangzhou Sports Bureau: Building an International Competition City by the East Wind of Asian Games

Luo Yuzhou / 393

Abstract: This case systematically introduces how Hangzhou Sports Bureau takes advantage of the Asian Games to build a city of international competitions from four aspects: earnestly summarizing the successful experience of hosting World Swimming Championship, creating an in-depth international environment for sports, comprehensively improving the organizational ability of Hangzhou International Sports Events, and further improving the comprehensive level of Hangzhou competitive sports. Specific practices and typical experience are introduced.

Keywords: Asian Games; World Swimming Championships; International Competitions

B. 19　Huangshan Tourism Committee: Promoting the Rise of Lawyers'Network with the "Quality Revolution" of Global Tourism

Pu Guiping / 397

Abstract: This case introduces how the Huangshan Tourism Committee of Huangshan City solidifies the foundation of tourism development in the whole region by focusing on project construction; focusing on product innovation and optimizing the supply of tourism products in the whole region; focusing on poverty alleviation through tourism, helping the whole region overcome poverty; focusing on accurate marketing, consolidating and expanding the tourist market; focusing on comprehensive supervision and optimizing the environment of tourism market. Now the "Quality Revolution" of global tourism helps to realize the green rise and sustain the typical experiences and practices of the rapid growth of tourism industry in the whole region.

Keywords: Huangshan; Regional Tourism; Project Construction; Tourism Poverty Alleviation; Precision Marketing

B. 20　Hainan Provincial People's Hospital: Promoting Precision and Intelligent Medicine with Big Data　　*Cheng Hongtao* / 404

Abstract: This case introduces the experience and practice of Hainan Provincial People's Hospital in improving the accuracy and efficiency of diagnosis and treatment by promoting the use of intelligent retrieval system of medical record in the whole hospital, orderly integration of diversified data, and mining and analysis of large medical data.

Keywords: Hainan Provincial People's Hospital; Intelligent Retrieval System of Medical Record, Precision Intelligent Medical Treatment

B. 21　Sino-Japanese Friendship Hospital of Jilin University: Integrating Pre-hospital Medical Resources, Optimizing the Distribution of Clinic Areas and Practicing Process, Creating a Green Channel of Life for Stroke Patients　　*Wu Ping* / 407

Abstract: This case introduces how the Sino-Japanese Friendship Hospital of Jilin University can connect with 120 seamlessly by strengthening pre-hospital identification, rationally allocating hospital resources, optimizing hospitalization process, strengthening propaganda, enhancing awareness, etc. to shorten the time

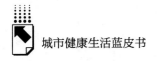
from onset of stroke to angiogenesis, and to open up a green channel of life for patients.

Keywords: Stroke; Resource Integration; Green Channel

B. 22   Linxia Traditional Chinese Medicine Hospital: Health Poverty
Alleviation-Remote consultation, Invite Good Doctors to Us

Shi Yufeng / 411

Abstract: This case introduces how Linxia Traditional Chinese Medicine Hospital established a remote consultation platform through cooperation with the General Hospital of the People's Liberation Army of China, who introduced high-quality medical resources to the western region, and effectively carried out the diagnosis and treatment of difficult and critical medical records and the development of graded diagnosis and treatment, promoted the technical level of local medical staff. The patients in the western regions can see famous doctors at the door of their homes, alleviate the burden of patients in poor areas, and provide more safeguards for avoiding poverty caused by illness and returning to poverty due to illness.

Keywords: Remote consultation; Internet + medical Health; Health Poverty Alleviation; Grading Diagnosis and Treatment

❖ 皮书起源 ❖

"皮书"起源于十七、十八世纪的英国，主要指官方或社会组织正式发表的重要文件或报告，多以"白皮书"命名。在中国，"皮书"这一概念被社会广泛接受，并被成功运作、发展成为一种全新的出版形态，则源于中国社会科学院社会科学文献出版社。

❖ 皮书定义 ❖

皮书是对中国与世界发展状况和热点问题进行年度监测，以专业的角度、专家的视野和实证研究方法，针对某一领域或区域现状与发展态势展开分析和预测，具备原创性、实证性、专业性、连续性、前沿性、时效性等特点的公开出版物，由一系列权威研究报告组成。

❖ 皮书作者 ❖

皮书系列的作者以中国社会科学院、著名高校、地方社会科学院的研究人员为主，多为国内一流研究机构的权威专家学者，他们的看法和观点代表了学界对中国与世界的现实和未来最高水平的解读与分析。

❖ 皮书荣誉 ❖

皮书系列已成为社会科学文献出版社的著名图书品牌和中国社会科学院的知名学术品牌。2016年，皮书系列正式列入"十三五"国家重点出版规划项目；2013~2019年，重点皮书列入中国社会科学院承担的国家哲学社会科学创新工程项目；2019年，64种院外皮书使用"中国社会科学院创新工程学术出版项目"标识。

权威报告·一手数据·特色资源

皮书数据库
ANNUAL REPORT(YEARBOOK)
DATABASE

当代中国经济与社会发展高端智库平台

所获荣誉

- 2016年，入选"'十三五'国家重点电子出版物出版规划骨干工程"
- 2015年，荣获"搜索中国正能量 点赞2015""创新中国科技创新奖"
- 2013年，荣获"中国出版政府奖·网络出版物奖"提名奖
- 连续多年荣获中国数字出版博览会"数字出版·优秀品牌"奖

成为会员

通过网址www.pishu.com.cn访问皮书数据库网站或下载皮书数据库APP，进行手机号码验证或邮箱验证即可成为皮书数据库会员。

会员福利

- 已注册用户购书后可免费获赠100元皮书数据库充值卡。刮开充值卡涂层获取充值密码，登录并进入"会员中心"—"在线充值"—"充值卡充值"，充值成功即可购买和查看数据库内容。
- 会员福利最终解释权归社会科学文献出版社所有。

社会科学文献出版社 皮书系列
SOCIAL SCIENCES ACADEMIC PRESS (CHINA)

卡号：342223291625
密码：

数据库服务热线：400-008-6695
数据库服务QQ：2475522410
数据库服务邮箱：database@ssap.cn
图书销售热线：010-59367070/7028
图书服务QQ：1265056568
图书服务邮箱：duzhe@ssap.cn

S 基本子库
SUB DATABASE

中国社会发展数据库（下设 12 个子库）

全面整合国内外中国社会发展研究成果，汇聚独家统计数据、深度分析报告，涉及社会、人口、政治、教育、法律等 12 个领域，为了解中国社会发展动态、跟踪社会核心热点、分析社会发展趋势提供一站式资源搜索和数据分析与挖掘服务。

中国经济发展数据库（下设 12 个子库）

基于"皮书系列"中涉及中国经济发展的研究资料构建，内容涵盖宏观经济、农业经济、工业经济、产业经济等 12 个重点经济领域，为实时掌控经济运行态势、把握经济发展规律、洞察经济形势、进行经济决策提供参考和依据。

中国行业发展数据库（下设 17 个子库）

以中国国民经济行业分类为依据，覆盖金融业、旅游、医疗卫生、交通运输、能源矿产等 100 多个行业，跟踪分析国民经济相关行业市场运行状况和政策导向，汇集行业发展前沿资讯，为投资、从业及各种经济决策提供理论基础和实践指导。

中国区域发展数据库（下设 6 个子库）

对中国特定区域内的经济、社会、文化等领域现状与发展情况进行深度分析和预测，研究层级至县及县以下行政区，涉及地区、区域经济体、城市、农村等不同维度。为地方经济社会宏观态势研究、发展经验研究、案例分析提供数据服务。

中国文化传媒数据库（下设 18 个子库）

汇聚文化传媒领域专家观点、热点资讯，梳理国内外中国文化发展相关学术研究成果、一手统计数据，涵盖文化产业、新闻传播、电影娱乐、文学艺术、群众文化等 18 个重点研究领域。为文化传媒研究提供相关数据、研究报告和综合分析服务。

世界经济与国际关系数据库（下设 6 个子库）

立足"皮书系列"世界经济、国际关系相关学术资源，整合世界经济、国际政治、世界文化与科技、全球性问题、国际组织与国际法、区域研究 6 大领域研究成果，为世界经济与国际关系研究提供全方位数据分析，为决策和形势研判提供参考。

法律声明